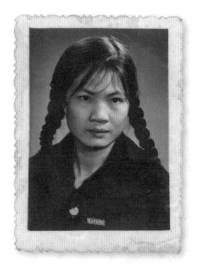

大学时代的陈慧侬

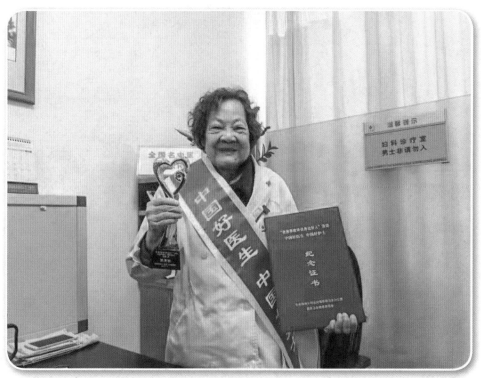

2018 年 10 月，陈慧侬被国家卫生健康委员会、中央精神文明建设指导委员会办公室评为"中国好医生"

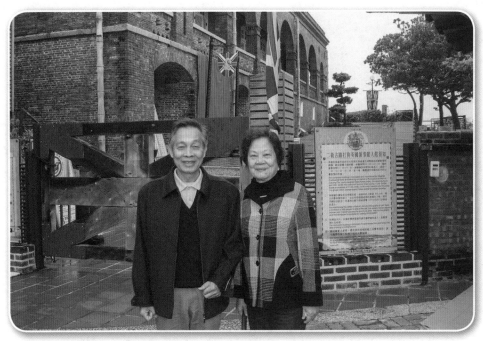

伉俪情深——陈慧侬夫妇 2007 年合影

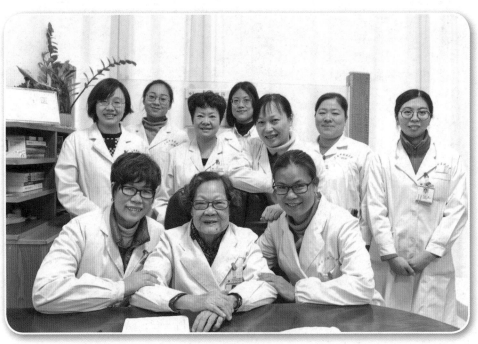

陈慧侬和她的学生们

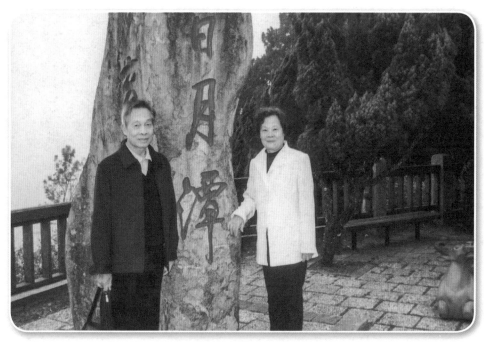

陈慧侬夫妇在台湾日月潭

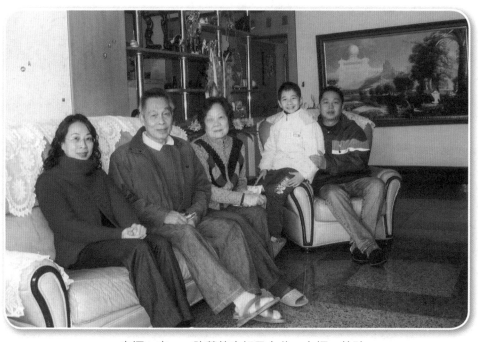

幸福一家——陈慧侬夫妇及女儿、女婿、外孙

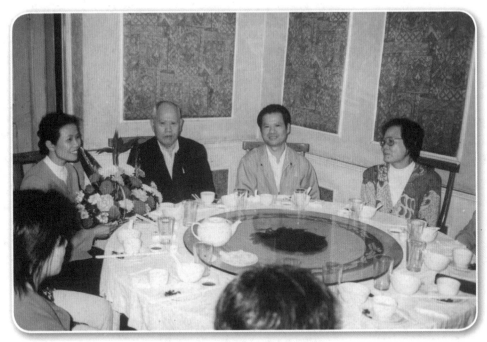

陈慧侬和恩师班秀文教授合影

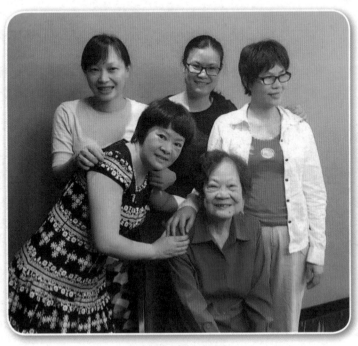

陈慧侬和她的爱徒们

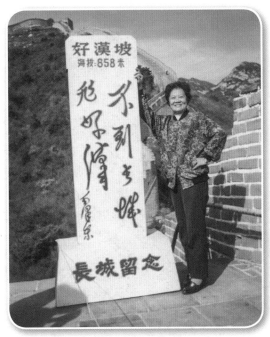

长城上的陈慧侬

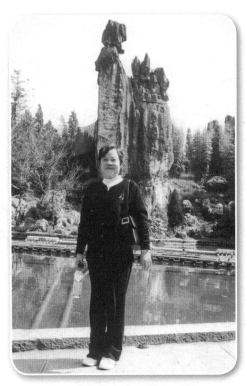

陈慧侬在广西崇左石林

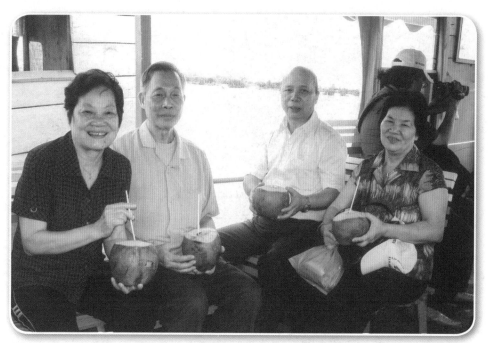

陈慧侬夫妇和国医大师韦贵康夫妇合影

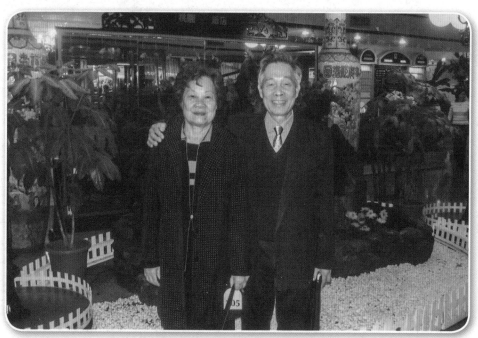

陈慧侬夫妇 2007 年在台湾合影

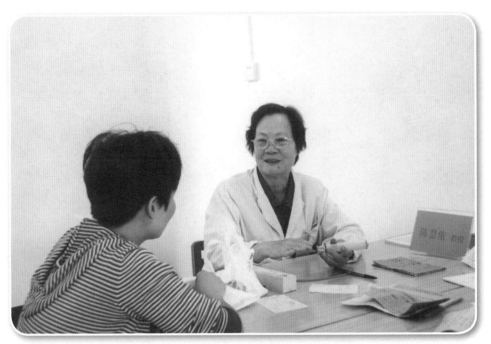

陈慧侬在问诊

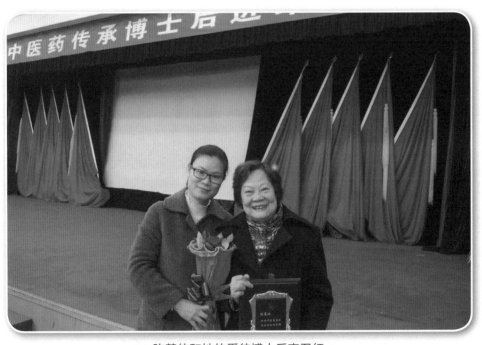

陈慧侬和她的爱徒博士后李卫红

全国名中医陈慧侬

中医妇科心悟

「陈慧侬妇科临床经验总结」课题研究成果

陈慧侬 余丽梅 —— 主编

广西科学技术出版社

图书在版编目（CIP）数据

全国名中医陈慧侬中医妇科心悟 / 陈慧侬，余丽梅
主编 . —南宁：广西科学技术出版社，2022.12（2023.10
重印）

ISBN 978-7-5551-1706-3

Ⅰ . ①全… Ⅱ . ①陈… ②余… Ⅲ . ①中医妇科学—
中医临床—经验—中国—现代 Ⅳ . ① R271.1

中国版本图书馆 CIP 数据核字（2022）第 249032 号

QUANGUO MINGZHONGYI CHEN HUINONG ZHONGYI FUKE XINWU

全国名中医陈慧侬中医妇科心悟

陈慧侬　余丽梅　主　编

责任编辑：黎志海　吴桐林　　　　　　装帧设计：韦娇林
责任校对：吴书丽　　　　　　　　　　责任印制：韦文印

出 版 人：卢培钊　　　　　　　　　　出版发行：广西科学技术出版社
社　　址：广西南宁市东葛路 66 号　　邮政编码：530023
网　　址：http://www.gxkjs.com

经　　销：全国各地新华书店
印　　刷：广西彩丰印务有限公司

开　　本：787mm×1092mm　　1/16
字　　数：216 千字　　　　　　　　　印　　张：14.5
版　　次：2022 年 12 月第 1 版　　　　印　　次：2023 年 10 月第 3 次印刷
书　　号：ISBN 978-7-5551-1706-3
定　　价：98.00 元

序

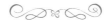

　　古人说："经师易求，人师难得。"

　　陈慧侬教授是我的老师，她不仅是我的大学任课老师，更是教导我如何做人做事做学问的好老师。

　　我是1985年上的大学。印象中，大学三年级开设了《中医妇科学》这门课。那时候，陈慧侬老师还不到50岁，正处于干事创业的黄金期。我至今还记得陈老师当年的样子——皮肤白皙，头发微卷，脸上总是带着笑容，说起话来慢条斯理，一股浓浓的书卷气。我和同学们都很喜欢她，也因为她而喜欢上了这门课。陈老师的课讲得非常好，既依于教材又不囿于教材，每每引经据典、信手拈来，还常常列举自己亲手医治的典型病例，让我们能够把书本上的理论知识与临床实践紧密联系起来，学到活的东西。

　　陈老师不仅是我喜爱和尊敬的老师，更是行医近一个甲子的临床大家、为无数家庭带来生命奇迹的"送子观音"、享誉全国的名中医，是在中医药科研领域成果丰硕、著作等身的学术大师，是深受广西中医药大学全校师生敬佩的"40年教学楷模"。作为一名中医专家，学医、行医、教医构成了她职业生涯的全部。临床、科研、教学"三位一体"，让她在中医药这座伟大宝库里孜孜以求、精益求精，生动诠释了什么是"勇探岐黄真谛"，什么是"穷究大医精诚"。这样的老师，是经师更是人师。人生中能够遇到这样一位老师，是我们的幸运；而这样的老师，对我们的影响，很可能也是一辈子的。

习近平总书记强调："当前，中医药振兴发展迎来天时、地利、人和的大好时机，希望广大中医药工作者增强民族自信，勇攀医学高峰，深入发掘中医药宝库中的精华，充分发挥中医药的独特优势，推进中医药现代化，推动中医药走向世界，切实把中医药这一祖先留给我们的宝贵财富继承好、发展好、利用好，在建设健康中国、实现中国梦的伟大征程中谱写新的篇章。"中医药要振兴，学术的传承创新发展至关重要。2003年颁布的《中华人民共和国中医药条例》，把中医药专家学术经验和技术专长继承工作写了进去，摆在"中医药教育与科研"的重要位置，作为薪火相传、血脉赓续的重要举措。陈慧侬教授积极响应，先后担任第三批、第六批全国老中医药专家学术经验继承工作指导老师，并主持全国名老中医药专家传承工作室建设。而今，她虽已至耄耋之年，但仍然坚持悬壶济世、带徒传道、著书立说，振兴中医药壮心不已，着实让我们钦佩。

中医妇科是中医药之林中的一朵璀璨奇葩，千百年来，为中华民族的繁衍生息做出了巨大贡献。2019年出台的《中共中央 国务院关于促进中医药传承创新发展的意见》，强调要加强中医优势专科建设，把妇科明文纳入要着力做优做强的专科专病之列。发扬专科专病特色，最重要的是人，是学科带头人、学术继承人；最核心的是把老一辈中医药专家宝贵的学术思想、丰富的临床经验总结好、继承好。《全国名中医陈慧侬中医妇科心悟》一书，正是在这样的背景下应运而生，这是陈慧侬教授及其门人弟子多年深耕细作开出的花、结出的果，是中医药学人之幸，更是我辈后学之福。我期待并且相信，有陈慧侬教授这样的名师名家无私传帮带，有一代代中医药工作者的接续奋斗，中医药这一中国古代科学的瑰宝、这把打开中华文明宝库的钥匙，一定会在传承中创新、在创新中发展，巍然屹立于世界医学之林，为维护人类健康，增强民族自信和文化自信，促进文明互鉴和民心相通，推动构建人类命运共同体不断作出新的更大贡献。

在陈慧侬教授新作付梓之际，欣然为之序。

广西中医药大学校长　姚春

前　言

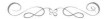

古人云："心心在一艺，其艺必工。"

陈慧侬从1959年开始研习中医，迄今已逾一个甲子。60多年来，学医、行医、传医，已成为她职业生涯的全部。这样的"心心在一艺"，造就了她妙手回春的精湛医术、丰富的临床经验、独树一帜的学术思想。本书之所以名为"心悟"，正是陈慧侬在医学之路上孜孜以求、精益求精的写照，也是对其精神品质的传承与弘扬。《后汉书》中说："未悟见出，意不自得。"中医学术的传承和发展，尤为注重"悟"，尤其需要"悟"，这是关于书名的又一个考虑。

本书是陈慧侬学术思想和临床经验的集大成之作，分为医脉溯源、医道撷英、医论菁华、医案举隅4个部分，既概要介绍陈慧侬学术思想的形成过程和主要特色，又系统地对其学术思想进行分类整理，还按照月经病、妊娠病、产后病、妇科杂病等类别，较全面地辑录了其近年来在19类中医妇科常见病、多发病、疑难病诊断治疗中的典型医案。

本书的编著，参考和吸收了陈慧侬及其弟子出版的部分专著、撰写的部分论文及整理的部分医案，特此注明，未敢贪功。

本书的出版，得到广西科学技术出版社的大力支持，又承蒙广西中医药大学校长姚春博士拔冗作序，深感谢意！

编　者

目 录

第一部分　医脉溯源

——陈慧侬学术思想的形成过程

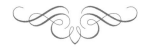

　　陈慧侬，女，1940年2月出生，广东佛山人，成长于广西崇左市，1963年毕业于广西中医学院，毕业后留校从事中医妇科教学、医疗、科研工作，至今已近60年。其作为主任医师、中医妇科二级教授、硕士研究生导师、博士后导师，先后被评为广西首届名老中医、首批桂派中医大师、首批全国中医药传承博士后合作导师、第三批和第六批全国老中医药专家学术经验继承工作指导老师，2013年被确定为全国名老中医药专家传承工作室建设项目专家，2017年荣获"全国名中医"称号；先后担任广西中医药学会常务理事、广西中医药学会妇科分会主任委员、中南五省区中医妇科委员会组长。陈慧侬潜心钻研中医经典著作，密切跟踪了解妇科疾病的现代医学进展，坚持临床，衷中参西，擅长运用中医药治疗各种妇科疑难病证，对不孕症、子宫内膜异位症、更年期综合征、月经病、慢性盆腔炎等疾病的诊治见解独到，疗效显著；尤其在中医辨证治疗不孕症领域享誉广西内外，为成千上万的不孕不育家庭送去福音，被广大患者赞誉为"送子观音"。

　　陈慧侬常说："中医药是中华文明中最璀璨的瑰宝，而中医妇科学是宝中之宝。作为中医妇科人，我们有责任和义务把它传承好、发扬好。"虽已至耄耋之年，但她仍坚持工作在临床一线。每次出诊，慕名而来的患者众多，她总是不顾自身年老体弱，心怀悲悯地给患者加号。应诊时，她总是神情专注，连续工作不休息。她对待每一位患者不分贫富贵贱，以解除他们痛苦为己任，态度和蔼，问诊细致，用药简、验、效、廉，从不开大处方，深受患者喜爱。教学中，她总是耐心细致地讲解医理、传授心得，循循善诱，诲人不倦。数十年来，陈慧侬救治过的患者、培养过的学生不计其数，其培养的研究生和学术继承人有20多名，多数已成为博士、硕士研究生导师或业内颇有影响力的专家学者。2018年10月，陈慧侬凭借高尚医德和精湛医术，被国家卫生健康委员会和中央精神文明建设指导委员会办公室授予"中国好医生"称号。

"落其实者思其树，饮其流者怀其源。"本部分主要介绍陈慧侬学术思想的形成过程。不同于学术观点、学术经验，学术思想应当是对学术问题的深刻认识及其研究思路、方法、成果的系统集成，不仅具有理论化、系统化和规律性、创新性等特点，还要得到业界公认，具有较大的认同度和影响力。就医学而言，学术思想是"源"，临床经验是"流"；学术思想是"体"，临床经验是"用"，不能重流而轻源、求用而忘体；临床经验更多属于"法"和"术"的范畴，学术思想则"近乎道"。医者只要躬身实践、注重总结，都可以形成自己的临床经验，但只有形成自己的学术思想，才称得上是"医家""大家"。

关于陈慧侬学术思想的形成过程，因其本人十分谦逊，从不自夸，鲜有提及；已有的论文和专著对这方面的描述也几近空白。本部分内容主要源于《桂派名老中医·传记卷：陈慧侬》和陈慧侬带徒过程中的只言片语，以及从其恩师——国医大师班秀文的传记《中国现代百名中医临床家丛书：班秀文》《班秀文——右江边走出的国医大师》中挖掘整理得出，并得到了陈慧侬本人的认可。

一、结缘：从承恩中医到学习中医

陈慧侬与中医的缘分要追溯到她四五岁的时候。那时，年幼的她生了一场大病。残存的印象中，是肝和肾都出了问题。当时，她和家人一起生活在广西南宁崇左县（现崇左市江州区），那里有一位叫程雅堂的中医，用中医疗法治好了她的病，这让她认识到中医的好，也在心底埋下了学医的种子。

1959年，陈慧侬参加高考，被广西中医学院（现广西中医药大学）录取，这是她与中医第二次结缘，而这一结就是一辈子。

至于陈慧侬与中医妇科的结缘，则始于她大学三年级的时候。那时她已经开始进入临床课程的学习，通过对中医内、外、妇、儿等各科的比较，她理性地选择把中医妇科作为学习上的主攻方向。

陈慧侬常说，中国妇女肩负着家庭、工作的双重压力，承载着中华民族繁衍生息的责任，为她们解除病痛、维护健康，是一名医者莫大的责任和无上的荣光。这种对妇女健康的深切关怀和对病患的真切同情，让青年陈慧侬把学好中医妇科从"兴趣"变成了"志向"，并在心底深深地扎下了根。

二、发端：对中医特别是中医妇科经典著作的深入研读

中医学博大精深，根植于源远流长的中华文明，是5000多年文明的结晶，由无数先贤的智慧与临床经验汇集而成。中医古籍浩如烟海，深藏中医学的精华。在广西中医学院就读时，陈慧侬勤勉用功，尤喜"泡"图书馆，常常手不释卷，专心研读。到大学三年级的时候，她已基本上将图书馆里的古典医学著作看了个遍，熟读《黄帝内经》《伤寒杂病论》《金匮要略》《神农本草经》《医学衷中参西录》《丹溪心法》《景岳全书》

《血证论》等经典著作，广泛涉猎内、外、妇、儿等诸多学科。在此过程中，她逐渐对中医妇科产生浓厚兴趣，集中精力重点研读了很多经典的古代妇科著作，如《傅青主女科》《济阴纲目》《妇人大全良方》《女科准绳》等。在陈慧侬的家中及工作室里，这些著作赫然陈列于书架上。在教授学生时，她每每引经据典，如数家珍，充分体现了她在研读经典上下的苦功夫、大功夫、长功夫。同时，她常常教诲门人弟子，经典著作是众多古代医学大家长期临床实践的经验总结，必须熟读经典，站在先贤肩上，积学储宝，学以致用，印证于临床，不断吸收、领悟和总结，这样才能提升中医学术水平，以更精湛的医术服务于广大人民群众。

三、师承：对国医大师班秀文学术思想的继承发扬

2009年入选全国首届国医大师的班秀文教授是陈慧侬大学时中医妇科课程的主讲老师，也是其深研中医之道的引路人和留校任教的推荐人，他对陈慧侬的学问之道影响至深。

班秀文教授用药常从脾胃入手，主张辨证审慎，用药精专；对中医妇科造诣尤深，崇尚肝肾之说，喜用花类之品；治疗月经病，重点在肾，兼顾肝脾，注重活血通络以恢复肾之藏泄功能；治疗崩漏，塞流之中有澄源，澄源之中重复旧，故能达到药到病除、事半功倍的效果；治疗带下分五色，重点调脾，兼治肝肾，治湿为主，兼以治血，血水两治，效果卓然；治疗不孕症坚持辨证与辨病相结合，调治肝肾，使开合藏泄有度，精子、卵子如期相遇，故能精足而子嗣。其著述、主编多部论著，有《班秀文妇科医论医案选》《妇科奇难病论治》《壮乡医话》《中医药基础理论》《妇科讲义》《中医妇科发展史》等；在国内外发表有影响的学术论文60多篇，其中《六经辨证在妇科病的应用》一文以其师古而不泥古、融会贯通治百病的丰富经验受到国内外中医学者的重视，并被日本东洋出版

社摘要出版。

在陈慧侬的成长道路上，班秀文教授既有栽培之恩，又有知遇之恩。早在上大学时，班秀文教授发现陈慧侬和几个同学经常开展学习讨论，就主动参与其中，让他们将自己在读书过程中遇到的问题或摘抄的典型医案拿出来进行讨论，由其从旁指点。这种"好问则裕，自用则小"的为学态度、以问题导向的学习研究方法以及班秀文教授在问题讨论中展现的渊博学识和精辟见解，让陈慧侬受益终身。2009年，中国中医药出版社出版《全国名医介绍与学术观点》，陈慧侬负责撰写班秀文部分，约2万字，这是其传承班秀文教授学术思想的集成之作。2011年，中国中医药出版社出版《桂派名老中医·传记卷》（共28卷），班秀文与陈慧侬师徒均在入传之列，《桂派名老中医·传记卷：班秀文》一书中讲述了班秀文教授与陈慧侬之间的故事，《桂派名老中医·传记卷：陈慧侬》一书中亦然，师徒情深跃然纸上。

陈慧侬从班秀文教授身上传承的不仅有为学之道，还有学术精华。如班秀文教授主张辨证与辨病相结合，既要辨西医的病，也要辨中医的病，此亦成为陈慧侬临证诊断的基本法则。班秀文教授认为，妇科病变以肝、脾、肾功能失调为主，"五脏之伤，穷必及肾"；陈慧侬则提出，瘀血之本，在于肾虚，补肾重在调周固本，对一些妇科疑难病，注重补肾活血，精血同治。班秀文教授提出"治妇必治血，治血不忘瘀""治带先治湿，治湿不忘瘀"的学术观点；陈慧侬认为，因湿致瘀是妇科疾病的重要机理之一，也是某些妇科疾病缠绵难愈的原因所在，湿瘀同治应为湿瘀同病的治疗大法，并曾专门撰写发表《妇科疾病因湿致瘀之我见》一文，系统阐述相关认识与临床经验。班秀文教授认为，花者，华也，集天地之灵气，凝本草之精华，性味平和，质轻芳香，有升发阳气、醒脾悦肝之力，可调达气血，尤适合体质娇嫩、不堪药性之偏颇的妇女使用，故临床善用花类药物；陈慧侬亦常用花类药，并曾撰写《杂谈民间妇科常用壮瑶药》，其中收录对五色花、鸡蛋花、月月红等花类药物性味功能、用途、用法用量的介绍。

当然，陈慧侬进行的学术传承，并不仅限于班秀文教授一脉，而是博采众长、兼容并蓄。1970年前后，她曾在南宁市第一人民医院进修1年，深入学习研究西医妇科，这为她后来将中西医有效结合奠定了基础。1979年，陈慧侬参加了为期半年的"第一届全国中医妇科师资提高班"，聆听徐荣斋、何任、何之怀、朱南孙、蔡小荪等名家的授课和指点，特别受到国医大师徐荣斋学术思想的影响。

四、形成：近60年临床、科研、教学领域的不断探索总结和相互促进

中医学是一门经验科学，学术思想的形成决不能脱离临床。中医学术要创新发展，决不能食古不化，既要研读经典、取其精华，又要敢于质疑、敢于突破，同时还要注重汲取现代医学的知识和成果，坚持"中学为体，西学为用"。

"师者，所以传道受业解惑也。"陈慧侬毕业留校工作至今近60年，坚持耕耘在临床一线、科研一线、教学一线，三副担子一肩挑，起到了很好的相互促进、相辅相成的作用。在临床实践中，每每遇到奇难病证，她总是循经问道、深思用功，力辟蹊径、力求见效，并注意触类旁通、举一反三，或申报课题加以系统研究，或撰写论文用以研机析理，并在教学相长中得以提纯提升。她还坚持数十年如一日，每天密切跟踪了解妇科疑难重症疾病的现代医学进展。在科研工作中，她成果丰硕，先后主持和参与各级科研项目10多项，公开发表学术论文40多篇，出版著作5部。在教学工作中，她系统地承担了学校不同专业的中医妇科教学任务，因教学效果好，她深受学生们的欢迎和爱戴，先后获得多项荣誉。2016年，陈慧侬被广西中医药大学授予"40年教学楷模"荣誉称号。陈慧侬在这样的"三位一体"中不断体悟中医之道，在中医妇科领域取得了很大的成就。

第二部分　医道撷英

——陈慧侬学术思想的主要特色

　　陈慧侬悬壶已近一甲子，救治妇科病患无数。在病种上，广泛涉及经、带、孕、胎、产、乳等方面。多年来，其通过深研细悟中医药典籍，密切跟踪妇科前沿知识和诊疗技术的新进展，结合自身丰富的临床实践，积极开展课题研究，把基础理论、诊疗规律与作用机理的研究诠释有机结合，不断加以总结提升，形成了自身具有鲜明特色的学术思想，在全国中医妇科领域具有较大的影响。其已公开出版的学术专著有《女性康体自疗妙方》《妇科盆腔疼痛症的中医诊治》《全国名老中医陈慧侬教授妇科医案集》《全国名老中医陈慧侬教授治疗不孕症经验集》等。其学术思想主要特色如下。

一、辨证求因，审因论治

　　陈慧侬强调，整体观念和辨证论治是中医学的特色和精华，也是指导中医临床诊治的核心方法。人体是一个有机统一的整体，各个脏腑、气血、经络在生理上相互协调、相互补充，在病理上相互影响。由于某种原因，人体的阴阳动态平衡遭到破坏而又不能自行调节恢复时，人体就会发生疾病。所谓"辨证"，就是将望、闻、问、切四诊收集的信息、症状和体征，通过分析和综合，辨清疾病的病因、性质、部位和邪正的关系，概括判断为某种证。而"论治"，则是根据辨证的结果，确立治疗原则，选择治疗方法并处方用药。辨证是论治的基础，论治是辨证的目的，只有证治相应，方能取效。随着现代医学技术的迅猛发展，对疾病的分类越来越细，对于一些新型疾病，医生往往一时之间无从入手。对此，陈慧侬指出，只要谨守辨证论治的方法，就能执本末从、纲举目张。如对子宫瘢痕憩室的治疗，西医的常规方法是手术，这具有创伤大、费用高、复发率高的弊端。陈慧侬根据产后病"多虚多瘀，易于外感"的病机特点，结合临床上多病案治疗的实践探索，总结出从"虚、瘀、热、湿"4个方面进行子宫瘢痕憩室中医辨证治疗的经验，疗效确切。

二、衷中参西，病证相合

辨病与辨证相结合，是中医学守正求效的具体表现。中医和西医是两种截然不同的理论体系，各有所长亦各有所短。西医借助现代化的仪器检查，对病因、病位认识比较具体。中医则着眼于整体观，审证求因、治病求本，对疾病的性质和正邪的消长有明确的认识。陈慧侬认为，中西医结合，应在"辨"上互参互补，西为中用，在西医辨病的基础上进行中医辨证，以求辨得"深、清、准"，对疾病有更全面、更深入的认识，进而精准施治、有的放矢。通过西医的检测手段，能准确监测疾病的转归，判其预后，有利于总结、发掘和推广中医诊治经验，有益于中医的临床科研工作，有助于提高中医诊治水平。如对于不孕症的治疗，应当先通过内分泌检查、输卵管造影、免疫功能检查、超声检查，甚至CT、核磁共振等现代医学的检测手段，辨明不孕的病因，在具体病证的基础上进行辨证论治。对于需要施行辅助生殖技术的患者，应配合试管助孕的步骤进行中医辨证治疗。对于胎漏、胎动不安和滑胎妊娠的患者，必须每周监测妊娠的孕酮（P）、人绒毛膜促性腺激素的β亚基（β-HCG）及雌二醇（E2）的动态变化。对于崩漏的治疗，必须先通过B超查看子宫内膜厚度，如果厚度在7 mm以下，可行止血治疗；如果厚度在7 mm以上，则予以活血通经治疗；若为围绝经期的崩漏及绝经后的异常子宫出血，应通过相关检查，排除宫颈恶性病变和子宫内膜恶性病变。

三、阴阳并济，皆从肾治

《黄帝内经》中说："阴阳者，天地之道也，万物之纲纪，变化之父母，生杀之本始，神明之府也，治病必求于本。"参悟了阴阳五行，就抓住了中医理论的关键；掌握了疾病的基本属性，就抓住了辨证施治的纲要和根本。陈慧侬认为，治病求本，本于阴阳，阴平阳秘，精神乃治，和调阴阳，以平为期。肾的功能与妇女的生理病理关系最为密切。肾中藏真阴而内寓元阳，为水火之脏，为先天之本，为阴阳气血之根。肾主生殖，主胞胎，主冲任，系带脉。肾中精气的多少，决定了人体的生长、发育、生殖机能的盛衰。经水出诸肾。《黄帝内经·素问》中的上古天真论篇云："女子七岁。肾气盛，齿更发长。二七而天癸至，任脉通，太冲脉盛，月事以时下，故有子……七七，任脉虚，太冲脉衰少，天癸竭，地道不通，故形坏而无子也。"这说明肾气、天癸对女性的生长发育、月经的潮止、生育能力的盛衰起着决定性的作用。肾气充沛，天癸泌至则经潮如期，生殖旺盛；肾气亏虚，天癸渐竭则经行错后甚至闭经不行、不能生育等。肾之蒸腾气化功能失司，则带脉失约，带下异常。肾之封藏功能正常，则胎孕牢固。肾气虚衰，封藏不固则胎失所系、胎失所养，导致胎漏、胎动不安甚至滑胎。肾气亏虚，行血无力，肾虚血瘀证更是症瘕等妇科疑难杂症的重要病机。产的难易亦与肾之开合功能密切相关。妇科的经、带、胎、产、杂等方面疾病，皆可从肾论治。

陈慧侬认为，肾无表证，无实证，其病变多为肾阴虚与肾阳虚。育肾以精血为本，阴阳互济，不可偏补。阴虚宜甘润壮水以滋养，阳虚宜甘温益气以温养。又阴阳互生，精气互化，无阴则阳无以生，无阳则阴无以化。故《景岳全书》补略篇中又有"善补阴者，必阳中求阴""善补阳者，必阴中求阳"之说。在月经的周期治疗中，陈慧侬常把益肾精、滋肾阴与补肾气、壮肾阳结合起来，阴阳双补，各有侧重，阳得阴助、阴得阳升，从而得以生化无穷、源泉不竭。

四、顺应周期，分期治疗

月经是女性发育成熟的标志之一，是女性生殖生理过程中肾的阴阳消长、气血盈亏规律变化的体现。李时珍曰："月有盈亏，潮有朝夕，月事一月一行，与之相符，故谓之月水、月信、月经。"人与自然和谐统一，人的生理功能会受到自然界的季节节律、昼夜节律、潮汐节律和月节律等周期的影响。女性的月经是胞宫的周期性出血，周期如月之盈亏，潮之涨落，有规律的一月一行，其间阴阳、气血、津液的变化也具有周期性的生理特点。陈慧侬治疗经、带、孕等方面疾病，在辨证论治的同时，还根据女性的生理特点、胞宫的藏泄规律和肾之阴阳消长平衡的转化规律，将因人施治与因时用药紧密结合，增强了治疗的针对性，疗效显著。顺应周期、分期调治的方法，贯穿其诊治妇科疾病的全过程。

凡月经的周期、经期和经量发生异常，都称为月经失调。月经病的治疗原则重于调经，而调经重于分期治疗。月经按时间分为行经期、经后期、经间期、经前期4个不同的时期。在各种月经病的治疗过程中，陈慧侬往往会根据每个时期的生理特点辨证施治，把中药的调周法贯穿其中。

（一）行经期

行经期为行经第1～4日，此时"重阳必阴"，胞宫表现为泄而不藏，冲任气血由满而溢，排出经血，排泄重阳，通过阴阳之间的转化，由阳转阴，开始阴的生长，标志着上一个月经周期的结束及新的月经周期运动的开始。行经期的治疗，陈慧侬主张因势利导，以通为顺，重在活血祛瘀通经。"瘀血不去，新血难安"，彻底地排尽旧瘀，才能使下一周期的新生更有生机。其常用的方剂有当归芍药散、桃红四物汤、失笑散、胶艾汤等。

（二）经后期

经后期指月经干净后至经间期前，为正常月经周期的第5～13日。此时血海空虚渐复，胞宫藏而不泄，呈现"阴长"的动态变化。"阴长"指肾水、天癸、阴精、血气等物质由空虚渐复至盛。"阴长"同时滋养卵子，促进卵子发育成熟。此时是整个月经周期中精、血等物质基础形成的重要时期，为孕育或排经打下基础。经后期的治疗重在滋阴养血、补肾填精。常用的方剂有归芍地黄汤、左归丸、左归饮、养精种玉汤、经验方滋阴清热育卵方等。肾阴癸水亏虚严重的患者，"精不足者，补之以味"。大亏需大补方能奏效，陈慧侬多加用鹿角胶、龟甲、脐带、龟胶、紫河车、蛤蚧、猪脊髓等血肉有情之品。

（三）经间期

经间期相当于正常月经周期的第14～15日，氤氲之时，或称"的候""真机"时期。在正常月经周期中，此期正值两次月经中间，故称为经间期，是重阴转阳、阴盛阳动、阴阳转化、排出卵子的时期。肝主疏泄，肾司封藏，一开一合，为阴阳转化之枢纽。经间期治疗，重在补肾助阳，同时疏肝活血，促进阴阳顺利转化，排出卵子。常用的方剂为肾气丸、柴胡疏肝散加皂角刺、桃仁、红花、丹参、穿破石、益母草等。

（四）经前期

经前期指经间期之后至行经期前，相当于正常月经周期的第15～28日。这一时期阴消阳长渐至重阳。重阳指月经周期阴阳消长节律中阳生的高峰时期，此时肾气充足，血海充盈，以备种子育胎。若已受孕，精血聚以养胎，月经停闭不潮；如未受孕，则去旧生新，血海由满而溢泄，形成月经。经前期治疗宜温肾助阳、活血通经。常用方剂为右归丸、毓麟珠、当归芍药散、二仙汤、桃红四物汤、少腹逐瘀汤、血府逐瘀汤等。在月经后期、闭经的治疗中，临床上难以判断经前期的时间节点，陈慧侬常通过观察白带的变化、测定基础体温或B超检查提示子宫内膜的厚度来做出大致判定。

五、顾护阴血，以通为要

陈慧侬认为，女性属阴，以血为本，以血为用，阴血易亏而难成。《校注妇人良方》云："然妇人以血为基本，苟能谨于调护，则血气宜行，其神自清，月水如期，血凝成孕。"《景岳全书》亦云："妇人所重在血，血能构精，胎孕乃成。欲察其病，唯于经候见之。欲治其病，唯于阴分调之。"妇科疾病的发生，多与阴血亏虚密切相关，如多产、房劳或久病宿疾，必然导致气阴精血的亏损。治疗月经病、不孕症等疾病，陈慧侬常以四物汤为基础方，补血活血、顾护阴血以调经助孕。治疗癥瘕，在活血化瘀的同时，于经后期血海空虚时重用补益脏腑、益气补血的方药，祛邪而不伤正，化瘀而不伤阴。气为血帅，气能生血。气的行血和气化功能，对于血液的形成具有重要作用。脾胃为气血生化之源，陈慧侬在补血养血的过程中还注意顾护脾胃，益气健脾以生血。《景岳全书》有云："有形之血不能速生，无形之气需当急固。"治疗崩漏，陈慧侬常用当归补血汤益气生血，使有形之血生于无形之气。

陈慧侬指出，妇女由于经、孕、产、乳的关系，血分易受到脏腑功能失调或外邪、外伤手术、情志因素的影响，有易虚易瘀的特点。如果摄生不慎、感受外邪、七情内伤、生活所伤，外邪最易趁血海空虚、正气耗损时入侵血室，邪与血搏结而发为血瘀。肝气郁结则气滞血瘀；经期、产后寒邪客于胞中，则寒凝血瘀；阳虚则虚寒内生，寒凝血瘀；阴虚则热盛，蒸腾津液，而致血热致瘀；气虚运血无力，则气虚血瘀；肾精亏虚，化血虚少，肾气亏虚，行血不力而致肾虚血瘀；脾虚湿盛，湿邪黏腻而致湿瘀阻滞；久病入络，久病致瘀等。由此可见，血瘀是妇科疾病的常见病因，是脏腑功能失调的病理产物，也是治疗妇科疑难杂症的关键病机。

《血证论》云："凡血证，总以祛瘀为要。"气血运行，贵在通和条达，所以活血化瘀应贯穿妇科疾病的治疗过程。常用的方法有益气活血、补肾活血、养血活血、理气活血、温经活血、清热活血等。常用的方剂有桃红四物汤、桂枝茯苓丸、内异痛经灵、当归芍药散、少腹逐瘀汤、血府逐瘀汤、理冲汤、桃核承气汤等。

六、师古创新，验方治效

陈慧侬重视对方剂的研究与临床应用，既穷究经典，挖掘古方经方，又注重借鉴，收集今方时方，并结合组方原则和药性药理，自拟经验方，通过疗效观察和总结，借鉴中药现代药理研究成果，不断加以完善。

陈慧侬认为，无论选方、组方还是处方，都应以病机为中心，以法统方、用药对症，以方证相合、药症相合为标准，把理法方药融为一体；要在专病的基础上结合分型论治，把专方专病与辨证论治结合起来，既要有证有方、择善而从，又要有证无方、权宜多变，不能拘泥于一方，以不变应万变。

陈慧侬在长期的临床实践中，创立了数首行之有效的方剂。如用于治疗免疫性不孕的"消抗方"、用于治疗卵巢储备功能下降的"滋阴清热育卵方"、用于治疗子宫内膜异位症的"内异痛经灵汤"、用于治疗输卵管性不孕症的"通管汤"、用于治疗围绝经期综合征的"淫羊海马散"等。这些方剂，在临床中常常结合患者四诊，辨证化裁运用，每每收见奇效。

陈慧侬常用的古方有出自《景岳全书》的毓麟珠、左归丸、右归丸、左归饮、右归饮，出自《丹溪心法》的大补阴丸、二妙散，出自《太平惠民和剂局方》的逍遥散、人参养荣汤，出自《傅青主女科》的清经散、两地汤、加减当归补血汤、完带汤，出自《伤寒论》的小柴胡汤、四逆散、当归四逆汤，出自《金匮要略》的当归芍药散、桂枝茯苓丸、甘麦大枣汤、温经汤，出自《叶天士女科诊治秘方》的苍附导痰丸，出自《医林改错》的少腹逐瘀汤、血府逐瘀汤、膈下逐瘀汤等。这些古方，她均熟念于心，信手拈来，随证化裁，灵活加减，用之有效。

七、通晓药性，用药精简

俗话说"是药三分毒"，古人云"用药如用兵""药不在于多而在于精"。在临床用药中，陈慧侬常在选用经方或验方治疗主要症状的基础上，适当加1～2味药解决患者的次要症状；每剂方药通常12味左右，一般不超过15味，药物少而精，既减轻了患者的经济负担，又能取得显著的临床疗效。

（一）喜用果实类药物

"取类比象"是中医用药的一大特色。陈慧侬认为，果实的种子恰如女性的卵子，果实类药物含有丰富的鞣性物质，甘润滋养，可补肾填精养卵，而且有类激素的作用，可促进卵泡发育成熟。临床上，她喜用五味

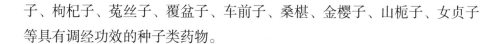

子、枸杞子、菟丝子、覆盆子、车前子、桑椹、金樱子、山栀子、女贞子等具有调经功效的种子类药物。

（二）补益喜用血肉有情之品

《黄帝内经·素问》云："精不足者，补之以味。"陈慧侬在调经促孕时，常用滋补肾阴、温补肾阳、填精补髓之法，重用鹿角胶、龟甲、鳖甲、鹿茸、紫河车、脐带、阿胶、蛤蚧、海马等血肉有情之品。

《韩氏医通》云："血气有情，各从其类，非金石草木例也。"陈慧侬认为，动物类药物可改善卵巢功能，促进卵子发育。血肉有情之品与人体体质接近，更能与有形之精血"声气相应"，更容易吸收和取效。现代医学证明，补肾药可通过调节脑内β－内咖肽、5-羟色胺等递质，影响促性腺激素释放激素（GnRH）分泌，进而对生殖功能起到调节作用；亦能提高垂体促性腺水平，使卵巢内黄体生成素/人绒毛膜促性腺激素（LH/HCG）受体增加，提高卵巢对垂体促性腺激素的反应性，增加内源性雌激素水平。动物实验也证实，补肾固冲中药对雄激素所致无排卵大鼠有促进卵泡发育和促排卵的作用。

（三）活血化瘀善用虫类药物

虫类药物因其飞行走窜灵动之性，具有搜剔络中瘀血的功效。女性机体以阴为本，以血为用，血瘀是妇科疾病中重要的病因病机，活血化瘀是治疗妇科疾病的重要法则。陈慧侬在子宫内膜异位症、子宫腺肌症、子宫肌瘤、卵巢肿瘤等症瘕类疾病的治疗中，善用水蛭、虻虫、九香虫、全蝎、土鳖虫等虫类药物；在输卵管性不孕症的治疗中，善用地龙、炮甲（现可用水蛭替代，下同）等虫类药物。

陈慧侬认为，虫类药物具有动物的生物活性，与人体的生物活性较为接近，同气相求，功效独特。临床上如辨证明确、选药精当、药证相符，运用动物类药物的疗效非草木类药物所能比拟，在组方中加入动物类药物，能起到事半功倍的效果。

（四）调经喜用甘润温和之品

陈慧侬认为，多数女性体质柔弱，阴血易于耗散，卵子在发育过程中十分娇嫩，所以妇科病治疗宜以调和、养护为要。临床上，使用大苦大寒或辛燥之品，容易伤阴。所以，她喜用甘温咸润养柔之剂，如巴戟天、淫羊藿、仙茅、菟丝子、肉苁蓉等，少用附子、肉桂等辛燥之品；喜用知母、黄柏、生地黄、女贞子、墨旱莲、麦冬等养阴清热之剂，少用黄连、龙胆等苦寒之品。

（五）善用广西道地药材和壮瑶医药

广西是我国5个少数民族自治区之一，也是少数民族人口最多的自治区，有壮、汉、瑶、苗、侗、仫佬、毛南、回、京、水、彝、仡佬等12个世居民族。在少数民族人口中，以壮族、瑶族人口居多。壮医药、瑶医药历史悠久，各具特色。早在唐宋时期，广西就形成了草药内服、外洗、骨刮、灸法、金针等10多种壮医诊疗方法。南宁市武鸣区马头乡西周至春秋战国时期古墓出土的青铜浅刺针，是我国迄今发现的最早的针刺工具。广西民间流传着大量中草药、民族药、民间药单方验方，壮医目诊、药线点灸疗法、经筋疗法、火针疗法等特色技法，也被老百姓沿用至今。

广西地处亚热带，雨水充足，草木茂盛，植被多样，是享誉中外的"天然药库""中药材之乡"，是我国四大药材产地之一。广西的中药资源有7400多种，位居全国前列。目前，已鉴定的壮药有2200多种。

陈慧侬从小在壮族聚居区长大，学医之后，她专门对壮瑶医药进行了学习，在妇科临证中注重对壮药、瑶药的疗效进行验证和观察，从中筛选有效药物，掌握其用法用量。她撰写了《杂谈民间妇科常用壮瑶药》一文，对30种壮瑶药的性味功能、用途、用法用量等进行了介绍。

在临床上，陈慧侬常将白花蛇舌草用于盆腔炎的湿热证治疗；鸡血藤补血活血、温而不烈、苦而不燥、行血散瘀，是治疗妇科疾病的常用药，常被她用于妇女血瘀及血虚的月经病证治疗；鸡蛋花清热利湿，常被她用于湿热瘀阻型盆腔炎兼下痢治疗；红藤、两面针清热化瘀消痈，常被她用于盆腔炎外用灌肠治疗；葫芦茶消积利湿，常被她用于妊娠呕吐治疗；蛤蚧滋补肺肾、益精助阳，常被她用于不孕症、月经病治疗等。

八、重视情志，身心皆调

每个人都是一个极其复杂的精神和生理复合体，情志因素是导致妇科疾病的重要因素。现代医学以"生物—心理—社会医学"为模式，强调精神对形体的影响。当今社会，工作和生活节奏加快，个人压力增大。女性感情细腻丰富，个人的思想情绪、夫妻感情等对经、孕、胎、产影响较大。较长时间或强烈的情志刺激，会扰乱人体的正常生理活动，使脏腑气机升降失常、气血功能紊乱，如果进一步影响冲、任、督、带四脉，则会发生妇科疾病，常见者有月经失调、闭经、痛经、崩漏、经行吐血、经行头痛、经行乳胀、不孕、胎动不安等。

对于内伤七情导致的疾病，陈慧侬多从心、肝、肾的功能失调角度进行调治。在施以药物治疗的同时，还注重精神心理调治，对患者进行心理疏导，让其保持规律的作息，并以成功案例激励患者树立战胜疾病的信心。鼓励患者积极进行太极、八段锦、五禽戏、瑜伽、慢跑等运动，保持平和的心态和乐观积极的生活态度，养成健康规律的作息习惯。正如《黄帝内经》所云："恬淡虚无，真气从之，精神内守，病安从来。"只有身心同治，才能提高疗效。

第三部分　医论菁华

——陈慧侬学术思想的分类整理

一、脏腑功能与女性生理

人体是一个有机的整体，五脏的主要生理功能是生化与储藏精、气、血、津液和神，主持与影响人体的各项生命活动，为女性的经、带、胎、产、乳等生理活动提供物质基础。

（一）心

心主血脉与神明，为月经之主宰。心气有推动血液在经脉内运行的作用，而心与胞宫在经络结构上有着直接连属关系。《黄帝内经·素问》中的评热病论篇云："胞脉者，属心而络于胞中。"《黄帝内经·素问》中的骨空论篇言督脉"上贯心入喉"，可知心又可通过督脉与胞宫相联系。心血充足，在心气的推动下，则可下达胞脉，充于胞宫，主宰月经的化生功能，使胞宫的藏泄功能正常，月经调顺，有助于种子育胎。

心主神明，肾藏志，心气下通于肾，心肾相交则可控制人的精神活动和思维意识。《石室秘录》指出，胞宫为"心肾接续之关"，心肾相交，神明清晰，血脉流畅，即可调节月事如常；反之，心气虚，心血少，心神不明，心气不得下通，则胞脉闭阻而出现闭经。

（二）脾

脾主生化和统血，为后天之本、气血生化之源，内养五脏而外荣肌肤。血液为胞宫的行经、妊娠、育胎、分娩提供重要的物质基础。脾与胞宫的经络主要通过冲脉、任脉间接连属。脾经与冲脉交会于三阴交，与任脉交会于中极。脾主运化升清，输布水谷精微，在心气的作用下，化生气血津液，通过冲任二脉输送布露于胞宫，才能保证胞宫正常生理功能的实现。脾主运化水湿，脾失健运则痰湿内生，湿性趋下，凝滞胞宫则导致带下、月经和妊娠功能的异常。脾肾两脏互滋互养，肾中所藏精气需依赖脾之后天充养才能发挥其主经孕的生理功能。

脾主中气，其气上升。脾气健运方能统摄血液，固摄胞宫，维系气血调和的功能。

（三）肝

肝藏血，主疏泄，体阴而用阳。肝具有储藏血液、调节血量和疏泄气机的作用，脏腑所生化之血均藏于肝。肝血除滋养全身脏腑经络外，在女性生理功能中，还表现为所藏的有余之血通过肝之疏泄功能，下注于冲脉。冲为血海，而肝司血海，共同调节血海之定期藏泄，使月经周期、经量、行经期有常度范围。肝之所以能在女子完成女性生理功能的过程中起着重要作用，正是因为肝与有关经络的连系。肝与胞宫通过冲、任、督三脉间接连系。肝脉与任脉交会于曲骨，与督脉交会于百会，与冲脉交会于三阴交。肝的调节作用由冲、任、督三脉配合才得以完成。古人有"女子以肝为先天"之说，说明肝在月经的调节方面起着主导作用。

肝与肾同居下焦，乙癸同源并为母子之脏。肾藏精，肝藏血，而精血互生，同为经血提供物质基础。肝主疏泄，肾主闭藏，一开一合共同配合调节胞宫泄与藏的作用，才有正常的月经周期、行经期、经量等。

（四）肾

肾为先天之本，元气之根，经血之本。肾藏精，精化气，精气即肾气，寓元阴元阳（肾阴肾阳），肾之阴阳是维系人体阴阳平衡的本源，《黄帝内经·素问》中的金匮真言论篇曰："精者，身之本也。"《景岳全书》说："五脏之阴非此不能滋，五脏之阳非此不能发。"肾气是女性生理活动的根本，女性一生各阶段的生理特征是肾气自然盛衰的反映。肾主生殖、主津液、主系胞等生理功能是基于肾是藏精之处、施精之所，为天癸之母，冲任之本，气血之根。《冯氏锦囊秘录》说："气之根，肾中之真阳也；血之根，肾中之真阴也。"女性一生的生理过程无不与肾相关。

在五脏生理功能中，肾脑相通，肝肾同源，脾肾相资，心肾相济，肺肾同司气脉。肾是生精、化气、生血之根本，也是生长、生殖的根本。只有肾气盛，肾之阴阳平衡，才能天癸泌至，冲盛任通，精血入胞，月事以时下，并具有正常的妊育功能。所以傅青主说"经本于肾""经水出诸肾"。胞宫能接受肾"根本"的生理作用靠的是肾与胞宫胞脉的直接关系。《黄帝内经·素问》中的奇病论篇说："胞脉者系于肾。"《难经》中的三十九难篇说："命门者……男子以藏精，女子以系胞，其气与肾通。"另有八脉隶属肾之说，乃因肾经与任脉会于关元，与冲脉下行支相并而行，督脉贯脊属肾。

（五）肺

女子以血为用，气血失调是妇科疾病的重要病机。《黄帝内经》有云："诸气者，皆属于肺。"肺主一身之气，朝百脉而输精微，通调水道。肺主治节，助心输布血液至全身。肺为气之主，滋阴润肺，使肺阴得滋，肺气肃降，则一身之气机调畅。

肺与肾为母子之脏，肺金生肾水。若肺之气阴亏损，则金水无以相生，易致肾水亏虚。肺为水之上源，有疏通和调节机体津液输布、运行和排泄的作用，若肺失于肃降，则津液失布，水道不通，聚而为痰，从而影响女性的正常生理功能。

二、经络与女性生理

经络是人体的重要部分，包括十二正经和奇经八脉。五脏六腑皆可通过本经的经脉来发挥对女性生理功能的作用。奇经中的督脉、任脉、冲脉、带脉与女性生理病理联系最为密切，它们除对十二经脉的气血运行起调节作用外，还各司其职，直接参与经、带、胎、产、乳等方面的生理活动，尤其对维持月经、妊娠起着重要作用。

（一）冲任通盛，经妊之司

冲脉有"血海""五脏六腑之海""十二经之海"之称，其在女性生理中的重要作用体现在"冲为血海"的功能上。冲脉与十二经脉、五脏六腑有密切的经脉循行关系，是十二经脉气血汇聚之处，能调节十二经脉的气血，资助十二经脉的功能，冲脉之上行支可渗三阳灌诸经，下行支可渗三阴灌诸络，通过其上行支及下行支取得与三阴经、三阳经及五脏六腑之连系，令脏腑、经络之血源源不断供给冲脉，使冲脉充盛，经血生化有充足的物质基础，其血下注胞宫而经行有节，有妊育之功。正如张景岳在《景岳全书》中所云："经本阴血，何脏无之，惟脏腑之血，皆归冲脉，而冲为五脏六腑之血海，故经言太冲脉盛，则月事以时下。"而胞宫能司经妊，尚需得肾气之煦濡、脾胃之长养、肝血之调节、任脉之资助。

任脉之名有担任、妊养、承担之意。任脉的生理功能是资助冲脉，维系月经。其主阴，人体的精血津液归任脉所管，担任着肌体阴液的输注，有"阴脉之海"之称。任脉与肝、脾、肾三经交会，三经的阴血汇集于任脉。加之督脉的配合，使任脉的经气流通。冲、任二脉均起于胞宫，任脉经气通畅，不断供给资助冲脉以维系月经的生理功能，正如《黄帝内经·素问》上古天真论篇中所说："二七而天癸至……任脉通，太冲脉盛，月事以时下。"

任脉有妊养胞胎的功能。任脉总司人体精、血、津液，为妊养之本，与冲脉配合，使胞宫完成妊养胎儿的功能。正如唐代医家王冰所说：

"冲为血海，任主胞胎，二者相资，故能有子。"

冲盛任通还能司化泌泄带液。女子带下这一特殊生理是否正常与冲任二脉息息相关。带下之异常与不孕相关，调治冲任有治带下不孕之说。

（二）加强经脉连系、维系胞宫正常位置、固摄带液责在带脉

带脉环腰一周，有束带之意。《儒门事亲》说："冲、任、督三脉，同起而异行，一源而三歧，皆络带脉。"可见横行的带脉与纵行的冲、任、督三脉连系更为密切。由于带脉的特殊，横行位置并络胞而过，可加强胞宫与经脉的连系，共同完成女性生理功能。带脉的约束功能，循行上络胞而过，还可维系胞宫的正常位置。带脉约束诸经，隶属脾经。带脉通过约束肾、脾二脏及冲、任、督三脉的阴液来调摄带液，使阴液不妄行，保持生理带下"津津常润"。反之，脾气下陷，带脉失约，阴液必下注成带下病，或冲、任、督、带四脉失固而病。正如傅青主所言："夫带下俱是湿症，而以带为名者，因带脉不能约束而有本病，故以名之。"带脉需约束，不能乏力弛缓甚至下陷。

三、因湿致瘀证治初探

因湿致瘀是妇科疾病的重要机理之一，在湿邪致病的过程中，常常出现湿瘀互结的病理变化。这也是某些妇科疾病缠绵难愈的原因所在。

（一）因湿致瘀、湿瘀并存是妇科疾病的病因之一

湿邪是妇科疾病的重要致病因素。湿有外湿与内湿之别，外湿多在妇女经期、产后抗病力弱之时乘虚而侵，或外受雾露、久居湿地、涉水淋雨感湿发病；内湿由脾失健运、气化失司、水湿停聚而成。湿邪属阴，其性重浊黏滞，影响血气畅行，致血行受阻；湿邪易伤阳气，致中阳虚弱，摄血运血无权，血滞或血失统摄而成瘀；湿邪易阻遏气机，气郁成瘀；湿

久郁化热，湿热伤络，络伤出血，留滞成瘀；故临床常见因湿致瘀、湿瘀并存的症候。正如清代医家唐容川在《血证论》中所说："夫水火气血，固是对子。然亦相互维系，故水病则累及血，血病则累及气。"又说："病血者未尝不病水，病水者未尝不病血。"

冲为血海，任主胞胎，冲任二脉与妇女经孕密切相关，冲任阻滞是妇科疾病的重要病机。若脾虚生湿或湿邪内侵，致湿留肌体，伤阳气而滞血，直接或间接影响冲任血海，使冲血运行阻滞，瘀阻不畅，致经孕失常，而产生妇科病证。

湿可致瘀，而瘀血一旦形成，气机必阻滞不畅，影响体内水液代谢，而致湿瘀加重，形成疾病缠绵难愈的病理基础。如《黄帝内经·灵枢》中的百病始生篇云："湿气不行，凝血蕴里而不散，津液涩渗，著而不去，而积皆成矣。"

（二）湿瘀并存的症候特点

湿瘀并存症候，必有湿滞及瘀阻的特点。湿瘀蕴阻下焦，犯乎冲任则月经稀发而量少，甚则闭经不孕等；伤及任带之脉，带脉失约，则带下多，色、质、气味异常；湿瘀阻塞不通，经脉不利，而有胀、重、坠、痛伴随症状，并表现为缠绵不已；湿邪化热，湿热迫血伤络，可表现月经过多、先期、崩漏或赤带绵绵；湿从寒化，壅阻胞宫，致宫寒、气血凝滞，而有痛经、子宫寒湿不孕等；湿盛可聚而成痰，痰湿与瘀血并结冲任，胞宫致冲任阻滞，胞宫藏泄失常而有妇科血症、痛症及症瘕包块等。

（三）湿瘀同治为湿瘀同病的治疗大法

因湿致瘀、湿瘀同病时，在拟行气除湿的同时，还当活血化瘀，湿瘀同治。《黄帝内经》中的"去宛陈莝"就有利湿化瘀的含义。《万氏妇人科》的开郁二陈汤，为理气化痰除湿之方，方中有二陈汤加川芎、莪术等活血化瘀之品，以达湿瘀同治之功。湿瘀同治，可在辨证治疗湿证的基础上，加用活血化瘀药。妇科常用的活血化瘀药有三棱、川芎、当归、丹参、鸡血藤、赤芍、血竭、三七、云南白药、水蛭等，亦可在使用治湿方药时与活血化瘀的方剂同用，如加用失笑散、佛手散、桃红四物汤、膈下逐瘀汤等，从而既有行气祛湿之功，又有活血祛瘀之效。湿瘀同治不但可以改善水液代谢，而且可以通过活血来解除瘀滞，改善因湿致瘀、瘀又致湿的病理循环，以期早获疗效。

四、妇科虚损致痛与补虚治痛

妇科临床常见各种疼痛病证，其产生的病因病机可概括为虚实二端。实者"不通则痛"，虚者"不荣则痛"。关于妇科痛证的治疗，以下通过重温文献，结合临床揣摩所得，试对妇科虚损痛证进行探讨。

（一）不荣则痛是妇科痛证主要病机之一

不荣则痛，是指阴阳失调，营卫、气血、津液亏损致脏腑经络失荣而发生的疼痛。女性生理以阴血为用，凡经产崩伤、忧思郁结皆能耗损阴血。妇科临床所见，与女性病理特点有关的妇科疼痛症候中，不荣则痛或因不荣而不通致痛者不少。其痛的病机及转归可概括如下。

1. 正不御邪且生邪，虚为其本

《黄帝内经》有云："邪之所凑，其气必虚。"若先天禀赋不足，或更年自衰，或经产之时胞脉空虚、抗病力弱，邪可乘虚而侵，使脏腑功能失常，气血失调，冲任损伤而致妇科疾病，此为正虚而复加邪气为患。在疼痛发生的机理上，既有不足失养的"不荣"，也有邪实内阻的"不通"，其中"不荣"致痛是主要方面。而妇科感邪之时常为经产之时或体弱自衰之日。

妇女正气虚损，尤以经、孕、产、乳等阴血偏虚之时为甚。阳常因阴之亏而失于化源，营阴由气化不利而致郁结。此时虽机体营阴亏少，而津液输布失常，久则乃成积水、痰结、血瘀等。此非外侵之邪，是谓正虚生邪也。

2. 邪久郁结，其正必虚

邪气入侵或内伤郁结为妇科致痛的重要原因。邪之入侵，不管其居何位，必致邪正交争。内伤七情，亦损伤脏腑，致体内正气耗伤。或若邪气流连，气血损伤有加，必出现虚损症候，此乃"久病必虚"之理。且妇科疾病多与阴血之亏密切相关，如多产、房劳或宿疾流连，必致气阴精血亏损，经脉脏腑失荣而痛。

3. 虚实相兼，虚损至要

虚可生邪，邪盛伤正，正虚邪更实，邪实正愈伤，虚实相兼，互为因果，而致"不荣"又"不通"之痛，其势缠绵不休。其根本症结在于正气之虚。

（二）补虚养荣为妇科治痛重要治则

补虚治痛，前人早有论述，并积累了丰富的经验，可资借鉴。

《黄帝内经》的"虚则补之""因其衰而彰之，形不足者，温之以气；精不足者，补之以味"，成为后人的治虚指南。

张仲景所拟治妊娠腹中冷痛如扇的附子汤、治胞阻下血腹中痛的胶艾汤、治妇女腹中诸痛的当归芍药散、治产后腹痛的当归生姜羊肉汤等，均体现了张仲景妇科补虚治痛的思想。

张景岳在《质疑录》中说："凡属诸痛之虚者，不可以不补也。"其所著《景岳全书》妇人规篇中亦有妇科疾病"虚者极多，实者极少"的说法；胁痛篇中有云："凡房劳过度，肾虚羸弱之人，多有胸胁间隐隐作痛，此肝肾精虚，不能化气，气虚不能生血而然。凡人之气血，犹源泉也，盛则流畅，少则壅滞，故气血不虚则不滞，虚则无有不滞者。倘于此证，不知培气血而但知行滞通经，则愈行愈虚，鲜不殆矣。"指出治疗气血瘀滞之痛而疏于培补气血，则易犯虚之戒也。

清代医家王九峰说："治病必求其本，滋苗必灌其根，若不培养真元，徒以痛无补法即系呆理，安望成功。"指出治痛只拘于痛而无补法，在临床上是行不通的。

（三）妇科补虚治痛七法

虚损疼痛因虚之所在不同而治法各异，常用于补虚治痛的有以下7种方法。

1. 益气法

益气法适用于腹痛空坠、头痛悠悠、身骨酸楚、有空虚感，伴少气懒言、食纳不振、营气不荣的痛经、月经头痛、产后身痛、妊娠期劳后腰部沉重、下腹坠胀等妊娠诸痛；也适用于因气虚较甚，气化不行，水湿停留，下注胞宫或阻滞经脉，营血郁结的瘀阻不通而痛者。方用举元煎或补中益气汤。因虚而营血郁结者，加活血行滞之丹参、鸡血藤、刘寄奴、五灵脂等。因气虚而水湿停留者，加苍术、茯苓、薏苡仁、陈皮等。

2. 补血法

补血法适用于腹痛绵绵、头痛隐隐、胸胁隐痛、遍体麻木或酸楚，伴面色萎黄、心悸自汗、舌淡、脉细弱的经血不荣而致的经、孕、产、乳等方面所出现的诸痛病证。如胞脉失荣的痛经，胎儿失养的胎动不安、妊娠腹痛，产后血不荣筋的产后肢麻身痛等。方用小营煎（《景岳全书》方）或当归补血汤化裁。女性以血为用，血为经、孕、产、乳的物质基础，补血法是恢复女性生理功能的重要方法，但有形之血不能速生，无形之气所当急固，本法应用必考虑气与血的关系，与益气法密切配合选方遣药。

3. 养阴法

养阴法适用于久病顽疾或虚人产后的腰酸腹痛，或经产之后疼痛尤甚，或隐痛不已，伴形体消瘦，头晕目眩，口干不欲饮的五脏六腑、胞宫胞脉失荣的痛症。如恶阻重症后期，阴亏液少，中脘闷胀隐痛，肢体酸楚；产后阴伤，大便难的腹痛绵绵等。还适用于阴虚阳亢之经、孕、产后头痛如劈、眩晕欲倒、目视不明、肢体麻痛、脉细弦等症。也常用于阴精不足、气化无源、气化功能减弱而致的盆腔痰滞积水等瘀结痛症，如慢性结合性盆腔炎、慢性盆腔瘀血症、肿瘤后期等所表现的腰腹痛症。方常选用归芍地黄汤（《小儿药证直诀》方）、羚羊钩藤汤（《通俗伤寒论》方）。因虚瘀滞而痛者，方选理冲汤（《医学衷中参西录》方）或二陈六味地黄汤。

4. 温阳法

温阳法适用于久患气虚或阴邪流连，或更年自衰、阳气损伤而致脏腑、肌肤、筋脉失于温煦的拘急而痛者，如妊娠后腹痛如扇，经来少腹冷痛；或更年期阴部抽痛连胁，痛不可忍，形寒肢冷，脉弦紧等症；或阳虚生寒，寒可凝血，血凝不通而痛者；或阳虚督带失于调固，水湿停留之腰腹冷痛，小腹坠胀，带下绵绵的寒湿瘀痛。方选温经汤、少腹逐瘀汤或内补丸等。

5. 滋肝法

滋肝法适用于肝血久虚、疏泄失调而两胁小腹胀痛，痛连乳房及阴户，并随月经周期反复发作者；或产后胞脉失养，腹痛绵绵，伴腰脊酸楚；或骶尾热痛，膝软乏力，筋脉拘急，关节活动不便，脉细弦等痛症。方用调肝汤（《傅青主女科》方）或柴芍地黄汤。

6. 补肾法

补肾法适用于命门火衰、阴寒弥漫、脏腑经脉失温、气血阻滞而致的与经、带、胎、产杂诸症并见的诸部位刺痛、绞痛症候。方选温冲汤（《医学衷中参西录》方）或右归饮。

7. 扶脾法

脾胃失健，诸虚乃生，诸痛始出。扶脾法乃补虚治痛的本法，也是诸虚痛症调理善后的主要法则。方选四君子汤或补中益气汤。

以上只就审其因虚而设补虚治痛数法，但在疾病的发生、发展、转归上，有虚实夹杂或虚实转化者，应与通利止痛之法并用，使两者相辅相成，互补不足，相得益彰。

【病案举例】

1. 益血养阴治妊娠腹痛

章某，女，31岁。1986年6月初诊。自诉妊娠5个多月，下腹隐痛7日，加重1日来诊。7日前因高热不退用发汗剂，药后汗大出身凉而告愈。但自感下腹隐痛，绵绵不休，不碍工作。前一日起腹痛加重甚则阵胀欲坠，伴头痛隐隐，关节麻痛，口干欲饮，心烦易躁，少寐心悸，小便少而黄，大便干，脉细滑，舌淡干。患者26岁结婚，婚后1年咳血，诊断为肺结核（空洞型），住院1年，出院后人工流产2胎，未大产。产检示宫底脐上1指，胎心好，142次/分，有不规则宫缩，观察半小时，宫缩2次，持续40秒，建议入院保胎，未被接受，要求门诊中药治疗观察。

方拟一贯煎合当归芍药散加减：当归6 g，白芍15 g，沙参15 g，麦冬20 g，生地黄20 g，川楝子6 g，枸杞子12 g，何首乌15 g，桑寄生20 g。1剂痛减，复诊2次，共服药4剂告愈。

【按】患者孕前患虚痨，阴血本不足，妊娠后胎儿需阴血供养而适患热病发汗，阴液阴血更亏，胎儿胞脉失养，而腹痛不安。方拟养血益阴以养胎，方中当归养血和血，白芍养血缓急止痛，沙参、麦冬、生地黄滋阴养胎，少加疏肝利气的川楝子，以使气机条达，枸杞子、何首乌补肝肾的阴血以固胎，加桑寄生配枸杞子固肾安胎。

2. 益气扶脾治经行舌痛

周某，女，38岁。1981年5月8日初诊。自诉经行舌痛5年。舌痛随行经而发，其痛始辛辣、干燥、涩痛感，继之烧灼、麻木难忍，经净10多日自愈。曾用导赤散、泻心汤、黄连解毒汤等方剂治疗未凑效。今经行8日，舌痛烧灼难忍，伴口燥不苦，腹胀痞满，大便溏烂，坐卧不安，脉缓弱。查舌并未发现充血、水肿、糜烂、溃疡、压痛等改变，舌淡胖，边多齿印，苔白且腻。

合观脉症，症非但全无热象，反见不足，并非实火内炽之咎，应属中虚气弱，清阳不升，心火上炎。拟补益脾胃，潜藏阴火，方用加味补中益气汤：黄芪20 g，生党参15 g，白术10 g，当归6 g，陈皮6 g，升麻5 g，柴胡6 g，麦冬12 g，肉桂8 g（焗）。2剂痛止，用补中益气丸调理，观察3个周期，未复发。

【按】"舌为心之苗"，心火上炎，舌痛乃作。"痛"在经行之时，经后加重，必与经行阴血暂耗、虚火易升有关。脾胃为阴血化生之源，今患者脾胃素弱，非但生化受阻，阴血乏源，且清阳不升，阴火上乘，而致舌中灼痛，经后加重。拟补益脾胃，意在治虚痛之本，使脾胃健运，生化有源，经候自调，清阳自升，阴火伏藏而诸证自灭。方中加肉桂以引火归原，麦冬清泄游离上浮之火，取得全效。

3. 养阴益气行血治术后腹痛

赵某，女，32岁。1987年4月中旬来诊。自述因输卵管妊娠破裂并休克而施术，术后下腹疼痛52日。患者停经50日后于3月20日突然下腹剧痛昏厥，经后穹隆穿刺抽出不凝固血液，行剖腹探查术，术中发现右侧附件外观正常，左侧输卵管间质部妊娠破裂，裂口活动性出血，左侧卵巢有1个鸡蛋大小的囊肿而行左侧附件切除术。术后将原有约550 mL的腹腔血经过滤注入腹腔回收后关腹。术后21日，经B超复查，于子宫右上方见35 mm×40 mm×64 mm大小的部分实质、部分液性包块，子宫直肠窝内有前后径约14 mm的液性暗区。患者自感下腹疼痛时缓时剧，但能忍受。因参加考试而出院转门诊治疗。查患者面色无华，舌淡，苔薄白，脉沉细，诉下腹疼痛，或空坠不适，便意频频，痛时喜热拒按，伴口干欲饮，气短神倦，不胜操劳，时头晕眼花，记忆力减弱。

拟养阴益气行血法，方选理冲汤加味：黄芪3 g，党参15 g，白术10 g，山药12 g，天花粉20 g，知母10 g，三棱10 g，莪术10 g，鸡内金10 g，麦冬12 g。8剂痛减，10剂后B超盆腔复查未发现包块，疼痛消失。

【按】宫外孕破裂出血术后，呈一派血虚气弱症候，阴血偏虚，阳气本弱，阳气更因血阴之亏而气化无源，气化不利，腹内余血必吸收缓慢滞，盛则郁结成瘀，滞而作痛。痛虽因瘀，而其本在虚，故拟益气养阴行血之法，而取全效。

五、妇科盆腔疼痛治疗经验

盆腔疼痛是妇科常见症及疑难病证，涵盖西医众多疾病，常见于中医的痛经、带下、胎动不安、妊娠腹痛、产后腹痛、症瘕、妇女腹痛等疾病，治疗较为棘手，常困扰患者的身心健康。陈慧侬运用中医治疗妇女腹痛具有独特的优势和特色，临床诊治妇科盆腔疼痛以症候为着眼点，分析其病因病机，结合经、带、胎、产等疾病特点辨证论治，具体体现在以下方面。

（一）明辨虚实，审证求因

盆腔疼痛的临床特点是疼痛。急性盆腔疼痛以实证、热证为多见，慢性盆腔疼痛以虚实夹杂为多见。盆腔疼痛总的病因病机多为早婚、早育、房事不节、孕产频繁、情志不遂、外感淫邪、手术创伤等致瘀血留滞冲任、胞宫，冲任不畅，胞脉壅塞，血海气机不利，"不通则痛"；或精气亏损，气血不足，冲任虚衰，胞脉失养，而致"不荣则痛"。由于风寒湿热之邪与冲任气血相搏结，蕴结胞中，反复进退，影响气机，耗伤气血，虚实错杂，日久难愈。该病与肾、肝、脾三脏相关，临床以湿热瘀结、气滞血瘀、寒凝血瘀、气血虚弱、肝肾亏虚证为多见。

（1）湿热瘀结。素有湿热内蕴，或有盆腔、宫腔手术史，或有药物、人工流产手术史、不洁性交史，或经期、产后摄生不慎，胞宫胞脉空虚，湿热之邪乘虚而入，与血搏结，湿热瘀结，蕴结于冲任、胞宫胞脉，以致气血凝滞不畅，缠绵日久不愈而发为本病。

（2）气滞血瘀。素性抑郁，或愤怒伤肝，肝郁气滞，七情内伤必肝气郁结，郁则气滞，气滞则血亦滞，气机不利，血行不畅，或经期产后，余血内留，蓄而成瘀，瘀滞冲任，血行不畅，发为本病。

（3）寒凝血瘀。素体阳虚，下焦失于温煦，水湿不化，寒湿内结，或经期产后，冒雨涉水感受寒邪，或过食寒凉生冷，风寒湿邪客于冲任、胞宫，与血搏结，以致气血凝滞不畅，"不通则痛"。

（4）气血虚弱。素体虚弱，气血不足，或大病久病，耗伤气血，或脾胃虚弱，化源不足，气虚血少，经行血泄，冲任气血更虚，胞脉失于濡养，"不荣则痛"。

（5）肝肾亏虚。先天肾气不足，或房劳、多产，或久病虚损，伤及肾气，肾虚则精亏血少，冲任不足，经行血泄，胞脉愈虚，失于濡养，"不荣则痛"。

（二）辨证施治，方证结合

根据妇科盆腔疼痛的病机，通过清热、行气、活血、化瘀、祛寒、益气血、补肝肾等方法达到祛瘀的目的。

（1）湿热瘀结证。经前或经期小腹灼痛拒按，痛连腰骶，或平时小腹痛，至经前疼痛加剧，经量多或经期长，经色紫红，质稠或有血块，平素带下量多，黄稠臭秽，或伴低热，小便黄赤，舌红，苔黄腻，脉滑数或濡数。治则为清热除湿，化瘀止痛。代表方有解毒活血汤（《医林改错》方）、血府逐瘀汤。

（2）气滞血瘀证。经前或经期小腹胀痛拒按，胸胁、乳房胀痛，经行不畅，经色紫暗有块，块下痛减，舌紫暗，或有瘀点，脉弦或弦涩有力。治则为行气活血止痛。代表方有膈下逐瘀汤、失笑散（《太平惠民和剂局方》方）、金铃子散（《素问病机气宜保命集》方）。

（3）寒凝血瘀证。经前或经期小腹冷痛拒按，得热则痛减，经血量少，色暗有块，畏寒肢冷，面色青白，舌暗，苔白，脉沉紧。治则为温经散寒，祛瘀止痛。代表方有少腹逐瘀汤、温经汤、桂枝茯苓丸、生化汤（《傅青主女科》方）。

（4）气血虚弱证。经期或经后小腹隐痛喜按，月经量少，色淡质稀，神疲乏力，头晕心悸，失眠多梦，面色苍白，舌淡，苔薄，脉细弱。治则为益气养血，和营止痛。代表方有八珍汤（《济阴纲目》方）、当归补血汤。

（5）肝肾亏虚证。经期或经后小腹隐隐作痛，喜按，月经量少，色淡质稀，头晕耳鸣，腰酸腿软，小便清长，面色晦暗，舌淡，苔薄，脉沉细。治则为补益肝肾，柔肝止痛。代表方有调肝汤、左归丸、右归丸。

（三）病证结合，遣方用药

由于盆腔疼痛出现在不同的妇科疾病中，在遣方用药治疗时要结合女性的经、带、胎、产等方面不同时期的特点灵活施治。

（1）月经失调与妇科盆腔疼痛并治。月经病与盆腔疼痛的并存治疗需要考虑月经病的发病机理，即肝、脾、肾功能失常和气血失调导致冲任二脉损伤。常用膈下逐瘀汤、失笑散、金铃子散、调肝汤、温经汤、当归补血汤等。

（2）带下疾病与妇科盆腔疼痛并治。带下疾病的成因在于"湿"。"湿"产生的原因有两种：一是外感湿毒；二是脾虚失运，肾虚失固。病位在任脉、带脉的损伤。治疗盆腔疼痛兼带下疾病者必须考虑湿邪、脾肾及任带二脉的治疗。临症多见湿热瘀结证，常用三妙散、解毒活血汤、血府逐瘀汤等。

（3）妊娠病与妇科盆腔疼痛并治。妊娠病是指妊娠期间发生的与妊娠有关的疾病。该病不仅影响孕妇的健康，还妨碍胎儿的发育，甚至会导致流产。妊娠病的发病机理与妊娠的生理变化有着密切的关系，孕后阴血聚于冲任、胞宫以养胎儿，会出现阴血偏虚、阳气偏旺的生理状态，胎儿的长大还会影响孕妇气机的升降。若孕妇素体气血、脏腑功能不足或太过，或孕后感受外邪，将会导致妊娠病。妊娠病的治疗原则多为安胎和治病并举，安胎之法以补肾培土为主，补肾为固胎之本，培土为益血之源。盆腔疼痛合并妊娠病的治疗在于首辨胎元的殒与未殒，胎元已殒，下胎益母，常用脱花煎；胎元未殒，治病与安胎并举，尤注重补肾健脾安胎，如予寿胎丸、当归芍药散、举元煎等。

（4）产后病与妇科盆腔疼痛并治。产后病是指产妇在新产后至产褥期中所发生的与产褥有关的疾病。产后病的发病机理有三点：一是多虚。分娩用力耗气、创伤出血、多汗致阴血暴亡，因虚致病。二是多瘀。产后余血浊液易生瘀滞，因瘀致病。三是体虚后易感外邪，或饮食、房劳所伤致病。故产后病的治疗应遵循"虚者补之，瘀者攻之"的原则。产后病合并盆腔疼痛的治疗应注意多虚多瘀的病理特点，常用生化汤、当归补血汤等。

（5）妇科杂病与妇科盆腔疼痛并治。常见的妇科杂病有症瘕、妇女腹痛、不孕症等，病机多为脏腑、经络、气血功能失调等，治疗应从整体观念出发，辨证施治。常用桂枝茯苓丸、理冲汤、当归芍药散等。

妇科盆腔疼痛的治疗还可以结合外治法、饮食疗法等。外治法包括针灸、中药灌肠、推拿、穴位中药离子导入等，在综合治疗的同时，结合心理疗法、饮食疗法等更能提高疗效。

（四）小结

陈慧侬以盆腔疼痛为症概括其寒热虚实之证型，并结合女性经、带、胎、产等方面疾病的特点病证，辨证施治，通过行气、活血化瘀、清热、祛寒、益气血、补肝肾等方法达到止痛目的，并结合外治法、饮食疗法等，疗效卓著。临证体现了以"症"为核心的辨证思想，具体表现在以下三个方面：一是诊疗思维从症状到症候，并结合疾病特点，选取病证结合、方证结合的技术路线，体现中医学辨证论治的特点。二是以"症"统病。盆腔疼痛是妇科临床上常见多发、病位固定、病性各异的共同症状，陈慧侬通过对产生盆腔疼痛的不同疾病种类、不同病因病机进行归类对比，既能紧抓疾病的共性，又能准确把握疾病的特性，体现了异病同治的特点。三是由症状导出病因病机，有利于循果求因，提高辨证的准确性、规范性和可重复性。

六、辨证与辨病相结合治疗闭经

治疗闭经运用中西医两套思路分析，辨病与辨证相结合，在明确西医诊断的基础上，进行辨证论治，针对性强，疗效甚佳。

（一）席汉综合征闭经，温脾肾之阳至要

席汉综合征是由产时大出血引起垂体组织缺血、坏死而出现的一系列内分泌机能减退综合征。中医学对本病的认识是产后妇女体质本虚，加上大量失血伤精，必致精亏血少，并迅速损伤脾肾之阳。临证表现不仅有泌乳缺乏、消瘦、毛发稀少等阴血不足症状，且会出现形寒肢冷、神倦纳呆、小便清长、大便不实、性欲冷淡、口干喜热饮、脉沉弱等一派脾肾阳衰之候。按有形之阴不能速生的道理，温脾肾之阳，以促阳生阴长，是治疗本病的关键。用自拟加味二仙汤，配合药膳疗法为治。加味二仙汤：仙茅12 g，巴戟天15 g，菟丝子20 g，肉苁蓉15 g，蛇床子5 g，覆盆子15 g，川椒3 g，白术10 g，人参10 g，紫河车10 g，每周服2剂。另以小黑狗肉煲黑豆为常用膳食以补肾养精血。

（二）溢乳闭经，法拟疏降相参

溢乳闭经，指非产后、非哺乳期妇女，一侧或双侧乳头持续排出乳汁，伴随长期闭经的一类症候。此为丘脑下部催乳素分泌抑制因子减少，造成高泌乳素血症所致。中医学认为，经乳同源，在产后哺乳期间，阴血上溢为乳，经停闭不行；断乳后，阴血下注冲脉，溢而为经而乳歇，此为正常生理现象。而溢乳出现于非产后、非哺乳期，乃阴血本应下注反上逆之故。常见逆上之理不外乎肝气上逆、阴血不归冲脉反随肝气逆于乳头；阳明胃经之气应降反逆，冲血随之逆上，灌于乳房成乳而溢。冲脉因阴血上逆而血海空虚，故见闭经不行。所以治疗本病宜疏降相参。临床常用药物中，降胃者有法半夏、枳实、炒麦芽、川朴、淡豆豉、大黄等；疏肝者有川楝子、合欢皮、制香附、沉香、佛手、火麻仁、石决明、龙骨、牡

蛎、白芍、代赭石等。然而胃气上逆、肝气上冲的原因有很多种，临床上尚需辨证求因，对因用药。胃若因热而逆，呈一派阳明胃热之象者，用调胃承气汤；因寒而逆者，用苍附半夏茯苓汤；因燥而逆者，用麦门冬汤。肝气因郁化火上冲者，用丹栀逍遥散；因肾阴虚、水不涵木而上冲者，用左归丸合二至丸。以上各方配疏降之品加减选用。

（三）刮宫术后闭经，治以温通并重

人工流产或自然流产的清宫术，由于多种因素会损伤子宫内膜及肌层，或造成术后宫腔炎症粘连、子宫功能障碍，也会致使经血闭止。中医学认为，妇女流产后和产后一样，百脉空虚，抗病力弱，施术之际易感寒邪，致寒气客于血海，血涩不通，可见闭经、下腹疼痛而拒按等症。方选艾附暖宫丸合泽兰汤、路路通等，温而通之，温通并重。配用鲜艾叶鸡蛋姜糖汤膳疗，寒消瘀散，精血满盈，月水必信而有期。

七、流产常见病证的辨证及治疗

流产使体内已建立起来的适应妊娠生理需要的脏腑、气血、经络功能因妊娠的突然停止而发生病理改变。流产后常见病证包括恶露不绝、产后腹痛、月经失调、痛经、闭经、带下、不孕、症瘕、心悸、纳呆等。

（一）恶露不绝

该病证临床常见经脉受损、冲任不固和瘀血内阻两种类型。

1.经脉受损、冲任不固型

（1）主证：恶露不断，淋漓不净，色鲜或暗红，伴腰酸痛阵作，脉虚缓，舌淡，苔薄白。

（2）治则：调和冲任，止血化瘀。

（3）方药：胶艾四物汤（《金匮要略》方）加减。方用阿胶、艾叶

炭、赤芍、当归、川芎、熟地黄、三七粉、花蕊石、益母草。以胶艾四物汤补虚，加三七粉、花蕊石、益母草以活血祛瘀，使补血活血，化瘀固冲而恶露止。

2. 瘀血内阻型

（1）主证：恶露淋漓不绝，量时多时少，色暗有块，下腹疼痛拒按，喜热，得温痛缓，脉弦涩，舌暗或有紫斑。

（2）治则：温经散寒，逐瘀活血。

（3）方药：生化汤加味。方用当归、川芎、桃仁、炮姜、炙甘草、益母草、牛膝、五灵脂。生化汤常被称为治血块的圣药，加益母草、牛膝、五灵脂加强活血逐瘀之功，气虚者加人参、白术、黄芪。此方对因胎盘组织残留或子宫复旧不良而恶露不绝有一定疗效。

（二）产后腹痛

临床常见为恶血内阻之血瘀型。

（1）主证：流产后下腹疼痛难忍，掣痛拒按，恶露甚少或全无，色暗有块，块下而痛减，舌暗，脉弦紧。

（2）治则：活血行瘀。

（3）方药：散结定痛汤（《傅青主女科》方）加味川军炭。方用当归、川芎、牡丹皮、益母草、黑荆芥、乳香、山楂、桃仁。散结定痛汤以补血之中行逐瘀法，达到气血不耗而瘀亦可消的效果，妙在不专攻痛而疼痛止。方中加川军炭以荡涤瘀滞而不致流血过多。全方有荡涤清除污浊之瘀、恢复脏腑功能之效，常用于现代医学诊断的流产后疼痛综合征。

（三）月经失调

临床常见肝肾亏损、血热妄行、气滞血瘀三种类型。

1. 肝肾亏损型

（1）主证：月经稀少或数月不行，或经行淋漓不绝，色淡无块，经行之后腹痛绵绵，腰膝酸软，头晕耳鸣，性欲减退，舌质红，脉细数。

（2）治则：滋养肝肾，调理气血。

（3）方药：归芍地黄汤加味。方用熟地黄、山茱萸、泽泻、山药、牡丹皮、茯苓、当归、白芍、黑荆芥。在治疗中，依据月经四期的阴阳消长关系理论进行调治，在滋补肝肾的基础上，经间期加入少许活血行气之品，经前期取阴中求阳，以调整月经周期。

2. 血热妄行型

（1）主证：经来量多先期而至或经行延长，色鲜无块，口苦口干，夜寐不安，便结溲黄而少。舌质红而干，苔黄，脉数。

（2）治则：清热凉血，固摄调经。

（3）方药：清热固经汤（《简明中医妇科学》方）。方用生地黄、地骨皮、黄芩、山栀子、龟甲、阿胶、牡蛎、地榆、藕节、棕榈炭、甘草。清热固经汤方中生地黄、地骨皮、黄芩清热养阴凉血，地榆、藕节凉血止血，阿胶养阴，牡蛎、龟甲育阴以固冲任。对流产后创伤恢复有一定的疗效。

3. 气滞血瘀型

（1）主证：月经紊乱，提前或推后，量多少不一，经血有块，色紫暗，月经前及经期两侧少腹胀痛，胸胁不适，月经前两乳胀痛不适，情志易激动。平时头晕目眩，脉弦，舌质暗，苔薄白。

（2）治则：疏肝活血，理气解郁。

（3）方药：逍遥散加味当归、赤芍、柴胡、茯苓、白术、薄荷、炙甘草、生姜、川军炭、枳壳、泽兰、桃仁。方中逍遥散疏肝理气健中，加泽兰、桃仁、川军炭以祛瘀化滞。本类型后期的调理，还需合用归芍地黄丸以助肝肾功能恢复。

（四）痛经

临床上以寒凝血瘀型为多见。

（1）治则：温经散寒，祛瘀止痛。

（2）方药：温经汤合失笑散化裁（当归、川芎、白芍、人参、甘草、牡丹皮、牛膝、桂心、莪术、小茴香、蒲黄、五灵脂、阿胶）。血为寒凝，治宜寒者热之，方用温经汤合失笑散以温经活血化瘀，配用阿胶、白芍以滋养肝肾，调和冲任。如气为湿滞，原方加二陈汤以和中祛湿。

（五）盆腔炎

临床以热毒血结型为常见。

（1）主证：下腹疼痛，以经潮加重，平时掣痛或疼痛绵绵不休，带下量多，色黄质稠，时有臭味，月经失调伴头痛，舌质红，苔黄，脉弦数。腹部切诊或妇科检查发现包块，压痛明显。

（2）治则：清热化瘀，活血消癥。

（3）方药：①中药灌肠方。方用蒲公英、败酱草、大黄、桃仁、三棱、莪术、赤芍、白花蛇舌草、金银花等。②内服方。方用当归、丹参、黄柏、地丁、蒲公英、野菊花、桃仁等。血为热结，治宜寒之。方取五味消毒饮化裁，配以当归、丹参、鸡血藤等活血化瘀。如果湿邪内郁则合用三妙散（黄柏、苍术、薏苡仁）清热利湿。热毒较盛时，如内服过于寒凉之品，则有碍脾胃之健运，如药味过轻，又恐药不胜邪，故常联合直肠给药的方法，以求药力直达病所。

【病案举例】

李某，女，25岁。1983年4月住院。主诉下腹剧痛2小时。患者孕2产0，曾人工流产1次，胚胎停育清宫1次。清宫术后出现下腹疼痛，以经前经行之时为明显，平时疼痛绵绵。今经后半个月，因2小时前下腹疼痛较剧而就医。妇科检查显示子宫正常大小，前位，宫颈无触痛、举痛；右附件区触及一长形质软包块，边缘不清，压痛，带下色黄量多，妊娠试验阴性。诊为症瘕（热毒血结型）。治以清热解毒化瘀、消症散结为主。处方：①直肠灌注方。大黄30 g，败酱草30 g，三棱15 g，莪术15 g，金银花15 g，蒲公英20 g，乳香15 g，没药15 g，白花蛇舌草30 g。水煎50 mL，稀释1倍，温热直肠灌注。②内服方。当归10 g，丹参12 g，黄柏10 g，野菊花12 g，鸡内金10 g，甘草3 g，蒲公英15 g，党参15 g，白芍12 g。水煎服。上药每日各1剂，住院3日后疼痛明显好转，用至经转时已无腹痛，包块消失而出院。1年后妊娠并顺产1胎。

八、免疫性不孕症治疗经验

免疫性不孕占不孕症总数的20％～40％，包括抗精子抗体、抗子宫内膜抗体、抗心磷脂抗体、抗核抗体、抗卵巢抗体等各类免疫性不孕。临床上以抗精子抗体所导致的免疫性不孕最为常见。

（一）病因病机

抗精子抗体（AsAb）阳性多是女性生殖道的炎症和损伤造成生殖道的生理屏障破坏，精子及其抗原引起免疫应答而产生。研究表明，AsAb可干扰精子获能与顶体反应，影响精子的运动，抑制精子穿过宫颈黏液，阻碍精子接触和穿过透明带，促进巨噬细胞、白细胞杀伤和吞噬精子，阻断精卵融合导致不孕。免疫性不孕是现代医学的病名，在中医传统医籍中大都归于"不孕症""月经不调"等范畴。该病多为房事不节、经期产后或宫腔手术操作损伤冲任，或摄生不洁，感受湿热之邪，湿热瘀阻冲任，冲任阻滞，气血运行不畅，使不能摄精成孕导致不孕。肾为冲任之本，主生殖，肝肾同源，为子母之脏，湿热瘀阻冲任，日久化热，灼伤阴精，容易导致肝肾阴虚，阴虚火旺，虚火灼精，使胞脉失养，加重病情，疾病反复，缠绵难愈。因此病机关键为湿热瘀阻，病位在肝肾和冲任。临床症见婚久不孕，月经先期或后期，量多或少，色鲜红或暗红，或色暗有块，伴下腹疼痛，块下痛减，质黏稠，或带下量多，色黄，质稠，味臭。舌质红或有瘀点瘀斑，苔白或黄腻，脉滑数。

（二）治法治则

1.清热利湿，活血化瘀

针对其病机湿热瘀阻，治以清热利湿，活血化瘀，陈慧侬创立清抗汤：穿心莲15 g，黄柏10 g，两面针10 g，三七粉1 g（冲服），山药15 g，赤芍10 g，丹参10 g，桃仁10 g，茯苓12 g，甘草5 g。每日1剂，水煎服，15日为1个疗程。方中穿心莲、黄柏、两面针清热利湿，泻火解毒；茯苓、山药健脾渗湿；三七、丹参、桃仁、赤芍活血化瘀；甘草调和诸药。现代药理研究表明，活血化瘀药有抗免疫的作用，清热解毒药有抗炎作用，能降低毛细血管的通透性，减少炎性渗出和促进吸收，改善血液流变学指标。通过以上药物的共同作用，能抑菌抗炎，发挥类激素样免疫抑制作用，抑制抗体生成，从而提高受孕率。临床运用清抗汤时应根据症候进行加减。以湿热为主者，症见AsAb滴度（比值）较高，罹病时间较短，月经量多且颜色较暗，或有血块，白带发黄，或伴外阴瘙痒、盆腔炎症，或有精液过敏史，身重肢倦，面红目赤，口干而渴，喜冷饮，小便发黄，大便臭秽，舌苔厚腻或黄腻，脉滑或数，治疗重在清利湿热，去桃仁加苍术、薏苡仁。以血瘀为主者，症见AsAb滴度较高，罹病时间较长，月经色暗有块，经期腹痛拒按，或月经延期而潮，胸闷不舒，经期乳房胀痛，精神抑郁，小腹作胀，舌质暗，或见瘀斑，脉弦紧或涩，治疗重在活血化瘀，去茯苓加鸡血藤、三棱。肝郁化热者，加栀子、牡丹皮。

2. 补肾调周，循时用药

该病本虚标实，本虚在于肝肾不足。因经期产后、房事不节或宫腔手术操作损伤冲任，湿热之邪乘虚而入，湿热瘀阻，日久化热，灼伤阴津，肾阴亏虚，阴虚火旺，导致肾虚胞脉失养，不能摄精受孕。临床症见婚久不孕，AsAb阳性，病程较长，月经提前，经量偏少，色鲜红，头晕耳鸣，心情烦躁，睡眠不安，腰膝酸软，或见手足心热，心悸不安，口干欲饮，舌质红，苔少，脉细数。因此在治疗时还应滋阴降火，予以清抗汤合大补阴丸加减。大补阴丸方中重用熟地黄、龟甲滋阴潜阳，壮水制火；黄柏、知母相须为用，苦寒降火，保存阴液，平其阳亢；猪脊髓、蜂蜜乃血肉甘润之品，既能滋补精髓，又能制黄柏的苦、燥；诸药合用，滋阴精而降火，以达培清源之效。与清抗汤合用，可使肾水足，癸水充，湿热清，瘀血祛，冲任气血运行通畅，则摄精成孕。本法可起到扶正祛邪的作用，对于大量使用醋酸泼尼松类药物未愈者，可减轻其副作用。

临床应用时要依据月经周期中阴阳消长的规律及月经各期的生理特点，循时用药。在月经期合桃红四物汤活血理气通经，将湿热瘀血等实邪从胞宫祛除；经后期血海空虚，加用四物汤或左归饮等补肾填精养血，以助孕卵发育；黄体期酌加补肾壮阳之品，以助阴生阳长，使血得温则行；经前期酌加疏肝养血活血之香附、丹参、鸡血藤，以促气行则血行。此外，在治疗期间采取隔绝疗法，必须采用避孕套避孕。在治疗女方的同时，也要求男方进行检查，如果男方AsAb为阳性，需同时治疗。由于本病具有复发性，故在抗体转阴后必须抓住有利时机受孕。

【病案举例】

患者，女，31岁。2013年11月13日初诊，因"未避孕未孕3年"来诊。患者于2010年孕50日自然流产行清宫术，术后至今未避孕而未孕。14岁月经初潮，周期27～30日，经量中，经期5日干净，经色鲜红，质稠，时有血块，经行下腹胀痛，末次月经为10月23日。平素带下量稍多，色黄，无臭味。舌红，苔黄腻，脉细数。于2011年患盆腔炎，经治疗已经痊愈。孕2产0，分别于2004年、2010年孕50日自然流产行清宫术。B超检查提示子宫附件未见异常，监测见优势卵泡。子宫输卵管造影（HSG）提示双侧输卵管通畅。实验室检查提示血清AsAb及抗子宫内膜抗体（EmAb）均为阳性。西医诊断为继发性不孕症（免疫性不孕）。中医诊断为不孕症（湿热瘀阻兼肾阴虚证）。

治则：补肾滋阴，清热利湿。

处方：清抗汤加减。穿心莲15 g，三七粉1 g（冲服），山药15 g，黄柏10 g，苍术10 g，薏苡仁20 g，龟甲10 g，生地黄12 g，赤芍10 g，丹参10 g，桃仁10 g，茯苓12 g，甘草5 g。每日1剂，水煎服，连服半个月，经期不停药，采用避孕套避孕。于12月4日复诊，末次月经为11月21日，经行5日，周期28日，复查AsAb、EmAb均为阴性。嘱其下个月排卵期同房停用避孕套。于2014年1月25日因停经35日，查尿HCG阳性。因患者有2次自然流产史，孕后及时予保阴煎合寿胎丸加减治疗。2周后B超检查提示宫内见孕囊，继续守方出入安胎治疗至妊娠3个月，现患者已经足月顺产一女孩。

【按】患者自然流产后未避孕未孕3年，属于中医不孕症。因先天肾气不足，肾虚封藏失职不能系胎，出现堕胎，更损伤肾气，胞脉胞络空虚，湿热之邪乘虚侵袭胞宫胞脉，冲任气血运行不畅，不能摄精成孕故不孕。湿热下注，任脉不固，带脉失约，故带下色黄，量多；湿热瘀阻，冲任气血运行不畅，不通则痛，故经行下腹胀痛；舌红、苔黄腻、脉细均为阴虚湿热下注冲任所致。治以滋阴补肾，清热利湿。方用清抗汤加减，方中三妙散（黄柏、苍术、薏苡仁）加穿心莲清热利湿，泻火解毒；龟甲、生地黄补肾养阴；茯苓、山药健脾渗湿；三七、丹参、桃仁、赤芍活血化瘀；甘草调和诸药。诸药共用，使湿热除，肾阴充，瘀血祛，冲任通畅，气血津液充盛，故有子。

九、未破卵泡黄素化综合征不孕治疗经验

未破卵泡黄素化综合征（LUFS），为卵泡发育成熟但不能破裂、排出，而在原位黄素化并引起人体效应器官类似排卵周期的变化，是一种排卵功能障碍性疾病，是女性不孕的一个重要原因。据世界卫生组织（WHO）资料统计，LUFS发病率在正常的生育妇女中为4.5%，在不孕妇女中为9.0%以上，在服用克罗米芬助孕的人群中占23.5%～42.9%。因此在治疗不孕症时，LUFS是值得重视并加以研究的。

（一）病因病机

LUFS患者月经周期多正常，基础体温（BBT）呈双相，有孕酮分泌，在B超监测下有主卵泡发育，只是长大的卵泡在月经周期的排卵期内不破裂而黄素化，呈无排卵现象。目前西医学中本病的病因及机理尚不明

了，有学者认为LUFS多见于子宫内膜异位症、性器官炎症、盆腔粘连、高泌乳素血症、多囊卵巢综合征、高雄性激素血症及服用克罗米酚助孕患者。中医学认为，排卵期是肾阴精转化为阳气、气血的关键阶段，因此肾虚肝郁、冲任气血失调是本病主要病机。陈慧侬认为本病产生的原因与肾虚、痰、瘀密切相关，其主要机理为肾虚致痰瘀郁积，病位在胞脉与冲任，乃因冲任虚损，胞脉气滞痰阻，气血瘀滞而成。

肾藏精，主生殖，胞脉系于肾，肾气虚，气化功能失常，不能蒸化水液及温煦脾土失司，水液不化而壅滞成痰。此痰乃肾气虚而成，谓"虚痰"。张景岳云："虚痰者何？谓元气之虚也。"元气虚为病之根本，痰瘀为病标。湿痰可为元气虚、气化失司而致，而湿为阴邪，其性质重浊而黏滞，影响气血畅行并可伤阳，则阳气更虚，而摄血运血无权致血瘀，出现因湿致瘀、湿瘀并存的病因机理。清代医家唐容川《血证论》说："夫水火气血固是对子，然亦相互维系，故水病则累血，血病则累气。"又说："病血者，未尝不病水，病水者，未尝不病血。"《黄帝内经》云："任脉通，太冲脉盛，故有子。"不孕与任脉不通、冲脉不盛密切相关，不少医家认为冲任及胞脉是不孕病证的发病部位，本病乃肾气虚而生痰瘀，影响冲任及胞脉，从而导致冲任阻滞、胞脉瘀结而不孕。引起痰瘀阻滞者，除肾虚生湿成痰致瘀外，还有脾虚生湿，肝旺克土，化湿为痰。湿痰为阴邪，气浊可流注下焦，进一步痰湿致瘀，痰瘀阻滞，冲任不通，胞脉闭结不能摄精成孕。可见，痰瘀阻滞为肾虚所致，更与肝旺、脾虚等脏腑功能失常相关。

（二）辨证用药

1. 补肾除痰活血通络是关键

LUFS患者除久婚不孕外，临床症状不明显，其病是肾气虚生湿成痰，痰湿致瘀，冲任、胞脉阻结不通而致，所以对因辨治，补肾除痰活血通络为治疗本病的主要方法。

（1）补肾：着重于填精益肾，可促使卵泡生长发育成熟并能正常移向皮质表层，凸出卵巢表面。常用药选紫河车、菟丝子、淫羊藿、肉苁蓉、牛膝、鹿角胶、枸杞子、覆盆子、山茱萸、熟地黄、龟甲或用左归丸、右归丸。

（2）祛痰湿：着重于燥湿化痰，使气机通达，胞脉、冲任通畅。常用药选法半夏、陈皮、茯苓、制南星、枳壳、苍术、薏苡仁、贝母、枳实或用启宫丸、苍附导痰丸等。

（3）活血：着重于活血化瘀，促使炎症组织修复，增加卵泡张力及促排卵助孕。常用药选水蛭、全蝎、三棱、莪术、土鳖虫、炮甲、鸡血藤、急性子、红花、桃仁等，其中土鳖虫、炮甲、水蛭配龙骨、牡蛎可咸寒软坚，散瘀通络，使间质溶化，胶原纤维水解，有利卵子排出。

（4）通络：着重于通络散结助孕，使气机条达，冲任通盛，胞脉畅达。常用药选皂角刺、王不留行、路路通、水蛭或用走窜辛热之细辛、川芎、威灵仙等。

2. 补肾除痰活血通络并治肝

肝藏血，主疏泄，肝木与脾土相生。全身气血失调、脾土失运均与肝脏有关，LUFS患者湿、痰的生成与肝有密切关系，因此，在补肾除痰活血通络的同时，亦不可忽视疏肝养肝之法。临床常见兼症有月经先后不定，经量多少不一，经前乳房胀痛或乳汁自溢或挤可出乳，舌红干，苔薄白，脉弦。治兼疏肝养肝。常用药选白芍、柴胡、谷芽、牛膝、川楝子或用开郁种玉汤、逍遥散。

3. 补肾除痰活血通络兼治脾

脾气运化水湿，为气血生化之源，LUFS患者湿、痰的生成与脾虚亦相关，故在补肾除痰活血通络的同时，要顾及健脾助运。临床常见兼症有形体肥胖，带下量多，色白质稀无臭，头晕，心悸，肢冷，月经稀发或量少，月经闭止，舌质淡，苔薄白，脉滑或沉濡。治兼健脾燥湿，调经止带。常用药选白术、苍术、山药、茯苓、石菖蒲、白芥子、人参或用四君汤、并提汤。

4.补肾除痰活血通络兼治寒

寒有内寒与外寒之分，内寒为肾气虚、脾虚阳不足所致，为本病的主要病因，在上文已有论述。LUFS患者除了内寒，还常兼见外寒之证，多为经产之时胞脉空虚，寒邪内侵与余血搏结，阻滞冲任胞脉而致。临床常见兼症有经期、产后不慎风寒，或生活起居不慎，出现经来腹痛，经期推后，色暗量少，质稠有块，怕冷体倦，脉紧。治兼温经散寒。常用药选小茴香、威灵仙、吴茱萸、紫石英、桂枝、紫蔻仁、防风或用温经汤。

5.补肾除痰活血通络兼治热

热有内热及外热，在LUFS发病中均可使血质更稠，冲任更为热郁而受到阻滞。临床常见兼症有腹痛反复，经来先期，量少而淋漓不绝，带下量多，色黄或带血性，外阴不适，口干咽热，溲黄便结，脉细数。治兼清热养阴。常用药选白花蛇舌草、两面针、鱼腥草、生地黄、地骨皮、十大功劳、黄柏、蒲公英、败酱草或用清热凉血汤。

【病案举例】

李某，女，35岁。2005年2月5日初诊。主诉不孕8年，婚前人工流产1次。12岁月经初潮，经量中等，痛经少许，末次月经为1月30日。查病历得知，其在他院查治已有5年，女性激素6项值均在正常范围，子宫输卵管照影显示双侧输卵管通畅，宫腔形态正常。AsAb及EmAb均为阴性，自测BBT呈双相，且高温相14日，曾B超测卵示左侧卵巢卵泡（LF）22 mm×21 mm，48小时后追卵（即BBT上升后3日），LF 26 mm×24 mm，子宫直肠窝未见积液，诊断为卵泡不破。曾用克罗米酚+绒毛膜促性腺激素方案促排卵治疗，出现卵巢刺激综合征而停止用西药，查男方精液和交媾试验读数均在正常范围内。刻诊见患者腰酸腹痛，胀滞不适，以右侧为重，分泌物较多，清稀不臭，无外阴瘙痒，怕冷，易腹泻，易外感，面色㿠白；舌胖有瘀点，苔白腻，脉沉滑。诊为不孕症（未破卵泡黄素化综合征），症属肾脾气虚，痰瘀阻滞，治拟补肾健脾，燥湿除痰，活血通络。处方：鹿角胶（烊化）、紫河车、白术、皂角刺、炮甲、桃仁、三棱各10 g，菟丝子、党参、薏苡仁各20 g，山药、穿破石、急性子各12 g。7剂，水煎服，每日1剂，分上下午2次温服。药后于2月11日复诊，妇科检查，子宫体前位，正常大小，活动好，宫颈口光滑，有稀薄分泌物溢出宫口，拉丝10 cm以上。B超测排卵见左卵巢无回声区大小为24 mm×23 mm，2日后复查卵泡未破，BBT 36.9 ℃。效不更方，再服上方3剂。2月15日复诊，B超检查提示左、右附件区未见无回声区，已排卵。上方加减连续服用3个多月巩固疗效，于2005年5月中旬再来就诊，诉停经45日，尿HCG阳性，于翌年剖宫产一健康女婴。

（三）体会

LUFS是一种排卵功能障碍性疾病，治疗的关键是促进排卵。其中医病因病机为肾气虚生湿成痰，痰湿致瘀，冲任、胞脉阻结不通，其中以肾气虚为本，故以补肾为主，兼以除痰活血通络。治疗过程中还常需因寒热不同而辨证用药，同时兼顾肝脾。在促排卵治疗中根据月经周期中的生理特点不同而辨证用药，即用中药人工调理月经周期，在临床上也是很重要的。

十、男性不育症治疗经验

男性不育在21世纪已成为威胁人类健康生活的三大疾病之一。在我国有10%左右的育龄夫妻不能生育，原因在于男方的占30%～50%。陈慧侬在治疗不孕症中，提倡夫妻双方同检同治。

（一）病因病机

对于男性不育的病因及治疗，纵观历史文献及现代研究报道，无论是《黄帝内经》"肾主生殖""天癸"之说，还是张景岳"善补阳者必于阴中求阳""善补阴者必于阳中求阴"之论，都是以"肾"为核心，以"补"为治疗总则。其病位主要在肾，与心、肝、脾的关系密切。《石室秘录·论子嗣》有云："男子不能生子有六病……一精寒也，一气衰也，一痰多也，一相火不盛也，一精少也，一气郁也。"现代社会的男性，工作、家庭、心理等各方面的压力都很大，易引起情志不遂，肝气郁结；加上饮食、烟酒不节，湿热下注，阴液耗损；且过欲者多，精血亏虚。因此，气郁阴衰、脾虚湿热为男性不育的重要发病机理。

男子以精为本，且精血同源，肝肾同源。阴阳气血在人体内相互依存。如这一平衡状态被破坏，将会影响整个机体的生理功能。以上因素致精血既亏，相火必旺，真阴愈竭，孤阳妄行。肾精属阴，肾气属阳，肾气提供肾精生成的内环境。睾丸产生精子，必须依赖肾的阴阳平衡，精子才能产生旺盛。

（二）辨证论治

男性不育的治疗，必须阴中求阳，阳中求阴，益肾之精，补肾之气，从而得以生化无穷，源泉不竭。

基本方：熟地黄15 g，龟甲15 g，黄柏10 g，知母12 g。

临床加减：肾阴虚甚加何首乌、菟丝子、女贞子、枸杞子、山茱萸、覆盆子等；伴肾阳虚加巴戟天、肉苁蓉、肉桂、鹿角霜、制附子等；兼湿热下注加龙胆草、薏苡仁、蒲公英、白花蛇舌草、金银花、千层纸、两面针等；兼脾虚加太子参、白术、茯苓、山药、泽泻等。

大补阴丸为朱丹溪创立的滋阴降火代表方剂，本方基于"阴常不足，阳常有余，宜常养阴，阴与阳齐，则水能降火，斯无病矣"的理论，由熟地黄、龟甲、黄柏、知母、猪脊髓5味药组成，诸药合用，共奏壮水制火之效用，临床常用于治疗骨蒸潮热、盗汗遗精、咳嗽咯血、腰膝酸软等。《删补名医方论》盛赞其"能骤补真阴，以制相火，较之六味功效尤捷"。其中熟地黄、龟甲滋补真阴，潜阳制火，此为培本一面；黄柏苦寒，泻相火以坚真阴，知母苦寒，上以清润肺热，下以滋润肾阴，此为清源一面。两面配伍，以收培本清源之效。如仅培本则其虚火难清，只清热则病去犹恐复生，故需培本清源，使阴阳调和。《血证论·卷七》云：

"苦寒之品，能大伐生气，亦能大培生气。盖阴虚火旺者，非此不足以泻火滋阴。夫人之生气，根于肾中，此气全赖水阴含之。若水阴不足，则阳气亢烈，烦逆痿热，方用知母择其元，龟甲潜其阳，熟地黄滋其阴，阴足阳秘，而生气不泄矣。"

男性不育的治疗，除根据临床辨证外，还应根据精液分析结果，适当加减。精子活力低，多为肾阴不足，应以滋阴补肾为主；精子活率低，多为偏肾阳不足，兼用补肾阳药物；精液中有白细胞或脓细胞，多为阴虚火旺兼湿热下注，应在滋阴降火的基础上佐以清热利湿。陈慧侬根据临床辨证，使用大补阴丸，不拘于原方原证，正确辨证，加减得当，多获良效。当然，治疗中还应注重生活调理，忌烟酒，节欲，少食辛辣刺激食品。

【病案举例】

姚某，男，47岁。2018年3月23日初诊。主诉夫妻同居，未能使妻子妊娠生育10年。病史为不育症10年，妻子行第二代试管婴儿助孕。精子总数$9.8×10^9$/L，A级9.09%，B级0。刻诊症见腰酸，头晕，早泄，尿淋漓不尽，睡眠可，脉细弦，苔薄白有裂纹。中医诊断为少精症。症候为肾阴亏虚，相火偏旺。治则为滋阴补肾，清泄相火。处方：黄柏15 g，知母15 g，熟地黄15 g，鱼腥草10 g，夏枯草10 g，白芍15 g，茯苓10 g，川楝子10 g，延胡索10 g，龙胆草5 g，山栀子5 g，桑寄生15 g，泽泻10 g。15剂，水煎服。

2018年4月4日二诊。患者早泄、尿淋漓不尽好转，仍有头晕，睡眠可，大便调。舌脉同前。处方：黄柏10 g，熟地黄15 g，龟甲15 g，知母15 g，石斛15 g，旱莲草15 g，女贞子10 g，夏枯草10 g，山栀子5 g，茯苓10 g，山茱萸10 g，山药15 g。15剂，水煎服。

连续治疗3个月，诸证减轻，复查精子A级19.78%，B级12.34%。

【按】 男子以"精"为本，精血同源，肝肾同源。该患者腰酸早泄，且精液的活力很差，舌质红，苔有裂纹，脉细弦，提示肝肾亏虚，相火偏旺。尿淋漓不尽为肝经湿热下注、膀胱气化不利所致。用大补阴丸加减治疗男性不育精液活力不足的肾阴亏虚证，收效良好。

十一、阴虚湿热证的辨治经验

妇科疾病不少因湿热而起，如久居湿地，感受湿热之邪，或夏季贪凉饮冷，嗜食肥甘厚味，损伤脾胃。脾虚生湿化热，出现妇科带下病，月经期、色、量的改变及妊娠疾病等。治疗当以健脾除湿清热为首法。但女性以血为本，以阴为用，其经、带、胎、产、乳等方面的生理特点与阴血息息相关，阴血足则经、带、胎、产、乳功能正常，阴血不足，则会出现经、带、胎、产、乳方面的疾病。妇女需处处护阴，尤以用药不伤阴为重，而燥湿法有伤阴之弊，养阴法又有碍祛湿。一味除湿则伤胃耗阴，所以在治疗妇科湿热症的同时，又要护阴养阴，恢复女性生理功能。养阴与清热燥湿本是一组矛盾的方法，临床上颇感棘手。陈慧侬通过多年临床实践体会到，在女性护阴养阴方面重在滋肾润肺，冲任之本在于肾，肾属水，而金能生水，肾阴足，经、带、胎、产、乳功能正常。而清热也非苦寒之品专属，可选用"养阴而热可除"之法"燥湿以养脾"，完成养阴燥湿治疗。

（一）病因病机

《黄帝内经·灵枢》中的五音五味篇云："妇人之生，有余于气而不足于血，以其数脱血也。"妇女以血为本，以血为用，最显著的生理特点经、孕、产、乳等方面都与阴血有着密切的关系。冲为血海，经前血海由虚而实，经期汇聚血海之血下泄而为月经。男精溢泄，女血时下，阴阳交媾，精血合凝，才能成孕；妊娠以后，则精血下聚以养胎；分娩期间，需要动血、耗血以润滑产道；产后，气血要一分为二，下则为恶露，上则为乳汁。因此，经、孕、产、乳都以血为用，易耗损阴血，故机体常处于相对阴分不足、气分偏于有余的状态。陈慧侬认为阴虚之中多以脾阴虚为先。因脾为后天之本、气血生化之源。脾为太阴，乃三阴之长，故伤阴者，脾阴首当其冲。其次为少阴之肾阴及厥阴之肝阴，严重者可累及五脏之阴。而脾又主运化，是津液生化输布之枢机；肺为水之上源，能通调水道下输膀胱；肾主开合，为水之下源，主膀胱的气化功能。脾、肺、肾三脏受病则转输、运化、气化之功能失职，津液不布，反聚为湿，水湿停滞日久，则可化热而成阴虚湿热；阴本不足，若生活不慎，或居住于气候温热潮湿、水乡低洼地区，感受湿热之邪，或虽感受寒湿之邪，但寒湿郁久化热而亦可成阴虚湿热；或阴虚之体，复于夏季贪凉饮冷，损伤脾胃，脾虚生湿，湿郁久化热，或嗜食肥甘厚味，酿生湿热，均可成阴虚湿热。临床中陈慧侬发现阴虚湿热可导致多种妇科疾病，如月经后期、经量少、闭经、崩漏、经间期出血、胎漏、胎动不安、老年性阴道炎及不孕症等。其发生可为阴血不足，冲任欠充，月水不能应期而下所致；或阴虚内热，热迫血妄行所致；或阴精不足，气血亏虚，胞脉失于濡养所致；或因精血不足，冲任脉虚，胞脉失养，不能摄精成孕。阴虚与湿热互见，湿热与血搏结，阻滞于冲任，不仅使病证错综复杂，更使疾病缠绵难愈。

（二）辨治特点

本病的治疗原则宜滋阴除湿。而养阴与除湿，本是治疗上的一对矛盾点，单纯滋阴则碍脾助湿，一味燥湿则伤胃耗阴，故治疗颇为棘手。陈慧侬认为处理好滋阴与化湿的关系是治疗本病的关键，虽滋阴药易恋湿，一般为治湿法违忌，然滋阴药与化湿药若配伍得当，亦可相辅相成。她主张养阴之中以养肺、肾之阴为主。因阴虚湿热证之病位主要在肺、脾、肾三脏，且妇科病的发生必定是损伤冲脉所致，冲任之本在于肾。肾属水，金能生水，故养阴以滋肾润肺为先。清热并非苦寒之品专属，养阴而热可自除。在养阴清热的同时必须佐以除湿，但因湿为阴邪，其性黏滞，易遏阻气机，致病易缠绵难愈，且初伤阳，久则湿郁而化热伤及阴分，会使本已阴虚的患者雪上加霜，故治疗中滋阴与化湿孰轻孰重须根据临床实际而定。在临床中选用生脉散、二至丸或左归丸等配伍三妙散治疗本病。根据临床辨证，若阴虚为主则以养阴为要，化湿为辅；若湿热为主则以化湿为先，养阴为辅。一旦湿热之邪祛除，就应慎用苦寒燥湿之药，以防化燥伤阴，重伤阴分。

【病案举例】

患者，女，32岁。2003年6月5日初诊。主诉月经量明显减少半年。自诉半年前无明显诱因出现月经量较以往明显减少，每次行经2日，每日用卫生护垫1张即可，经色暗红，质黏，无臭。无腹痛，但腰膝酸软，头晕，口苦咽干，手足心热，舌质红，苔黄腻，脉细数，末次月经为6月1日。诊断为月经过少，证属阴虚湿热。治宜滋阴化湿，方用生脉散合二至丸配伍三妙散加减：太子参15g，麦冬10g，五味子5g，女贞子10g，旱莲草15g，当归12g，紫河车10g，鸡血藤20g，黄柏10g，薏苡仁15g，苍术6g，陈皮6g。水煎服，每日1剂，连服10日，黄腻苔已退，上方去薏苡仁、黄柏，加茯苓10g，经前加桃仁10g、川楝子10g，以行气活血通经。2003年7月8日复诊，患者月经已复潮，量较前增多，每日用卫生巾2~3片，经色转红，3日干净，舌质红，苔薄，脉细数。继续用生脉散合二至丸加减治疗1个月，此后月经基本正常。

十二、补肾调周治疗多囊卵巢综合征

多囊卵巢综合征，被西医认为是一种发病多因性、临床表现多态性的内分泌综合征。

（一）病因病机

中医无此病名，按临床表现属"月经失调""闭经""不孕症"等。其病机与肾虚、痰瘀有关。肾主生殖，为月经之本，肾阳能上暖脾土使脾土健运，下暖胞宫使胞宫藏泄正常，有妊育功能。肾虚则脾失健运，水湿下注，生痰生瘀，阻滞胞络，而症瘕形成。朱丹溪在《丹溪心法》中指出："凡人上、中、下有块者多为痰。问其平日好食何物，吐下后方为药，许学士用苍术治痰窠囊，旁行极妙，痰挟瘀血，遂成窠囊。"其中"窠囊"之说可以理解为似多囊卵巢。万全的《万氏妇人科》云："……膏脂充满，元室之户不开，挟痰者，痰涎壅滞，血海之波不流，故有过期而经始行，数月月经一行，及为湿、为带、为闭经，为无子之病。"历代医家指出：多囊者，经行后期，闭经不孕等症为痰瘀所致。临床表现为不孕或月经稀发，经色暗红，头晕耳鸣，腰腿瘦软，小便频数，舌质淡红，脉沉。

（二）辨证论治

治疗以补肾祛痰活血调经为原则。按月经各期的生理不同及肾在月经各期作用的不同，可分经后期、经间期、经前期进行不同用药。

经后期，是胞宫储存精血、卵泡成长至成熟时期，需肾阴滋养，冲脉才充盛，此期重于补肾之阴，助子宫内膜增长和卵泡成熟。药物选用熟地黄10 g，生地黄10 g，枸杞子10 g，山茱萸10 g，白芍10 g，知母10 g，龟胶10 g，何首乌10 g，阿胶10 g，桑椹10 g，麦冬10 g，当归10 g，芡实10 g。同时，遵张景岳学术思想，阴不足者，阳中求阴，在经后期益阴养精药方中加用紫河车，温肾助阳而阴更足。

经间期，是肾中阴阳转化、阳长化生时期，重在阴将转阳，此期重于活血化瘀，健脾祛痰，上方加丹参、鸡血藤、皂角刺、王不留行，活血有利于卵泡排出。药物选用鹿角胶10 g，菟丝子10 g，赤芍10 g，当归10 g，牛膝10 g，肉桂5 g，白术10 g，茯苓10 g，鸡血藤10 g，丹参10 g，皂角刺10 g，川楝子10 g，炮甲10 g，桃仁10 g，王不留行10 g。

经前期，阴血盛后需转阳，以助胞宫藏泄，拟壮阳、健脾、活血祛湿，常用附子、肉桂、鹿角胶、菟丝子、桃仁四物汤等活血补阳之药，如若方中加入养阴之品，可阴中求阳。药物选用鹿角胶10 g，菟丝子10 g，附子10g，当归10g，川芎10g，红花10g，巴戟天10g，赤芍10g，桃仁10g，熟地黄10g，枸杞子10g，益母草10g，白芍10g，牛膝10g，狗脊10g，紫石英10g。

临床加减：兼催乳素高加柴胡、谷芽等；兼血瘀痰阻加制南星、半夏、陈皮等；兼肝胆郁热加夏枯草、柴胡、栀子、龙胆草等。

【病案举例】

患者，女，34岁。2001年4月21日初诊。主诉原发性不孕5年，月经稀发伴量少4年。患者13岁月经初潮，始量、色、质、周期正常，4年前无诱因出现月经后期伴量少，月经期6～7日，周期60～90日，末次月经为2月15日，经量少，色暗淡，有少许血块，无腹痛。刻下患者停经2个多月，腰膝酸软，四肢不温，夜尿多，舌质暗红，苔薄白，脉沉细，尺脉尤甚。已婚5年，孕0产0，有生育要求未避孕，BBT测定呈单相，性激素测定显示睾酮（T）142.6 ng/mL，促卵泡生成素（FSH）2.0 mIU/mL，LH 20.1 mIU/mL，E2 178.9 pg/mL，P 1.11 ng/mL，催乳素（PRL）48.56 ng/mL。B超显示双卵巢多囊样改变。诊为多囊卵巢综合征。曾在医院采用中西医结合治疗3年，未效。其丈夫精液检查正常。经辨证属肾虚型，治以补肾壮阳，活血调经。处方：鹿角胶10g（烊化），菟丝子20g，附子3g，当归10g，川芎5g，桃仁10g，白术10g，枸杞子10g，益母草15g，赤芍12g，柴胡10g，谷芽20g。

2001年4月29日二诊。服5剂药后于4月26日月经来潮，量少，色暗淡，有少许血块，无腹痛，颜面少许痤疮，晨起口苦、口干，舌质红，苔薄微黄，脉沉略数。处方：紫河车10g，麦冬12g，黄芩10g，谷芽20g，熟地黄10g，生地黄10g，枸杞子10g，山茱萸10g，龟胶10g（烊化），何首乌10g。10剂，水煎服，每日1剂。

2001年5月10日三诊。服药后无不适，近日白带稍增多，舌质淡，苔薄白，脉沉。B超显示左卵巢有多个卵泡，最大为1.6 cm×1.9 cm，壁薄。处方：鹿角胶10g（烊化），菟丝子10g，赤芍10g，当归10g，牛膝10g，肉桂5g，白术10g，茯苓10g，鸡血藤10g，炮甲10g，丹参10g，皂角刺10 g。3剂，水煎服，每日1剂。

2001年5月13日四诊。基础体温37.1 ℃，无不适，舌质淡，苔薄白，脉沉。予经前用药方14剂，水煎服，每日1剂。

经以上周期治疗3个月，患者月经基本正常，复查性激素示T 79.08 ng/mL，FSH 10.7 mIU/mL，LH 12.3 mIU/mL，E2 117.26 pg/mL，P 2.4 ng/mL，PRL 1.67 ng/mL。基础体温呈双相。于2001年10月妊娠，2002年8月顺娩一女婴，小孩发育正常。

（三）小结

中医认为，高睾酮血症与肝、肾、脾三脏功能失调及痰湿、血瘀相关。陈慧侬认为肾虚和血瘀是高睾酮血症的主要病机。高睾酮血症引起卵泡成熟和排卵的障碍，中医认为促排卵的关键是补肾。月经后至排卵前是胞宫储存精气、卵泡成长的阶段，重在补肾之阴。经后用药方中重用龟胶、何首乌、熟地黄、枸杞子、山茱萸等滋补肾阴；紫河车滋补肾阳，在此取其温肾助阳、补益命门之意，即所谓阴中求阳，因肾中之阴精需要在肾中阳气的作用下才能逐渐充盈。诸药合用，可促使卵泡发育成优势卵泡。排卵期是肾中阴阳化生之时，重在阴转阳，补肾壮阳，加用皂角刺、鸡血藤、丹参等活血药物，促使成熟卵泡排出。卵子排出后至月经前，以阴阳双补为主。经前用药方中附子、菟丝子及鹿角胶属温补肾阳、填精补髓之类；熟地黄、枸杞子为滋阴补肾、养肝补脾之物。此方阴阳俱补，益肾填精，即所谓阴中求阳，阳中求阴，阴阳平衡，生化无穷。加用当归、川芎、桃仁、赤芍、益母草等活血通经以助补肾功效的充分发挥，使月经周期的阴阳消长转化能顺利进行。

现代医学证明，补肾药可通过调节脑内β–内咖肽、5-羟色胺等递质影响促性腺激素释放激素（GnRH）分泌而对生殖功能起调节作用；还能提高垂体促性腺水平，使卵巢内LH/HCG受体增加，提高卵巢对垂体促性腺激素的反应性，增加内源性雌激素水平。动物试验也证实补肾固冲中药对雄激素所致无排卵大鼠有促卵泡发育、促排卵的作用。《黄帝内经·素问》曰："精不足者，补之以味。"陈慧依用益阴壮阳活血调经法治疗高睾酮血症的系列方药的特点，乃重用鹿角胶、龟胶、紫河车、炮甲等厚味血肉有情之物。此系列方可温补肾阳，填精补髓，调理冲任气血，滋养胞宫，以调整机体阴阳气血平衡，使肾—天癸—冲任—子宫生殖轴功能正常运行，也就是下丘脑—垂体—卵巢轴功能恢复正常，从而抑制卵巢分泌睾酮，降低血睾酮浓度，使卵巢卵泡发育正常且能排出。

十三、卵巢储备功能下降治疗经验

卵巢储备功能是指卵巢内存留卵泡的数量和质量，反映女性的生育能力。卵巢储备功能下降主要指卵巢产生卵子能力减弱，卵泡质量下降，导致生育能力下降，进一步发展可导致卵巢早衰。调治和提高卵巢储备功能，对治疗不孕症、提高辅助生殖技术成功率、防治卵巢早衰均具有重要的临床意义。在长期的临证中，陈慧依对卵巢储备功能下降所致不孕的诊治有独特见解，临床疗效显著。

（一）肾阴亏虚为主要病机

卵巢储备力下降时卵巢内卵泡生成减少，卵母细胞质量下降，颗粒细胞中抑制素浓度显著下降，从而引起FSH和LH升高，对卵泡发育和卵子生长产生抑制作用而导致不孕症。临床表现为月经先期、过少，或月经后期，闭经，不孕，五心烦热，腰膝酸软，眩晕耳鸣，咽干口渴，潮热盗汗，或骨蒸发热，形体消瘦，失眠健忘，舌红，苔少，脉细数。如果连续2个月经周期基础FSH水平超过10～15 IU/L，或FSH/LH＞3，或窦卵泡计数（AFC）＜5，或卵巢体积＜3 cm^3，则提示卵巢储备功能及反应性下降。陈慧依认为，卵巢储备功能下降的病机在于肾水早竭，归属于中医学中月经后期、月经过少、月经先期、闭经、不孕症、绝经前后诸证等范畴。

由于女性卵巢功能与肾主生殖密切相关。肾藏精，内寓元阴元阳。《黄帝内经·素问》中的上古天真论篇云："女子七岁。肾气盛，齿更发长。二七而天癸至，任脉通，太冲脉盛，月事以时下，故有子……七七，任脉虚，太冲脉衰少，天癸竭，地道不通，故形坏而无子也。"卵泡为有形之物，靠有形的肾阴精血和癸水化生及滋养发育成熟。《景岳全书》中的阴阳篇曰："元阴者，即无形之水，以长以立，天癸是也。"陈慧侬认为女性一生以阴为用，对于卵之生及胎之育，阴精均为重要的物质基础。肾之阴精的充盛与衰竭具体表现为月经的来潮与绝经，以及生殖能力的开始与丧失，是影响卵巢储备功能的关键因素。肾中精气不足，则天癸不充，冲任气血亏少，经血无以化生，经水渐衰，胞脉失养，而出现月经不调、不孕之症。由于阴虚生内热，虚火灼伤阴液则见咽干口渴，上扰心神则出现五心烦热、失眠健忘、潮热盗汗或骨蒸发热，舌红、苔少，脉细数等。卵巢早衰患者，多为先天禀赋不足，或劳逸失调、七情化火，或房劳多产、手术损伤肾气，导致肾精匮乏，则天癸不充，冲任气血亏虚，继而胞宫、胞脉失养，直至血枯经闭。此即《医学正传》所云："月水全赖肾水施化，肾水既乏则精水日以干涸。"

（二）治以补肾养阴清热

陈慧侬根据卵巢储备功能下降致不孕肾阴亏虚的病机，治以滋养肾阴，清泻相火，自拟滋阴育卵方治疗，方由龟甲、熟地黄、知母、黄柏、白芍、枸杞子、菟丝子、何首乌、山药、生甘草组成。方中熟地黄味甘，性温，归肝肾经，补血滋阴，益精填髓；龟甲甘咸而寒，直入肾经，滋补肾水，为壮水涵木之品；黄柏、知母味苦，性寒，入肾经，均具有清热泻火的功效，相互配伍有增强清相火、退虚热的功效。菟丝子为阴中阳药，性润而辛香流通，不温不燥，补而不腻；何首乌、枸杞子甘平质润，功专滋补肝肾，与菟丝子相配，前者补精血兼顾利水，后者补精血兼具通调；白芍酸寒入肝，养血敛阴，柔肝平肝。以上四味共用平补肾中阴阳，肾有所藏则精旺，精旺则气足，气足则天癸至。山药健脾益气补后天以资先天为佐药。生甘草益气补中，调和诸药。统观全方，药物配伍自有精妙之处，共奏填精、补肾、调和气血之效，阴足则卵成。陈慧侬临证时随证加减，每见奇效。

临床运用注意以下5点：

（1）在滋肾养阴的基础上，继以血肉有情之品养之，可酌情选加紫河车、阿胶、鹿角胶共奏填精益髓之功。

（2）滋阴不忘阳。根据阴阳相生相用的原则，在滋肾养阴的基础上佐以鹿角胶、仙茅、淫羊藿、巴戟天等温肾助阳调冲。

（3）滋阴药容易碍伤脾胃，应酌加健脾理气之品，如白术、山药、茯苓、陈皮、砂仁等。

（4）精血相生。在补肾药中加入养血柔肝之品，如白芍、熟首乌等。

（5）虚则补其母。在补肾的基础上酌加麦冬、沙参、玉竹之品，以达补肺启肾、金水相生之效。

（三）兼顾心肝脾，调理气血

卵巢储备功能下降发病以肾虚为本，同时与心、肝、脾相关。《黄帝内经·素问》云："二阳之病发心脾，有不得隐曲，女子不月……"指出月经后期、闭经与心、肝、脾有关。陈慧侬在临证中随证加减，兼顾心、肝、脾，调埋气血，主要体现在以下4个方面。

（1）柔肝养肝。肾水不足，水不涵木，使肝气郁结，疏泄失常，或郁久化火，耗伤阴血，血行不畅导致冲任失调，出现精神抑郁，烦躁易怒，胸胁胀满，少腹胀痛，舌边暗红或有瘀点，脉细弦。治疗以滋肝、柔肝为主，常用当归、生地黄、白芍、女贞子、枸杞子、山茱萸、沙参、制首乌等。若肝郁化火，症见口苦心烦，胸胁胀满，舌暗红，苔薄黄，脉弦而数者，可加钩藤、川楝子、山栀子以清泻肝火；若肝阴不足、肝阳上亢，见头晕目眩，头痛者，加滋阴潜阳的菊花、石决明、钩藤、天麻、牡蛎、鳖甲等。

（2）健脾益气。天癸虽然来源于先天，但必须受后天水谷精微的滋养，脾胃为精气升降的枢纽，若脾化源不足，则血海空虚，不能按期满溢，月经逐渐后延或闭经，不孕，经来量少，经色淡而质薄，或神疲乏力，头昏肢倦，食欲不振，大便溏薄，舌淡，苔少或薄白，脉沉缓或弱。治以健脾益气，常用党参、白术、茯苓、山药、黄芪等，或以山药、石斛、沙参、麦冬等滋养脾阴。

（3）滋肾清心。肾水不足，不能上济心火，水火失济，则出现潮热盗汗、烦躁失眠、五心烦热等心肾不交的症状。治以滋肾清心，常用生脉散、甘麦大枣汤酌加远志、柏子仁、夜交藤、合欢皮等养心气，润肾，宁心安神。敛汗可酌加浮小麦、煅龙骨、煅牡蛎；除烦加竹叶、莲子心；交通心肾加黄连、阿胶；养血安神解郁加合欢花、酸枣仁；清热加青蒿、鳖甲、银柴胡。

（4）养血活血。由于流产等子宫手术或卵巢输卵管手术可损伤卵巢组织或影响卵巢血液供应，损伤肾气、冲任，或久病及肾，阴精损耗，或产时大出血，血去精亏，致肾气不足，精血匮乏，肝失所养，冲任俱虚，月经停闭。治以养血活血，常用四物汤加丹参、鸡血藤等。

（四）补肾活血调周

卵巢储备功能下降以肾阴虚为本，肾的阴阳失调为纲，治疗时应养血滋阴，益精填髓，调和阴阳。顺应月经周期中阴阳的消长转化，循时用药。经后期血海空虚，在肾气的作用下蓄积阴血，治则为滋肾益阴养血，以左归丸加减助卵泡发育；经间期为重阴转阳，阴精盛，冲任气血活动显著，以活血通络促其排卵；经前期为阳长期，阴充阳长，治宜阴中求阳，补肾助阳或佐以疏肝，维持阳长以健黄体；行经期重阳转化期，重阳则开，血海满盈而溢泄，治宜养血活血，推动气血运行，使经行顺畅。卵巢储备功能下降以月经稀发或闭经为主要表现，多有血海不充、气血运行不畅导致瘀血阻滞的病理改变。当辅以养血活血之法，促使卵巢及胞宫脉络气血运行通畅。对于活血药的选择，应在补养肾阴的基础上见带下渐增、脉象渐充，方可因势利导，不应过早过度地使用活血化瘀药，以防竭泽而渔。

【病案举例】

患者，女，37岁。2015年6月24日来诊。主诉月经先期、经行腹痛2年，未避孕未孕1年。患者自诉2年前开始出现月经周期提前，周期24～25日，经色鲜红，质稠，经量中等，有血块，经行下腹痛，以第一至第二日痛甚，经期5～7日，末次月经为6月15日。症见腰酸，口干，心烦失眠，纳寐欠佳，舌暗红，苔黄腻，脉细弱。孕0产0。FSH 19 IU/L，其余性激素水平正常；丈夫精液分析正常。于2015年3月在宫腔镜下行子宫内膜息肉摘除术。西医诊断为不孕症、卵巢储备功能下降。中医诊断为不孕症、月经先期、痛经。辨证属肾阴虚夹湿热瘀结证。治宜养阴清热，活血化瘀。处方用滋阴育卵方合三妙散加减：龟甲、知母、黄柏、熟地黄、生地黄、苍术、薏苡仁、山药、白术、川楝子、九香虫、五灵脂各10 g。共15剂，每日1剂，水煎取300 mL，分2次服用。

2015年7月10日二诊。患者7月9日经行，现经行第二日，周期25日，经量中等，经色暗红，有血块，经行第一日下腹痛缓解，块出痛减，纳寐可，二便调，舌红，苔黄腻，脉细弦。FSH 11.51 IU/L，LH 5.49 IU/L，PRL 11.92 ng/mL，E 2 20.18 pg/mL，P 0.49 ng/mL，T 0.19 ng/mL。治疗后FSH降至正常，考虑经行期，经后补肾养阴，上方去五灵脂加山茱萸、枸杞子、地骨皮各10 g，共10剂，煎服法同前。

2015年7月20日三诊。患者月经周期第12日，无不适，舌红，苔黄腻，脉细弦。考虑排卵期，在补肾养阴基础上促卵泡发育，处方用龟甲、知母、黄柏、熟地黄、山茱萸、山药、菟丝子、枸杞子、生地、地骨皮、川楝子、旱莲草各10 g。

2015年8月5日四诊。患者月经周期第26日，原月经周期25日，觉下腹坠胀，偶有腰酸，纳寐可，大便干，小便黄，舌红，苔黄腻，脉细滑。尿HCG检查阳性。考虑血热所致胎动不安，予补肾养阴、清热安胎的保阴煎加减，处方用续断、桑寄生、菟丝子、白芍、阿胶（烊化）、川楝子、黄柏、当归、茯苓、生甘草、熟地黄、石斛各10 g。7剂，煎服法同前。

【按】此例属于月经先期、痛经、不孕症范畴。根据患者病史和临床表现，月经经期提前、经色鲜红、质稠属热证；腰酸、口干、心烦失眠，夜寐欠佳为肾精亏虚，阴虚内热所致；阴虚血热，虚热迫血妄行则月经周期提前；肾虚不能濡养外府则腰酸；肾精不足，虚热内生，上扰心神出现失眠多梦；舌红、苔黄腻为湿热所致；痛经、经行血块、舌暗红为湿热瘀结，瘀阻冲任，不通则痛所致。故辨证为肾阴虚夹湿热瘀结证，治以补肾养阴，清热祛湿，活血化瘀，处方选滋阴育卵方合三妙散加减。方中龟甲、熟地黄滋肾养阴补血；知母清热泻火；山药、白术健脾益气以资气血生化之源，并助脾健运祛湿；黄柏、薏苡仁、苍术清热祛湿；川楝子、九香虫、五灵脂理气止痛，活血化瘀；甘草调和诸药。二诊经行腹痛已缓解，复查FSH已接近正常，疗效显著，且正值经后期，去除活血化瘀的五灵脂，加山茱萸、枸杞子、地骨皮补肾养阴清热。三诊时为患者排卵期，去除易阻碍卵子发育的清热利湿之品，如苍术、薏苡仁、茯苓等，加菟丝子、枸杞子、旱莲草等补肾填精之品，助卵泡发育，肾阴充足，冲任气血充盛故有子。四诊为孕后，考虑阴虚血热易损伤冲任，胎元不固导致胎动不安，根据中医治未病的原则，予以补肾养阴、清热安胎的保阴煎加减治疗，湿热祛，肾气盛以系胎，冲任阴血充足以养胎则胎安。

十四、崩漏治疗经验

崩漏指经血非时暴下不止或淋漓不尽，前者为崩中，后者为漏下，两者常常交替发生。《诸病源候论》说："崩而内有瘀血，故时崩时止，淋漓不断。名曰崩中漏下。"《景岳全书》说："崩漏不止，经乱之甚者也。"崩漏是妇科临床较常见的疑难杂症，也是急重病证之一，相当于现代医学的异常子宫出血。该病多见于青春期和围绝经期的女性。近年来，由于社会压力的增大和熬夜等不良的生活习惯，崩漏发病率呈现上升趋势，严重影响女性的身心健康。

（一）病因病机

崩漏病因病机错综复杂，陈慧侬认为多是肾、脾、肝三脏的功能失调所导致的气虚、血热、血瘀等气血津液方面的病证。病性本虚而标实，虚实夹杂。

（1）肾虚。肾藏精，精血相生，经水出诸肾，肾司封藏。若肾阴亏虚，血脉不盈，血虚日久而瘀滞；肾阴亏虚，相火偏亢，阴虚血热，扰动血海而崩漏；肾气虚衰，肾失封藏，冲任不固则经血妄行。若命门火衰，经脉失温，寒凝致瘀，也可出现肾虚血瘀证，冲任血瘀，血不归经，发为崩漏。

（2）脾虚。脾统血，为气血生化之源。脾气健运则经行有度。若素体脾虚，思虑伤脾或劳逸失度，脾气亏虚，则气血生化乏源，气不摄血，冲任失约而崩漏。脾失健运则痰湿内盛，湿瘀日久化热或饮食不洁，嗜食湿热之品，湿热瘀阻下焦而损伤冲任，血海不宁，经血妄行。

（3）肝郁。肝体阴用阳，为风木之脏，内寄相火，有疏泄气机，储藏和调节血液的功能。肝血充盈，肝气条达则月经潮止有时。若情志因素影响，肝失疏泄，肝气郁结则气滞血瘀，血不归经；肝郁化火则火热伏于冲任，血海蓄溢失常，迫血妄行。

从气血辩证来看，气虚包括脾气亏虚，冲任失摄；肾气亏虚，冲任失固。血热则包括肾阴亏虚、阴不制火的虚热证，湿热阻滞胞宫胞脉的湿热证，肝郁化热的实热证，热扰冲任，血海蓄溢失常则妄行。血瘀则为各脏腑的气血功能失衡均可导致瘀血阻滞胞宫，血不归经而妄行，引发崩漏。

（二）辨证论治

1. 衷中参西

对于原因不明的阴道不规则流血，需注意中西医结合，借鉴现代医学的辅助检查方法，排除妊娠或血液系统等相关疾病引起的子宫异常出血，排除宫颈相关疾病引起的阴道不规则流血。对于围绝经期的崩漏、绝经后的阴道异常出血需行诊刮术和宫颈活检等检查，有助于排除子宫内膜及宫颈的恶性病变。利用超声检查，鉴别有无合并子宫肌瘤、子宫腺肌瘤等疾病。测定子宫内膜的厚度，有助于确立中医治疗的方案。当子宫内膜厚度≤8 mm时可行止血的治疗方法；若8 mm≤子宫内膜厚度≤10 mm，可侧重活血化瘀，因势利导，排瘀务尽，以利于胞宫冲任的恢复和生新，也可考虑黄体酮药物撤退出血；若子宫内膜厚度≥15 mm，应行诊刮术。

2. 分期论治

陈慧侬遵循急则治标、缓则治本的治疗原则，守"塞流、澄源、复旧"三法，分阶段辨证施治。

（1）出血期：注重瘀血，塞流和澄源并举。唐容川《血证论》有云："凡血证，总以祛瘀为要。""离经之血，虽鲜血清血，亦是瘀血。"陈慧侬认为，血瘀为崩漏发生的病机关键。妇女以血为用，经、孕、产、乳均数伤于血，邪气易趁血海空虚、正气耗损的经行时侵犯血室，邪与血相结而成血瘀。且女性天性敏感，易于怫郁，气郁则血行凝滞，故有阴血难成而易亏、血分易虚易瘀的特点。崩漏为血证，病程较长，久病必瘀，血瘀证可贯穿于崩漏的整个疾病发展过程和每个证型中。经前期血海壅滞，应以通为顺，宜化瘀通经。出血期标本兼治，寓澄源于塞流之中。在化瘀之中行止血之法，止血同时勿忘固本澄源。正如《傅青主女科》中云："必须于补阴之中，行止崩之法。"在辩证治本的方药基础上加用化瘀止血之品，使血止而不留瘀。常用方为失笑散、桂枝茯苓丸、血府逐瘀汤、加减当归补血汤等。当出血量大，有暴崩欲脱之势时，用大剂量独参汤或生脉散合当归补血汤益气固脱，必要时加用激素治疗，防治失血性休克。

（2）非出血期：注重气虚和血热，滋肾健脾调肝以澄源。治病必求其本。血止后需辨证求因，固本清源，恢复卵巢功能，建立正常周期，才能有效防治崩漏。《黄帝内经·素问》中的阴阳别论篇曰："阴虚阳搏谓之崩。"《傅青主女科》中的血崩篇曰："冲脉太过而血即沸，血崩之为病，正冲脉之太热也。"《兰室秘藏》曰："妇人血崩，是肾水阴虚，不能镇守胞络相火，故血走而崩也。"《妇科玉尺》中的崩漏篇曰："思虑伤脾，不能摄血，致令妄行。"陈慧侬在血止后重视从"气虚"和"血热"来辩证施治。"气虚"主要为脾虚失摄，冲任失固；肾气亏虚，封藏失司，冲任失固。"血热"又有虚实之分，虚热多为肾阴亏虚，阴不制阳，虚热扰动，冲任不固而经血妄行的阴虚血热证；实热有脾虚湿热证、肝郁化热证等。

①阴虚血热证。崩漏伴头晕耳鸣，腰膝酸软，手足心热，夜寐不佳，盗汗，舌红，苔少，脉沉细或脉细数。治则为滋肾固冲，养阴清热。用方包括六味地黄丸、左归丸、大补阴丸、二至丸、两地汤、保阴煎等。热盛可酌情加藕节、苎麻根、荷叶、桑叶、牡丹皮、黄芩等药以清泄相火，凉血止血。

②脾虚湿热证。崩漏伴神疲乏力，少气懒言，身体困重，带下量多，色黄，纳呆腹胀，大便溏烂，舌红，苔黄腻，边有齿痕，脉滑数或脉弦滑。治则为清热利湿，益气健脾。方用三妙散合理冲汤。

③肝郁化热证。崩漏伴情志不畅，失眠，心烦易怒，乳房胀痛，胸胁胀满，口干口苦，头晕头痛，带下色黄，大便秘结，小便黄，脉弦滑或脉弦数，舌红，苔薄白或苔黄腻。治则为疏肝解郁，养阴清热。方选小柴胡汤、丹栀逍遥丸加二至丸、一贯煎以滋水涵木，养阴泻火。此外，还应注意肝脾、肝肾之间的关系，如肾虚肝郁证、肝郁脾虚证等。

④脾气亏虚证。崩漏伴神疲乏力，心悸气短，纳呆便溏，舌淡胖，苔薄白，边有齿痕，脉沉细。治则为益气升提，健脾固摄。常用方有补中益气汤、举元煎、固本治崩汤。

⑤肾气亏虚证。崩漏伴面色晦暗，目眶暗黑，腰膝酸软，头晕耳鸣，尿频，脉沉细，舌淡，苔薄白。治则为温肾益气固冲。常用方有金匮肾气丸、右归丸。

（3）心得体会。崩漏病因病机复杂多端，有多脏腑并病、气血同病的特点。需观其脉证，详辨病机，灵活运用治崩三法随证治之。还需遵循月经周期中阴阳气血变化的生理特点进行调周治疗。此外，心为五脏六腑之大主，需注意心与肝、脾、肾之间的生克制化关系，兼顾养心阴、清心火、宁心神，使主明则下安。恢复正常月经后还应继续巩固治疗3个月，调补冲任，病愈防复。

【病案举例】

黄某，女，33岁。2019年2月22日初诊。主诉月经紊乱20年，阴道不规则流血4个多月。自述自月经初潮始月经紊乱，有崩漏史，曾在医院行诊刮术病检为子宫内膜单纯性增生。末次月经为2018年10月，量少，有血块，至今淋漓不尽4个多月。查B超示子宫内膜（EM）20 mm，双侧卵巢多囊样变。性激素六项示FSH 4.79 mIU/mL，LH 12.93 mIU/mL，E2 39.30 pg/mL，P 0.16 ng/mL，PRL 9.39 ng/mL，T 57.91 ng/mL。刻下患者夜寐欠佳，口干，耳鸣，腰酸，纳可，大便正常，尿频，脉细滑，舌红，苔少。孕0产0。西医诊断为多囊卵巢综合征。中医诊断为崩漏，症候为肾虚血瘀。治则为补肾活血。处方：①黄体酮注射液。每日40 mg，肌内注射，连用2日。②中药。旱莲草15 g，女贞子10 g，桑叶15 g，麦冬15 g，黄柏10 g，知母15 g，龟甲15 g，熟地黄15 g，川楝子6 g，当归10 g，川芎10 g，三七10 g，炙甘草6 g。15剂，水煎服。

2019年3月11日二诊。自述3月3日阴道流血干净，量多，有血块，无明显痛经。夜寐较前好转，口干，腰酸，白带少，脉弦滑，舌红，苔少，边有瘀点。处方：黄柏10 g，知母15 g，麦冬20 g，川楝子10 g，当归10 g，龟甲15 g，鹿角胶5 g（烊化），熟地黄15 g，沙参15 g，石斛15 g，白术10 g，茯苓10 g，炙甘草10 g。20剂，水煎服。

2019年4月11日三诊。当日少量阴道流血，自觉腰酸胀，乳房胀痛。B超检查示EM 12 mm。脉细滑，舌红，苔少。处方：柴胡15 g，枳壳15 g，赤芍15 g，生地黄30 g，牡丹皮15 g，麦冬20 g，当归10 g，桃仁10 g，红花10 g，桔梗10 g，牛膝15 g，川芎10 g，延胡索10 g。15剂，水煎服。

2019年5月16日四诊。末次月经为4月11日，周期45日，7日干净。量中等，血块多，经色鲜红，经行下腹隐痛，脉细滑，舌红，苔少。守3月11日方，15剂，水煎服。

经治疗后连续3个月月经周期在40日左右，7日内月经干净。

【按】本病为本虚标实证，肾虚为本，血瘀为标。肾虚以肾阴亏虚为主，肾虚精亏血少，不能上荣清窍，故头晕、失眠、耳鸣；肾阴亏虚，虚热内生，津液不能上乘，故口干；肾失濡养外府，故腰酸；肾失封藏，冲任失约，故漏下不止；舌红、苔少、脉细滑为肾阴亏虚证。肾精为气血化生之根，肾虚则气血亏虚，气虚则血行不畅，瘀血内生。月经紊乱日久，久病必瘀，离经之血为瘀。瘀阻冲任胞宫，血不归经而妄行。肾虚血瘀相互为患，故崩漏经久不愈，瘀久易于化热，瘀热、虚热内扰冲任，亦可致崩漏不止。初诊时漏下已4个多月，超声检查示EM 20 mm，用黄体酮注射液促进EM撤退而血止。用中药滋阴补肾以治本，帮助下一个肾之消长周期的复始。拟滋阴清热育卵方合二至丸化裁。三诊时有少量的阴道流血，EM 12 mm，为经前期，用血府逐瘀汤行气化瘀通经，帮助经血彻底排尽，逐瘀而利于生新。效不更方，连续按周期行补肾活血治疗3个月后，月经基本恢复正常。

十五、滑胎治疗经验

滑胎是指堕胎或小产连续发生3次或3次以上，亦称屡孕屡堕或数堕胎，相当于现代医学的复发性流产。近年来，国际上将复发性流产定义为连续2次或2次以上自然流产。滑胎是妊娠的常见病和疑难病，严重影响妇女的身心健康和家庭和谐。西医认为其病因复杂，临床上可概括为免疫因素、遗传因素、感染性因素、内分泌因素、解剖因素等。但仍有约50%的患者病因不明，且临床疗效不理想。

（一）病因病机

陈慧侬认为，本病患者往往病程较长，久病及肾。肾主生殖，为冲任之本。肾气虚衰则封藏失职，冲任不固，胎失所系；肾精匮乏则冲任不足，无以相资，胎失所养则滑胎。《傅青主女科》云"胎之成，成于肾脏之精""肾旺自能荫胎也"。

肾虚则精亏血少，行血不力，冲任失和，瘀滞乃生。且屡孕屡堕，多次的气血骤然变化，气机失畅，冲任瘀滞，胞脉受损。流产为正气虚损，血室正开之时，容易感受外邪侵犯，邪与血结引起瘀血阻滞甚至形成症瘕。而滑胎患者往往情志抑郁，气滞则瘀血更甚。瘀血阻滞胞宫胞脉，胎失所养，胎元不固，亦可导致滑胎。

因此，陈慧侬认为滑胎的根本病机为肾虚血瘀证。肾虚为本，血瘀为标，本虚而标实。瘀血作为病理产物，既是脏腑气血失调所致，又作为新的致病因素，进一步影响肾脏、冲任功能，加剧病情，诱发病变，两者互为因果，胶结难解，致使本病病情复杂，难以治愈。

（二）治疗方法

《景岳全书》中的妇人规篇云："凡畏堕胎者，必当察此所伤之由，而切为戒慎。凡治堕胎者，必当察此养胎之源，而预培其损，保胎之法无出于此。若待临期，恐无及也。"据此，陈慧侬采用预培其损、防治结合的方法，并将治疗分为孕前调治和孕后保胎两个阶段。

1. 孕前调治，养胎之源

陈慧侬认为孕前诊治滑胎的病因，是滑胎治疗的关键。肾虚血瘀是滑胎的根本病机，补肾活血法贯穿于滑胎治疗的全部过程。

对于月经失调的滑胎患者，陈慧侬常运用现代医学技术，辨病与辨证相结合，分病种进行辨证施治，预培其损。如合并多囊卵巢综合征的滑胎患者，陈慧侬多以治肾为主，兼顾心、肝、脾三脏的功能失调来论治，治以补肾、宁心、疏肝、健脾之法。如合并卵巢储备功能下降的滑胎患者，陈慧侬多从肾阴亏虚兼血瘀来辨证，治以左归丸或滋阴清热育卵方合当归芍药散化裁。如机体免疫功能异常引起滑胎的患者，陈慧侬多从肾虚兼湿热瘀阻辨证，治疗上用三妙散合理冲汤化裁，复查免疫抗体转阴后方可试孕。对于合并症瘕的滑胎患者，陈慧侬治以活血化瘀，在攻伐同时顾护正气，使攻伐而不伤正，标本兼治，攻补兼施。通过治疗，使脏腑气血调和，月经正常，为摄精成孕打好基础，再根据月经周期的生理特点行补肾活血的中医调周助孕。孕前应根据情况调理3～6个月方能试孕。

2. 孕后保胎，固胎之本

一旦确诊宫内妊娠，要尽早保胎。结合B超诊断，监测孕酮及HCG值，动态观察胚胎发育情况。孕酮持续降低要及时补充黄体酮。陈慧侬保胎常选用张锡纯《医学衷中参西录》的寿胎丸合张仲景《金匮要略》的当归芍药散为基本方，两方合用补肾固元，活血养胎，使补中有行，补而不滞。如合并气阴两虚则加生脉散，合并脾虚不摄加举元煎，合并血热加黄芩、桑叶、地骨皮等，合并有症瘕加丹参、赤芍等。保胎持续至孕12周左右。

《格致余论·胎自堕论》中指出："气血虚损，不足养荣，其胎自堕，或劳怒伤情，内火使动，亦能堕胎。"因病程较长，多次的妊娠失败极易使滑胎患者受到抑郁沮丧、烦躁易怒等情志因素的影响，这也是影响疾病转归的重要因素。陈慧侬强调治疗期间夫妻均要调畅情志，放下思想包袱，消除紧张心理，积极锻炼身体，避免不良刺激，从而有利于成功保胎。

【病案举例】

黄某，女，42岁。2013年4月25日初诊。患者孕10产1，1999年顺产1胎，人工流产4次，近4年欲再孕却连续5次妊娠至6周左右即出现胚胎停育并行清宫术。2012年11月行试管婴儿助孕，促排卵只取出1个卵泡，未能成功配成胚胎。近3年逐渐出现月经量少，色暗黑，有小血块，2日即净，经行伴发小腹隐痛。周期20～25日一行，末次月经为3月31日。2011年B超检查发现子宫多发性小肌瘤。同年HSG检查显示输卵管右侧壶腹部梗阻，左侧通畅。其丈夫精液检查正常。夫妻双方遗传优生检查及免疫检查均未见异常。2013年4月2日月经周期第三日性激素基础测定，FSH 17.26 mIU/mL，LH 4.38 mIU/mL，E2 52.05 mIU/mL。AFC 3个。西医生殖医学科医生劝其放弃，转而求助中医。自觉睡眠多梦易醒，口干欲饮，盗汗，腰膝酸软，小腹隐痛，二便调，脉沉细，舌质红，苔少，边尖有瘀点。西医诊断为复发性流产、卵巢储备功能低下。中医诊断为滑胎、症瘕、月经过少，辨证为肾虚血瘀。患者此时肾精亏虚，气血损伤明显，若行祛瘀攻伐，恐使正气更伤，阴血愈亏，瘀血更甚。此时不可竣攻逐瘀，应根据邪正之虚实，求全兼顾。故陈慧侬主扶正兼祛邪，治则为滋阴补肾活血。《黄帝内经》有云："精不足者，补之以味。"补肾重用血肉有情之品。处方：知母10 g，黄柏10 g，龟甲20 g，川芎10 g，鹿角胶10 g（烊化），山茱萸10 g，山药10 g，熟地黄20 g，赤芍20 g，覆盆子10 g，甘草5 g。

2013年5月10日二诊。患者服上药后肾阴亏虚诸症减轻，末次月经为4月27日，经量少，有血块，经行小腹隐痛，舌质红，苔薄白，脉沉细。虽肾精渐复，阴血渐充，然而瘀血不去，新血不生；瘀血阻滞，胞宫胞脉失养，亦会加重肾虚。王清任《医林改错》云："不知子宫内，先有瘀血占其地……其内无容身之地。"此时值经前期，治宜活血化瘀兼益肾填精。处方：鹿角胶10 g（烊化），龟甲10 g，赤芍10 g，川楝子10 g，延胡索10 g，橘核10 g，王不留行10 g，牡蛎20 g，荔枝核10 g，血竭5 g，甘草5 g。水煎服。

2013年8月1日三诊。患者月经按时来潮，肾阴亏虚症状已减轻，但经量仍少，色暗，有小血块，经行下腹隐痛。处方：枸杞子10 g，桃仁5 g，鬼箭羽10 g，橘核10 g，桂枝5 g，桑寄生20 g，当归10 g，白芍10 g，白术10 g，茯苓10 g，牡丹皮10 g，牡蛎20 g，川楝子10 g，龟甲10 g。

2013年9月4日四诊。患者末次月经为8月12日，2日干净，经量少，色暗黑，周期26日。处方：橘核10 g，荔枝核10 g，桂枝3 g，茯苓10 g，牡蛎20 g，菟丝子10 g，川芎10 g，五灵脂10 g，桃仁5 g，蒲黄炭10 g，鬼箭羽10 g，山茱萸10 g。

2013年10月4日五诊。患者末次月经为9月8日，周期26日，量较前增多，色鲜红，无血块，无腹痛。现下腹隐痛。月经周期第三日测性激素，FSH 7.78 mIU/mL，LH 4.39 mIU/mL，E2 42.76 mIU/mL。排卵期测B超显示EM 7.5 mm，有成熟卵泡并排出。处方：守9月4日方加赤芍15 g。

2013年10月31日六诊。患者经前期，下腹隐痛，末次月经为10月4日。B超显示EM 10 mm，子宫肌层多个低回声结节。处方：蒲黄炭10 g，五灵脂10 g，桂枝10 g，茯苓10 g，牡丹皮10 g，桑寄生20 g，黄芪20 g，血竭5 g，橘核10 g，党参12 g，菟丝子20 g，当归10 g。

经过以上6个多月理气活血、化瘀消症为主兼补肾调周的治疗，患者月经周期已正常，月经量中等，经色鲜红，无痛经。肾精渐复，气血调和，建议试孕。

2013年12月11日七诊。患者末次月经为11月20日，经量中等。处方：枸杞子10 g，菟丝子20 g，巴戟天10 g，鹿角胶10 g（烊化），淫羊藿10 g，丹参12 g，白芍20 g，当归10 g，甘草10 g，首乌20 g，橘核10 g。

2014年1月24日八诊。患者上个周期排卵正常，末次月经为1月23日，经量中，经色鲜红，小血块，无痛经。处方：当归10 g，白芍20 g，桂枝10 g，茯苓10 g，赤芍10 g，桃仁10 g，五灵脂10 g，橘核10 g，太子参10 g，丹参12 g，何首乌20 g，甘草10 g。

2014年2月27日九诊。患者末次月经为2月21日，经量中等，3日净。处方：菟丝子20 g，续断10 g，杜仲10 g，覆盆子10 g，甘草10 g，紫河车10 g，太子参12 g，鹿角胶10 g（烊化），枸杞子10 g，麦冬10 g，丹参15 g。

2014年3月27日十诊。患者停经37日，自测尿HCG阳性，自觉睡眠差，神疲，腰酸痛，厌食。血HCG 16783.78 mIU/mL，P 15.85 mIU/mL，E2 190.16 mIU/mL。处方：续断10 g，菟丝子20 g，桑寄生10 g，阿胶10 g（烊化），白术10 g，当归10 g，白芍20 g，甘草5 g，茯苓10 g，川芎10 g，太子参15 g。

2014年4月10日十一诊。患者腰酸，恶心厌食，睡眠可，无小腹坠胀，无阴道流血。B超显示宫内早孕，孕囊大小为39 mm×23 mm，见胎芽胎心，宫内早孕7周。方药守3月27日方。每周监测P及血HCG值，服药保胎至孕11周。

翌年开春因产后缺乳来诊，告知剖宫产一健康男婴。

【按】本例患者人工流产4次，胚胎停育行清宫术5次，试管婴儿助孕取卵少，窦卵泡数量少，血FSH升高，且FSH/LH＞2，均提示卵巢储备功能下降。患者屡孕屡堕，反复多次手术损伤，使冲任胞宫胞脉受损，冲任胞脉瘀滞，日久发为癥瘕；又耗气伤血，耗精伤肾，且年逾四旬，肾中阴精渐亏，精亏血少，经血无以化源，导致月经过少；气血亏虚不足以载胎养胎；肾之阴阳俱损不能固摄胎元；气血运行不畅，胞宫瘀阻，冲任不固，瘀阻日久，亦妨碍肾中阴阳之化生，肾虚更甚。肾虚和血瘀相互为患，形成恶性循环，故屡孕屡堕。治疗中补肾和活血方法灵活运用，先用左归丸合大补阴丸化裁，以补肾填精为主，加丹参、桃仁、赤芍等兼以活血化瘀，再用陈慧侬经验方内异痛经灵活血化瘀为主兼补肾，补中寓攻，寓补于攻，使肾精充实，肾气旺盛，气血调和，冲任得固，则顺利妊娠，系胎有力，有效阻断滑胎的发生。

十六、子宫瘢痕憩室治疗经验

子宫瘢痕憩室是指剖宫产术后在子宫下段切口处形成一个与宫腔相通的凹陷或憩室，由于凹陷或憩室的活瓣作用，阻碍了经血的引流，使之积聚于憩室内。随着全面两孩政策和三孩生育政策的实施，女性二次剖宫产率逐年上升，子宫瘢痕憩室的发生率也不断上升，越来越受到医学界的关注。子宫瘢痕憩室不仅会造成长期不规则阴道流血、慢性盆腔疼痛、痛经、不孕等病证，还会导致再次妊娠后子宫瘢痕妊娠率和妊娠晚期子宫破裂风险增大，严重危害妇女的身心健康。

现代医学病因认为，任何干扰子宫切口愈合的因素均可能导致瘢痕憩室的形成。常见的高危因素有体质因素、妊娠合并症、剖宫产术切口缝合技术不良、切口的感染、切口子宫内膜异位症、剖宫产的次数和两次剖宫产间隔时间、剖宫产时机选择不佳造成切缘不对称等。临床表现主要有行经时间长、淋漓不尽，经间期出血，性交出血，慢性盆腔痛，继发性不孕，痛经等。

西医的治疗手段有宫腹腔镜下子宫瘢痕憩室手术修复和口服避孕药保守治疗。手术治疗存在费用高、创伤大、手术并发症和手术失败的风险，保守治疗的风险主要有长期服药副作用大、患者依从性差、疗效不稳定及远期血栓形成等。

（一）中医病因病机辨析

子宫瘢痕憩室为现代剖宫产术后的远期并发症，古籍并无相关记载。根据其症候可归属于经期延长、崩漏、腹痛、不孕症等中医范畴。陈慧侬根据产后病"多虚多瘀，易于外感"的病机特点，结合临床上多病案治疗的探索实践，总结出从"虚、瘀、热、湿"四个方面进行子宫瘢痕憩室中医辨证的经验，病性属于本虚标实证。

本虚指气血虚弱，胞宫失养而不能濡养切口和修复生肌。女子一生以血为用，手术分娩创伤使阴血骤失，耗气伤血，产后恶露及哺乳，则气血更易耗伤，气血亏虚为根本病机。脾为后天之本，气血生化之源，脾主肌肉；肾藏先天之精，为气血化生之根。故此"虚"又以脾气亏虚、肝郁脾虚、脾肾两虚较为常见。

标实为"湿、热、瘀"互结。剖宫产为金刃损伤，皮肤肌肉脉络受损，使血溢脉外而成"离经之血"；冲任损伤，经络断裂，使经气运行受阻，瘀血阻滞切口；剖宫产后气血亏虚，气机不畅，血行受阻，气滞而血瘀，此为"瘀"。脾虚体质，脾失健运则痰湿内生；若产后过食肥甘厚腻，则痰湿更盛；湿为阴邪，其性重浊，易袭阴位，缠绵黏腻，此为"湿"。《黄帝内经》云："邪之所凑，其气必虚。"产后百脉空虚，腠理疏松，卫表不固，易感外邪。若摄生不甚，外感热邪或久瘀化热，或素体阴虚，虚热内扰冲任，此为"热"。内湿与邪热相搏结，最易阻滞经络气机，气滞而加重血瘀；湿热之邪侵袭，使切口缠绵难愈，不能生肌敛创，日久而形成瘢痕憩室。湿热之邪扰动血海，脾虚失于统摄，瘀血阻滞胞宫，不通则痛，瘀血不去，新血难安，血海不宁，冲任不固而妄行，可见经期延长，漏下不止，腹痛等症。

（二）治疗方法

子宫瘢痕憩室主要表现为月经紊乱，治疗上遵循中医调周法，顺应月经周期中阴阳转化和气血盈亏的变化规律进行分期辨证，标本同治。

经前期及正常行经期，为月经前7日至行经的第1～7日，此期气血下聚冲任，血海由逐渐满盈至泄溢而空，冲任气血变化急骤，宜因势利导，排瘀务尽，理气活血，化瘀通经，使瘀去而新生。陈慧侬临床上常用桂枝茯苓丸合当归芍药散化裁。

（1）非正常行经期：即经后第7～14日，经血淋漓漏下不止，此期血海空虚而瘀血未净，虚实夹杂。宜化瘀止血，清热利湿，收涩敛腔为主，兼补益气血。巧妙选用众多失笑散、三七等化瘀止血药物配伍牡蛎收敛固涩，避免关门留寇的现象；三七配伍白及化瘀生新，护损生肌；当归补血汤益气生血，顾护正气。常用自拟方活血清瘀生肌汤合三妙散化裁。处方：三七粉3 g（冲服），蒲黄炭20 g，五灵脂10 g，桑叶15 g，仙鹤草15 g，黄芪20 g，当归10 g，白及10 g，牡蛎30 g，黄柏10 g，苍术15 g，薏苡仁20 g。

（2）非经期：为月经干净后至经前7日。此阶段应审证求因，辨证施治，固本澄源。本虚宜健脾益气，疏肝健脾，健脾补肾，滋阴补肾，实证宜清热利湿，收涩敛腔。多用海螵蛸、桑螵蛸、龙骨、牡蛎、五倍子、赤石脂等以收涩敛创，用白及、蛤蚧等养精生肌以促进创面修复。

【病案举例】

曾某，女，39岁。2019年3月18日初诊。主诉经期延长2年多，发现子宫肌瘤7年多。自诉体检发现子宫肌瘤7年，现逐年增大，2年前剖宫产后出现经行时间延长，12～15日不等，经量中等，色暗红，有血块，淋漓不净，经行下腹隐痛，末次月经为3月14日，量少4日，来诊当日经量稍增，色暗有块，下腹隐痛。三维B超检查提示子宫肌瘤3.5 cm×3.1 cm×2.9 cm，子宫剖宫产切口处探及一大小约14 mm×13 mm的低回声区，边界清，内回声不均，与宫腔相通，提示为子宫瘢痕憩室。刻诊症见夜寐不安，纳欠佳，神疲乏力，情志抑郁，乳房胀痛，带下量多，偏黄，大便溏烂，小便调，舌红暗，苔略白腻，边有齿痕，脉沉细。西医诊断为子宫肌瘤、子宫瘢痕憩室。中医诊断为癥瘕、经期延长。症候为肝郁脾虚，湿热瘀阻型。治则为疏肝健脾，清利湿热，化瘀消癥。处方：橘核10 g，荔枝核10 g，柴胡15 g，当归10 g，川芎10 g，赤芍15 g，牡丹皮15 g，丹参10 g，水蛭5 g，血竭5 g，茯苓15 g，枳壳15 g，王不留行15 g，牡蛎30 g。7剂，水煎服。此时为月经周期第五日，但经行4日仍量少，经行不畅，予当归芍药散合四逆散疏肝理气，化瘀通经，推陈而出新。

2019年4月17日二诊。患者上月行经12日干净，末次月经为4月10日，经量已由多变少，淋漓不净。夜寐不安，纳欠佳，乏力，心情低落，乳房胀痛，大便溏烂，舌红暗，苔薄白，边有齿痕，脉细弦。处方：蒲黄炭15 g，五灵脂10 g，黄芪20 g，桑叶15 g，黄芩15 g，三七粉3 g（冲服），海螵蛸15 g，牡蛎30 g，仙鹤草15 g，岗稔根15 g，茜根15 g，五倍子10 g，白及10 g，甘草5 g。7剂，水煎服。

2019年5月5日三诊。患者末次月经为4月10日，9日干净，经量中等，色暗红，血块减少，无痛经。夜寐差，纳可，二便调，脉沉细，舌红暗，苔薄白。处方：桂枝10 g，茯苓15 g，牡丹皮15 g，赤芍15 g，桃仁10 g，荔枝核10 g，橘核10 g，茵陈10 g，茜根15 g，苍术15 g，桃仁10 g，黄芪15 g，牡蛎30 g。15剂，水煎服。

2019年5月20日四诊。患者末次月经为5月9日，经量中等，血块少，经色鲜红，无痛经，8日干净。纳寐尚可，脉沉细，舌红暗，苔薄白。处方：黄芪20g，当归10g，茯苓15g，牡丹皮15g，桃仁10g，丹参15g，茵陈10g，地骨皮15g，黄柏10g，苍术10g，薏苡仁20g，牡蛎30g，海螵蛸15g。15剂，水煎服。

2019年7月31日五诊。患者末次月经为7月3日，8日干净，经量中等。复查三维B超提示子宫肌瘤2.6cm×2.2cm×1.7cm，瘢痕憩室5cm×4mm，较前已明显缩小。

继续治疗3个月后，月经行经期7日结束，复查B超检查提示瘢痕憩室已消失。

【按】该患者长期情志抑郁，木郁乘土，且宿有症瘕多年，气血运行不畅，胞宫冲任瘀阻，血不利则为水，血水互患，痰湿瘀阻；脾失健运则痰湿内生。故肝郁脾虚为本虚。湿热之邪扰动血海，血海不宁而妄行，故经期延长，淋漓不净。带下色黄、量多，纳欠佳，大便溏烂，舌红暗，苔薄白，边有齿痕，脉沉细等症均为下元亏虚、湿热内侵之证。治宜健脾疏肝，清利湿热，化瘀收敛。用黄芪健脾固本；用橘核、荔枝核疏肝理气，气行则血行；用三妙散、茵陈清利湿热；用桂枝茯苓丸、水蛭、血竭化瘀消症，利水渗湿；用茜根化瘀止血；用海螵蛸、牡蛎固涩止血，收敛创面。在大剂量活血化瘀的同时，注意顾护阴血，加二至丸、地骨皮以防活血太过，伤阴化热。标本兼治，使经行有度，以期创面收敛愈合。治疗后临床症状及B超检查均提示治疗效果有明显改善。

十七、不孕症治疗经验

不孕症是妇科临床常见的疑难杂症，是一种生育障碍状态。其发病原因复杂多样，涵盖了妇科月经病、症瘕、盆腔炎、子宫内膜异位症等疾病。

不孕症已成为全世界的医学难题和社会问题。所谓不孕症，根据

1995年WHO的定义，是指有正常性生活的夫妻，未采取避孕措施同居1年以上而不能使女方妊娠或维持妊娠者。国家卫生和计划生育委员会1988年的抽样调查结果显示，初婚妇女的总不孕率为6.89%。WHO 2001年报道，发展中国家不孕症患病率为8%～12%。近年来，随着生育年龄延后、环境污染、性传播疾病增加、肥胖等问题凸显，全球范围内生育力呈明显下降趋势，不孕症患病率已上升至15%。WHO认为，不孕症已成为仅次于肿瘤和心血管疾病危害女性健康的第三大疾病。在我国，随着生育政策的变更，一方面迎来了生育需求"小高峰"，另一方面不孕症患病率高发的问题也更加凸显。研究总结和继承发扬陈慧侬关于不孕症的学术思想和临床经验，在治疗不孕症方面大有用武之地。不孕症在陈慧侬的临床、教学、科研和学术成果中占有重要地位，她出版有专著《全国名老中医陈慧侬教授治疗不孕症经验集》等，在其专著《全国名老中医陈慧侬教授妇科医案集》中收录了6类30例不孕症病案。在陈慧侬发表的40多篇论文及其弟子、研究生撰写发表的论文中，专论不孕症的占比很大。在其接诊的患者中，不孕症相关疾病的患者占一半以上。

现代医学对不孕症的诊断评估如下。①病史评估。包括不孕持续时间；月经史（初步判断有无排卵）；内科、外科、妇产科病史（有无甲状腺疾病、胰岛素及血糖相关疾病、性传播疾病、盆腔炎、各种盆腔手术史、痛经、性交痛等，有无不良孕产史）；性生活状态（有无性生活障碍和性交频率等）；家族史（有无家族遗传性疾病，家庭成员有无卵巢早衰史）；个人史（年龄、是否多毛、体重、有无吸烟史等）。②排卵功能评估。有无系统B超下监测排卵，黄体中期P>3 ng/mL是近期排卵的证据。③卵巢储备评估。包括在月经周期第2～3日测量AFC数量，如数量为5～7个，则可预测为卵巢低反应；基础FSH和E2的数值，通常认为FSH>20 U/L，提示助孕治疗很难成功，E2>80 pg/mL则周期取消率上升和妊娠率下降，E2>100 pg/mL则妊娠率为0；米勒管激素（AMH）为卵巢功能下降的早期指标，目前尚无统一标准，临床中认为AMH>1.0 ng/mL才有自然受孕可能。④输卵管通畅性评估。包括子宫输卵管超声造影、子宫输卵管造影术。⑤免疫状态评估。包括AsAb、EmAb、抗心磷脂抗体、抗核抗体、抗卵巢抗体等。⑥子宫超声评估。有无子宫腺肌症、子宫内膜异位症、子宫肌瘤、子宫内膜息肉等疾病。常用的检测方法有双合诊检查、内分泌检查、免疫抗体检测、输卵管造影、B超、CT、MRI等。西医按照病因学分类，把不孕症大致分为排卵障碍性不孕、输卵管性不孕、免疫性不孕、子宫内膜异位症性不孕等。

陈慧侬在每次诊治中，充分运用中医望、闻、问、切的方法，详细询问病史，结合现代医学的检测方法和诊断技术，全面收集患者的症状、体征等病情资料，通过归纳分析，明确不孕症的西医病因学诊断。在此基础上，进行中医辨证论治，辨明病机，确立治则，方随法出。取西医之所长，为中医之所用，中西医有机结合，弥补了中医四诊的局限，使治疗更有针对性，疗效显著提高。

（一）种子必先调经，从脏腑功能失调论治

陈慧侬认为，正常的受孕条件是男女双方肾气盛、天癸至、任通冲盛、男精壮而女经调，两精相合，方能媾成胎孕。《妇科要旨》云："妇人无子，皆由经水不调，种子之法，即在调经之中。"《黄帝内经》云："月事以时下，故有子。"《丹溪心法》云："求子之道，莫如调经。"《景岳全书》云："经调则子嗣。"月经正常是受孕的功能基础。一般而言，不孕伴月经正常者多有排卵；而不孕伴月经期、量、色、质异常及有伴随症状者，多为卵泡发育异常，甚至无排卵。故陈慧侬强调：种子必先调经。

排卵功能障碍性不孕是不孕的常见原因。患者除不孕外，常同时伴有月经失调。常见的西医病种有无排卵性功能失调性子宫出血、闭经、多囊卵巢综合征、高泌乳素血症、黄体功能不全、未破卵泡黄素化综合征、卵巢储备功能下降、卵巢早衰等。中医学可见崩漏、月经先期、月经后期、闭经、月经过少等。

治疗月经病和不孕症，陈慧侬主要运用脏腑八纲和气血津液辨证

的方法。在脏腑辨证中，她认为女性月经和生殖疾病的发生与心、肾、肝、脾的脏腑功能失调有密切关系。心为君主之官，肾为生殖之本，脾为生殖之源，肝为生殖之枢。女性一生以血为用，其经、孕、胎、产、乳等生理过程均与血密切相关。血液为月经的形成和胎孕提供物质基础。血液来源于五脏，其中心主血脉，主生血及行血，为五脏之主；脾主统血，为气血生化之源；肝藏血，主疏泄，调节经量及经期；肾藏精，为气血阴阳之根。

不孕症的病因病机多虚实夹杂，常可见多脏腑并病，气血同病、夹痰夹瘀，临床症状复杂，需详询其证，审证求因，辨证论治方可取得良效。

1. 从心论治

心主血脉，主神明，为经孕之主宰。

血液为月经和胎孕提供物质基础。心血充盈，血海方能按时满溢，月经方能按时潮止。

（1）心主血脉。主要体现在心气化赤生血和心气推动血液在脉道运行的功能上。心血足且在心气的推动下，下达胞脉，充于子宫，主宰月经的化生功能，使胞宫的藏泄功能正常，月经调顺，有助于种子育胎。

①心生血。《黄帝内经·素问》中的五脏生成篇说："诸血者，皆属于心。"徐春甫《妇科心境》说："心属阳而生血。"《景岳全书》妇人规篇说："经血为水谷之精气，和调于五脏，洒陈于六腑，乃能入于脉也。凡其源源而来，生化于脾，总统于心，藏受于肝，宣布于肺，施泄于肾，以灌溉一身。"血的来源及生成以脾胃的水谷精微为物质基础，经过一系列的气化作用，才能变为血液。在这个过程中，既有脾胃的气化作用，更有心阳的气化功能。正如《黄帝内经》针对血的生成指出："中焦受气取汁，变化而赤是谓血。"血液为月经形成提供物质基础，心血亏虚则经水来源匮乏，血海不能按时满盈。

②心行血。血液在脉中正常运行，以心气充沛、血液充盈、脉道通利为基本条件，其中以心气充沛为主导。心之阳气充足，心气推动血行，方能气血流畅，布达周身，濡养脏腑。《黄帝内经·素问》中的评热病论

篇说："月事不来者，胞脉闭也。胞脉者，属心而络于胞中，今气上迫于肺，心气不得下通，故月事衰少而不来也。"胞脉包括冲任二脉，胞脉属心君所主。心与胞宫通过经络联系密切，故而胞宫亦为心之所主。心气亏虚则心气不通，无力推动血液下注胞脉胞宫，经脉凝滞，血海不盈，故经孕无期。

（2）心主神明。《黄帝内经·素问》中的灵兰秘典论篇说："心者，君主之官，神明出焉。""主不明则十二官危。"人体是一个统一的有机整体，心具有主宰五脏六腑、形体官窍等生命活动和意识、思维等精神活动的功能。人体各脏腑器官经络各有不同的生理功能，但都必须在心神主宰和协调下分工合作，共同完成生命活动。故心亦可通过调节其他脏腑、经络、气血、天癸等来影响月经。《黄帝内经·素问》中的评热病论篇云："胞脉者属心而络于胞中。"心通过胞脉调控女性的月经与生殖。任、督、冲三脉"一源三歧"，均起于胞中。督任二脉交汇贯通，循环往复，与心、脑相连，维持人体阴阳的平衡。心主血脉，冲为血海，心通过冲脉与胞宫胞脉相连。脑为"元神之腑"，元神驻守于心，故心通过督、任、冲三脉主司女子的经、孕、产、乳等生理功能。《黄帝内经》云："悲哀忧愁则心动，心动则五脏六腑皆摇。"若忧思太过，暗耗心阴，心血亏虚，心神失守，胞脉闭阻，气血不能下通胞宫，血海空虚则胞宫藏泄无期。现代医学也证实，长期受到压力、紧张、焦虑、愤怒、沮丧、悲伤、痛苦等负性情绪的刺激，会引起下丘脑—垂体—卵巢轴失衡，导致月经病和生殖疾病的发生。

临床上常分为心肾不交证、心脾两虚证、心肝气郁证3种类型。

①心肾不交证。心肾为水火之脏，心主一身之阳，肾主一身之阴。心火下降，心阳温暖肾水使肾水不寒；肾水上济，肾水制约心火使心火不亢。水火既济、升降条达则人体阴和阳、精和神方能协调统一，胞宫藏与泄有时有度。若心肾不交可出现肾阴亏虚于下而心火独亢于上的阴虚火旺证。常见的有不孕症伴月经先期、月经后期、月经先后不定期、闭经、崩漏、绝经前后诸证等。临床表现为月经不调伴心烦不寐，眩晕耳鸣，心悸健忘，口干少津，腰膝酸软，五心烦热，潮热盗汗，舌红，苔少，脉细数

或脉沉细等。《慎斋遗书》云："心肾相交，全凭升降，而心气之降，由于肾气之升，肾气之升，又因心气之降。"刘完素《素问病机气宜保命集》云："女子不月，先泻心火，血自下也。"心火旺、心不静则肾不实、心肾不交。陈慧侬认为，心肾不交总的病机为肾阴亏虚，心火不降，治疗关键在于降心火以下暖肾水、滋肾水以上济心阴。常用生脉散以滋养心之气阴，使心气充足、心火下降；用百合知母汤以养阴润肺、宁心安神；用大补阴丸合二至丸以大补肾水，壮水以制阳光。数方合用，使水火既济，心肾相交，阴平阳秘，经候如常。

【病案举例】

农某，女，43岁。2020年8月20日初诊。主诉不孕3年。自诉孕3产1，人工流产1次，顺产1胎，4年前胚胎停育行清宫术1次，3年来未避孕而不孕。月经期10～12日，周期23～27日，量多，有血块，经行下腹隐痛，淋漓不尽，末次月经为8月18日，量多，有血块，下腹隐痛。刻诊症见夜寐不安，多梦，腰部酸胀，口干，时有心悸，脉沉细，舌红，苔少，边瘀。性激素六项检查示FSH 10.0 IU/L，LH 2.73 IU/L，E2 72 pg/mL，P 0.06 ng/mL，PRL 9.82 ng/mL，T 0.16 ng/mL。检查AMH为0.61 ng/mL。西医诊断为不孕症、卵巢储备功能低下、不良孕产史。中医诊断为不孕症、月经先期、经期延长。症候为肾阴亏虚，心肾不交。治则为滋阴补肾，宁心安神。处方：知母15 g，麦冬15 g，五味子10 g，当归10 g，炙甘草5 g，熟地黄15 g，龟甲15 g，鹿角胶5 g（烊化），白术10 g，太子参15 g，黄柏10 g，白芍15 g。7剂，水煎服。

2020年8月27日二诊。患者末次月经为8月18日，经行8日干净，经量中等，经行下腹隐痛。夜寐欠佳，腰酸胀，口干，二便调，脉沉细，舌红，苔少，边瘀。处方：黄柏10 g，知母15 g，龟甲15 g，麦冬15 g，枸杞子10 g，炙甘草5 g，沙参10 g，川芎10 g，白芍15 g，熟地黄15 g，鹿角胶5 g（烊化），当归10 g。7剂，水煎服。

2020年9月5日三诊。患者月经第18日，夜寐好转，腰酸胀，口干，二便调，脉沉细，舌红暗，苔少。处方：守8月27日方加旱莲草15 g、女贞子10 g。20剂，水煎服。

2020年10月19日四诊。患者末次月经为9月13日，停经37日，自觉乳房胀痛，腰酸胀。脉细滑，舌红，苔少。P 80.33 nmol/L，血HCG 1404 ng/mL，E2 1023 pg/mL，甲状腺功能正常。处方：菟丝子20 g，阿胶10 g（烊化），杜仲10 g，五味子5 g，旱莲草15 g，女贞子10 g，炙甘草5 g，人参10 g，桑寄生15 g，续断15 g，麦冬15 g。5剂，水煎服。

2020年10月22日五诊。患者前一日有少量阴道流血，伴下腹隐痛，腰酸胀，乳房胀痛，无恶心，脉细滑，舌红，苔薄白。处方：桑叶20 g，五味子5 g，旱莲草15 g，女贞子10 g，人参10 g，炙甘草5 g，鹿角胶5 g（烊化），黄芩10 g，阿胶10 g（烊化），菟丝子20 g，桑寄生10 g，续断15 g，麦冬15 g。7剂，水煎服。

2020年10月29日六诊。患者阴道流血已止，无腹痛，仍腰酸胀痛。夜寐不佳，多梦，口干，二便调，脉细滑，舌红，苔薄白。血HCG 51508.74 ng/mL，P 38.86 ng/mL，E2 619 pg/mL。B超检查提示宫内早孕，孕囊大小为20 mm×10 mm，可见胎芽胎心。处方：麦冬15 g，五味子5 g，旱莲草15 g，人参10 g，炙甘草5 g，黄芩10 g，菟丝子20 g，桑寄生15 g，续断15 g，阿胶10 g（烊化）。7剂，水煎服。

【按】患者年龄43岁，为高龄备孕。不孕3年，月经先期，经期延长，血AMH值及性激素均提示卵巢储备功能下降，患者自觉寐差，腰酸、口干、心悸，月经量少，舌红，苔少，舌边齿痕，考虑为不孕症的心肾不交型。患者年近七七，天癸欲绝，肾精亏虚。肾之阴精主宰着月经的来潮与结束，卵子的生成与衰竭，生育能力的开始与消退。肾为先天之精，主生殖，心为君主之官，心主神明，主明则下安。心阴足，心火降方能下暖肾水，肾阴足方能上济心火使心火不亢。方用大补阴丸合生脉散化裁。3个月后，水火既济，肾精足，冲任气血充盈，故能有子。

②心脾两虚证。心脾为母子关系，脾为后天之本，气血生化之源，水谷精微经脾转输至心肺，灌注于心脉而化赤为血。若脾失健运、心气亏

虚则胞宫失养，血海空虚；血液在脉道中正常运行，有赖于心气的推动和脾气的统摄。若心气不足、脾气亏虚则统血无权。《黄帝内经·素问》中的阴阳别论篇云："二阳之病发心脾，有不得隐曲，女子不月。"二阳指手阳明大肠经和足阳明胃经。妇女性多腼腆，或有"隐曲"而难以启齿，或有所欲而不能遂愿，每积于心，思虑不宁，积思在脾，心气不舒，脾失健运而纳呆，久病营血乏源，血海空虚，无血可下而致不孕症伴月经后期、闭经、月经过少、崩漏等证。

临床表现为月经不调伴神疲乏力，心悸气短，少气懒言，面色无华，腹胀纳呆，便溏，舌淡，苔薄白，边有齿痕，脉沉细或脉细滑等。陈慧侬认为，心脾两虚的病机为心神失养，脾气亏虚。治则为养血宁心，益气健脾。常用方剂为归脾汤加减。

【病案举例】

蒋某，女，34岁。2020年6月10日初诊。主诉不孕1年多，月经后期伴量少3年。自诉孕1产0，流产1次，月经周期37～45日，经量少，色暗，有血块，无痛经，经前腰酸，乳房胀痛，末次月经为5月5日。刻诊症见睡眠欠佳，心悸，纳可，神疲乏力，易腹胀，二便调，舌淡胖，苔薄白，边有齿痕，脉沉细。西医诊断为不孕症。中医诊断为不孕症、月经后期、月经过少。症候为心脾两虚。治则为健脾益气，宁心安神。处方：人参10 g，黄芪15 g，当归10 g，白术15 g，茯神15 g，远志10 g，酸枣仁10 g，大枣10 g，炙甘草5 g，龙眼肉10 g，木香10 g，川芎10 g，急性子5 g，益母草15 g，淫羊藿10 g。15剂，水煎服。

2020年7月8日二诊。患者末次月经为6月14日，6日干净，经量较前增多，周期40日，少量血块，无痛经，经前腰酸，腹胀，纳寐可，二便调，脉细滑，舌淡，苔薄白，边有齿痕。性激素六项检查示FSH 5.2 IU/L，LH 6.65 IU/L，E2 27 pg/mL，P 0.28 ng/mL，PRL 14.35 ng/mL，T 0.33 ng/mL，AMH 7.11 ng/mL。处方：人参10 g，黄芪15 g，白术15 g，当归10 g，茯神15 g，远志10 g，龙眼肉10 g，大枣10 g，龟甲15 g，知母15 g，酸枣仁10 g。15剂，水煎服。

2020年8月5日三诊。患者末次月经为6月14日，自测尿HCG阳性；脉细滑，舌红，苔薄白，边有齿痕。B超检查提示宫内早孕，孕囊大小为2.6 cm×1.5 cm×1.1 cm，见胎芽，未见胎心。处方：人参10 g，白术15 g，山药15 g，茯苓15 g，续断15 g，菟丝子15 g，桑寄生15 g，阿胶10 g（烊化），旱莲草15 g，麦冬15 g。7剂，水煎服。

2020年8月12日四诊。患者停经2个月，复查B超检查提示宫内早孕，见胎心胎芽。处方：守8月5日方，7剂，水煎服。

【按】四诊合参，本例患者证属心脾两虚兼有肾虚证。脾失健运故神疲乏力，腹胀，舌淡胖，苔薄白，边有齿痕，脉沉细。脾胃虚弱则气血生化乏源，气血为月经形成的物质基础，气血亏虚则冲任失养，血海不能按时满溢，故月经后期、量少。气血亏虚不能上济心脑，故有夜寐不安、心悸等。陈慧侬用《正体类要》的归脾汤加减治疗。方中以人参、黄芪、白术、甘草益气健脾以生气血；当归、龙眼肉甘温补血养心；茯神、酸枣仁、远志宁心安神；木香辛香而理气醒脾，与益气健脾药相伍，复中焦运化之功，防补药滋腻碍胃，使补而不滞，滋而不腻；大枣调和脾胃，以滋化源。全方共奏心脾同治、益气补血、健脾养心之功。调理2个月后，气血充盈，经行有期，经调而能子嗣。

③心肝气郁证。肝与心为相生关系。心主血，肝藏血。王冰注《黄帝内经·素问》云："肝藏血，心行之。人动则血运于诸经，人静则血归于肝脏。"心血充盈则肝有所藏，肝调节血量的功能正常则心有所养。肝之疏泄功能正常则全身气机调畅，气行则血行，助心行血。心藏神，肝藏魂。《黄帝内经·灵枢》中的本神篇云："随神往来者谓之魂。"《医贯》云："盖人心之神，乘气机出入。"肝为女子之先天，心与肝共同调节人体的情志和精神活动。足厥阴肝经入毛过阴器，与胞宫关系密切。冲脉起于胞中而通于肝，肝与冲脉并称为血海。肝具有疏泄月经及调节经量的作用。肝血充足，肝气畅达则肝血流注于冲脉，血海蓄溢有常，月经如期潮止。

若情志致病，郁怒伤肝，母病及子，心肝气郁，肝失疏泄，心气亦不能下通而胞脉闭阻，可见不孕伴月经后期、量少，甚则闭经。临床表现为月经不调伴寐少梦多，心烦或抑郁，纳呆，胸胁胀满，舌淡红，苔薄白，脉弦细。治则为疏郁调肝，宁心安神。常用方为逍遥散、柴胡疏肝散或四逆散加远志、酸枣仁、龙骨、牡蛎、柏子仁等。

若气郁日久化热，热邪上扰心神，下迫胞宫，血海不宁而妄行。可见不孕伴月经过多、崩漏、脏燥等。临床表现为月经不调伴不寐健忘，头痛目赤，心烦易怒，口舌生疮，口干口苦，潮热汗出，舌红，苔黄，脉细数或细弦等。治则为清肝泄热，宁心安神。常用方为龙胆泻肝汤或小柴胡汤合天王补心汤、柏子养心汤、栀子豉汤等。

【病案举例】

吴某，女，25岁。2020年6月16日初诊。主诉月经周期延后1年多，不孕1年。自诉1年多来因家庭变故出现月经周期延后，常常45日一行，5～6日干净，经量中等，经色暗红，少量血块，无痛经，末次月经为6月7日，5日干净，孕1产0，胚胎停育行清宫术1次。近1年欲生育而未孕。刻诊症见夜寐入睡困难，晚睡，心悸，烦躁，口干，腰酸，经前乳房胀痛，大便2～3次/日，小便正常，脉沉细，舌红，苔薄白。中医诊断为月经后期、不孕症。症候为肝郁肾虚，心神不宁。治则为疏肝解郁，补肾填精，养心安神。处方：黄芩15g，白芍15g，柴胡15g，白术10g，茯神10g，柏子仁10g，当归10g，炒麦芽30g，钩藤10g，龟甲15g，熟地黄15g，知母15g，黄柏6g，薄荷5g。7剂，水煎服。

2020年6月22日二诊。患者月经第15日，EM 10mm，LF 16mm×12mm，上证好转；脉细弦，舌红，苔薄白。处方：黄柏6g，柴胡15g，黄芩15g，白芍15g，白术10g，薄荷5g，当归10g，炒麦芽30g，钩藤10g，龟甲15g，熟地黄15g，知母15g，茯苓10g。7剂，水煎服。

2020年7月2日三诊。本次月经周期测排卵，卵泡未成熟即排出，脉弦滑，舌红，苔少，边有齿痕。处方：白术10g，茯神10g，白芍20g，薄荷5g，鹿角胶5g（烊化），生姜10g，姜半夏10g，炙甘草5g，桃仁

10 g，菟丝子15 g，柴胡15 g，当归10 g。7剂，水煎服。

2020年7月6日四诊。患者末次月经为7月5日，经量偏多，周期28日，少量血块，无痛经。性激素六项检查示FSH 6.0 IU/L，LH 3.84 IU/L，E2 29 pg/mL，P 0.27 ng/mL，PRL 15.35 ng/mL，T 0.29 ng/mL，AMH 5.23 ng/mL。脉细滑，舌红，苔薄白，自觉腰酸腰胀，夜寐好转，二便调。处方：川芎10 g，龟甲15 g，人参10 g，五味子10 g，鹿角胶5 g（烊化），茯苓10 g，知母15 g，麦冬15 g，当归10 g，白芍15 g，熟地黄15 g，白术10 g，黄柏10 g，炙甘草5 g。7剂，水煎服。

2020年9月11日五诊。患者停经34日，末次月经为8月7日，自测尿HCG阳性。P 19.38 ng/mL，血HCG 511.39 ng/mL，E2 219 pg/mL。自觉腰酸胀，夜寐不佳，口干，下腹隐痛，无阴道流血。脉细滑，舌红，苔薄白。处方：黄芩15 g，人参10 g，麦冬15 g，五味子5 g，旱莲草15 g，女贞子10 g，阿胶5 g（烊化），炙甘草5 g，菟丝子20 g，桑寄生15 g，续断15 g。15剂，水煎服。

2020年9月21日六诊。患者自觉恶心，呕吐，乳房胀痛，下腹隐痛伴腰酸，无阴道流血。脉细滑，舌红，苔少。P 26.56 ng/mL，血HCG 10443.10 ng/mL，E2 220 pg/mL。处方：人参5 g，麦冬15 g，五味子5 g，阿胶5 g（烊化），桑寄生15 g，菟丝子15 g，续断15 g。7剂，水煎服。

1周后B超检查提示宫内早孕，孕囊大小为20 mm×12 mm，见胎芽胎心。持续保胎至孕9周。

【按】患者因家庭变故而郁郁寡欢，肝气郁滞，疏泄失职则经行延期。肝肾同源，精血互生。《傅青主女科》云："夫经水出诸肾，而肝为肾之子，肝郁则肾亦郁矣；肾郁而气必不宣，前后之或断或续，正肾之或通或闭耳。"肝郁而肾亦虚。而肝体阴而用阳，肝木也需肾水之滋养。心为君主之官，忧思过度，耗伤心阴，心神失养，心动则五脏六腑皆摇。方用小柴胡汤疏肝解郁，清泄三焦郁火；大补阴丸滋阴补肾；生脉饮益气生津，养心安神；共奏滋水涵木、肾阴充足、肝气条达、心肾相交之功。三诊时月经周期已恢复正常，经调而能子嗣。两精相搏而受孕成功。

2.从肾论治

肾为经孕之本。肾主生殖，为先天之本，元气之根。肾藏精，精化气，内寓元阴元阳，肾之阴阳是维系人体阴阳平衡的本源。《黄帝内经·素问》中的金匮真言论篇云："精者，身之本也。"张景岳说："五脏之阴非此不能滋，五脏之阳非此不能发。"《冯氏锦囊秘录》云："气之根，为肾中之真阳也；血之根，肾中之真阴也。"肾为天癸之母，冲任之本，气血之根。在五脏生理功能中，肾脑相通，肝肾同源，脾肾相资，心肾相济，肺肾相生。因此，肾是生精、化气、生血之根本，也是生长、生殖之根本。女性一生各阶段的生理特征是肾气自然盛衰的反映。只有肾气盛，肾之阴阳平衡，天癸才能起到其生理作用，使冲盛任通，精血入胞，"月事以时下"，并有孕育功能。《黄帝内经·素问》中的奇疾论篇云："胞脉者系于肾。"《难经》云："命门者……女子以系胞。"另有八脉隶属肾之说，乃因肾经与任脉会于关元穴；与冲脉下行支相并而行；督脉贯脊属肾。只有肾气充实，真阴充足，天癸泌至，任通冲盛，月事以时下之后，两精相搏，胎孕乃成。故补肾为调经助孕之大法。

（1）补肾应顺应自然节律，分期调治。肾为水火之脏，肾之阴阳互根互用，相互转化，在辨证的同时还需顺应女性的生殖节律及月经周期中的阴阳消长变化规律的生理特点来调治月经。陈慧侬在临床上常用补肾调周法。

行经期为血海溢泄、血室正开时，宜因势利导，以通为顺，除旧以利于生新。常于补肾的同时加用当归芍药散或桃红四物汤荡涤瘀血，复原胞宫。

经后期为经净至排卵前，此时血海由空虚到逐渐充盈，肾中阴长阳消之时，为补虚培元阶段，用左归丸或大补阴丸滋阴补肾填精，重用血肉有情之品，使阴长充足，助卵生长。

经间期阴精充实，阳气渐生，气血活动剧烈，为重阴必阳、阴盛阳动、阴阳转化、排出精卵的关键时期，为承上启下的重要阶段。若为未破卵泡黄素化综合征患者，此时在补肾益阴的基础上选择加入巴戟天、仙茅、淫羊藿等温肾助阳之品和养血活血、透膜破卵之药物，如当归、川芎、赤芍、丹参、皂角刺、穿破石等。又因肝主疏泄，为生殖之枢纽，陈慧侬喜加香附、柴胡、川楝子、素馨花等疏肝理气药，以助阴阳顺利转化、卵子顺利排出。

经前期，阴血逐渐下聚冲任，血海逐渐满盈，阳气充盛渐至重阳，肾气盛，天癸充，气血足，阴阳充和，为两精相合而成孕做好准备。此时以补肾活血治之。常用寿胎丸合当归芍药散。若肾阳亏虚的患者则用右归丸或金匮肾气丸化裁。

（2）肾之阴阳互根互用，尤重肾阴。陈慧侬尤其重视从调补肾之阴精来治疗月经病及不孕症。她认为，肾之阴精天癸的充盛与衰竭具体表现为月经的来潮与绝经，以及生殖能力的开始与丧失。女性一生以阴为用，卵子为有形之物，根据《黄帝内经》"阴成形，阳化气"的理论，卵之生及胎之育，都依靠有形之阴如水、精、血化生而成，也靠阴液如血、精、液滋养发育成熟。阴精为重要的物质基础。阳气在卵子生长过程中尤其对排卵起着推动的作用，但使卵子的生长成熟的物质基础更为重要。唯有精血充而至盛，方能顺利阴极转阳。正如《石室秘录》云："肾水亏者，子宫燥涸，禾苗无雨露之濡，亦成萎亏。"

随着辅助生殖技术的迅猛发展，许多患者在试管婴儿助孕的同时求助于中医治疗。自2005年开始，陈慧侬开始关注由卵巢储备功能下降造成卵泡质量差、数量少引起的不孕症，并根据中医的病因病机、辨证论治进行病案收集、整理、归纳，最早提出从肾阴论治卵巢储备功能下降，临床疗效显著。

卵巢储备功能下降是不孕的重要原因。中医无本病名，根据其临床表现可归属于月经后期、月经过少、血枯、血隔、闭经、不孕症、绝经前后诸症等范畴。"肾主生殖"的论说与女性卵巢功能部分相似。肾内寓元阴元阳，《景岳全书》云："元阴者即无形之水，以长以立，天癸是也。"女性的一生以阴为用，卵之生及胎之育，元阴为重要的物质基础。元阴是天癸，而《黄帝内经·素问》中的上古天真论篇云："女子二七而天癸至，任脉通，太冲脉盛，月事以时下，故有子……七七，任脉虚，太冲脉衰少，天癸竭，地道不通，故形坏而无子也。"元阴的盛衰具体表现为月经的来潮与绝经、生殖能力的开始与丧失。可以认为，元阴是影响卵巢储备功能的关键因素，因此，治疗卵巢储备功能下降，"滋肾阴"是首要原则。另从临床观察，卵巢储备功能下降患者多表现出五心烦躁、腰膝疲软、眩晕耳鸣、口渴咽干、潮热盗汗、失眠或多梦、形体消瘦、舌红苔少、脉细数或细弦等肾阴虚、相火盛的症候，宜以"清相火"为第二原则。治疗卵巢储备功能下降，行滋阴清热法，常用经验方滋阴清热育卵方并按临证加减。

滋阴清热育卵方组成：龟甲、熟地黄、生地黄、知母、黄柏、白芍、何首乌、枸杞子。方中熟地黄、龟甲滋肾阴以制虚，为君药；黄柏清下焦之热，知母、生地黄清热养阴，清泄相火而保真阴，助君药滋阴泄火，共为臣药；白芍、何首乌、枸杞子善养肝肾之阴，阴足则卵成。兼气阴虚者加生脉散；兼脾虚者加山药、芡实、茯苓。一般连续治疗3个月后复查。

【病案举例】

梁某，女，31岁。2019年3月6日初诊。主诉月经后期、量少1年多，停经54日。自诉近1年多来由于工作压力大，熬夜后常常出现月经周期延后，2～3月一行，经量少，每次行经用卫生巾5片左右，经色暗，有血块，无明显痛经，末次月经为1月11日，排除妊娠。刻诊症见夜寐差，夜间盗汗，烘热，口干，心烦易怒，纳可，白带少，腰酸痛，房事阴道干涩，二便调，脉沉细，舌红，苔薄白。B超检查提示EM 3 mm，双侧卵巢变小。性激素六项检查示FSH 103.69 IU/L，LH 30.36 IU/L，E2 4.22 pg/mL，P 0.1 ng/mL，PRL 5.41 ng/mL，T 0.13 ng/mL。西医诊断为卵巢早衰。中医诊断为月经后期、月经过少、脏躁。症候为心神失养，肾阴亏虚。治则为滋阴补肾，宁心安神。处方：黄柏10 g，知母15 g，熟地黄15 g，生地黄15 g，龟甲15 g，山药15 g，白术10 g，当归10 g，川芎10 g，白芍15 g，淮小麦30 g，炙甘草15 g，大枣15 g，茯苓15 g，紫河车10 g。15剂，水

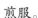

煎服。

2019年4月24日二诊。患者末次月经为4月11日，量少，经色暗，有血块，无痛经，3天干净。腰酸，有白带，睡眠好转，无盗汗，脉沉细，舌淡红，苔薄白。处方：效不更方，再进15剂，水煎服。

2019年5月8日三诊。患者自觉口干，下腹胀满，乳房微胀痛，白带增多，腰酸胀，睡眠差，易醒，夜间饮水，大便溏烂，脉沉细，舌淡红，苔薄白，边有齿印。处方：吴茱萸5g，阿胶6g（烊化），桂枝10g，牡丹皮15g，麦冬30g，太子参15g，五味子6g，当归10g，生姜10g，党参15g，川芎6g，姜半夏10g，炙甘草5g。7剂，水煎服。

2019年5月18日四诊。患者末次月经为5月14日，经量较前增多，用卫生巾12片，周期33日；脉沉细，舌红，苔薄白，边有齿痕。处方：守3月6日方，10剂，水煎服。

2019年7月29日五诊。患者末次月经为6月13日，停经46日，自觉恶心欲吐，乳房胀痛，自测尿HCG阳性。B超检查提示宫内见孕囊23mm×17mm，见胎芽胎心。脉细滑，舌红，苔薄白。处方：续断15g，菟丝子20g，桑寄生15g，阿胶10g（烊化），太子参15g，麦冬15g，五味子5g，旱莲草15g，白芍15g，白术10g，当归10g，女贞子10g，紫河车10g。7剂，水煎服。

【按】患者年仅31岁，出现月经后期、量少已1年。现代医学中根据性激素测定中FSH及LH值升高、B超检查卵巢径线变小等表现可诊断为卵巢早衰。中医辨证归属于月经后期、月经过少范畴。患者长期熬夜，耗伤肾精，精不生血，阴血亏虚。腰膝酸软、寐差、口干、盗汗均为肾阴亏虚证。肾水不能上济心火，心阴不足则心火亢上，心火不能下暖肾水，出现水火失济之失眠、心烦易怒、烘热汗出等心肾不交、心神失养症状。治拟滋阴补肾，宁心安神。用大补阴丸合生脉散、甘麦大枣汤化裁。大补阴丸滋肾阴，清虚热；生脉散补益心阴，使心气下交，水火相济；甘麦大枣汤中甘草性平缓，入脾，补脾益气，和中缓急，小麦甘微寒，养肝补心，除烦安神，大枣甘温质润，健脾和中，甘润之品以补五脏之气阴，则脏不躁而悲伤叹息诸证自除；山药、白术、茯苓健脾益气，养后天以补先天；当归、川芎补血活血，为血中气药，补而不守，行中有补；紫河车为血肉有情之品，滋阴补肾，填精益髓，肾精足则经自调，经调而能子嗣。

【病案举例】

胡某，女，33岁。2019年12月12日初诊。主诉不孕8年。自诉孕0产0，月经周期25日，7日干净，经量时多时少，经色暗，少血块，无痛经。2018年B超造影显示双侧输卵管通畅。查示FSH 15.19 IU/L，LH 3.3 IU/L，E2 59.3 pg/mL，AMH 0.39 ng/mL。诊为卵巢储备功能低下，曾监测排卵显示卵巢发育不良或无排卵，末次月经为12月8日。其丈夫曾患有弱精症，2018年复查已正常。刻诊症见夜寐多梦，纳可，口干，腰酸，白带正常，二便调，脉沉细，舌红暗，苔少。西医诊断为不孕症、卵巢储备功能下降。中医诊断为不孕症。症候为肾虚血瘀。治则为补肾活血。处方：黄柏10 g，麦冬15 g，龟甲15 g，知母15 g，当归10 g，炙甘草5 g，白芍20 g，鹿角胶5 g（烊化），熟地黄15 g，沙参10 g，川芎10 g。7剂，水煎服。

2019年12月17日二诊。患者月经周期第10天，EM 6 mm，RF 29 mm×19 mm。睡眠不安，易醒，口干好转，腰酸胀，二便调，脉沉细，舌红，苔少。处方：太子参15 g，麦冬15 g，五味子5 g，生地黄15 g，女贞子10 g，玄参10 g，阿胶5 g（烊化），白芍20 g，旱莲草15 g，地骨皮15 g，炙甘草5 g。7剂，水煎服。

2020年1月2日三诊。患者末次月经为12月26日，3日干净，经量仍少。脉沉细，舌红，苔少。处方：生地黄20 g，玄参15 g，地骨皮15 g，女贞子10 g，阿胶10 g（烊化），麦冬15 g，太子参15 g，白芍15 g，旱莲草15 g，五味子5 g。15剂，水煎服。

2020年1月23日四诊。患者末次月经为12月26日，未行经。有乳房胀痛，下腹隐痛，脉沉弦，舌红，苔薄白。处方：吴茱萸5 g，阿胶10 g（烊化），桂枝10 g，川芎10 g，当归10 g，党参10 g，炮姜10 g，麦冬30 g，姜半夏10 g，牡丹皮15 g，炙甘草5 g。7剂，水煎服。

2020年3月2日五诊。患者末次月经为2月28日，周期34日，经量中等，少量血块，无痛经。前次月经为1月24日。脉沉细，舌红，苔少。处方：黄柏10 g，熟地黄15 g，麦冬15 g，当归10 g，沙参10 g，旱莲草15 g，鹿角胶5 g（烊化），知母15 g，龟甲15 g，白术10 g，炙甘草5 g。15剂，水煎服。

2020年3月23日六诊。患者月经周期第24日，这个月测排卵卵泡成熟并排出。脉细滑，舌淡红，苔薄白。处方：续断15 g，菟丝子20 g，桑寄生15 g，阿胶10 g（烊化），太子参15 g，麦冬15 g，五味子5 g，旱莲草15 g，女贞子10 g，白术10 g，炙甘草5 g。15剂，水煎服。

2020年5月11日七诊。患者末次月经为5月9日，经量偏少，经色暗，有少量血块，无明显痛经。性激素六项检查示FSH 8.23 IU/L，LH 2.28 IU/L，E2 18 pg/mL，P 0.31 ng/mL，PRL 31.23 ng/mL，T 0.22 ng/mL，AMH 1.16 ng/mL（原为0.39 ng/mL）。脉沉细，舌红，苔少。处方：黄柏10 g，熟地黄15 g，山药15 g，菟丝子15 g，枸杞子10 g，牛膝10 g，麦冬15 g，牡丹皮15 g，川芎10 g，当归10 g，鹿角胶5 g（烊化），白芍20 g，龟甲15 g。15剂，水煎服。

2020年7月7日八诊。患者末次月经为6月9日，周期30日，经量中等，少量血块，无痛经。脉沉细，舌红，苔少。处方：守5月11日方，连续治疗2个月。

2020年8月28日九诊。患者停经41日，自测尿妊娠试验阳性，无阴道流血及腹痛。脉细滑，舌红，苔少。P 27.14 ng/mL，血HCG 3719.82 ng/mL，E2 291 pg/mL。处方：续断15 g，桑寄生15 g，菟丝子20 g，阿胶10 g（烊化），旱莲草15 g，女贞子10 g，人参10 g，麦冬15 g，五味子5 g，杜仲10 g。7剂，水煎服。

每周监测血值，中药配合黄体酮保胎治疗至孕11周转产科立卡，后足月顺产一男孩。

【按】患者初诊时FSH升高，AMH 0.39 ng/mL，西医诊为卵巢储备功能下降。患者腰膝酸软，寐差，口干，舌红，苔少，可辨为肾阴亏虚证。肾阴亏虚，阴不制阳，相火偏亢，热扰胞宫冲任，迫血妄行故而月经先期而下。经水出诸肾，肾为天癸之源、冲任之本、气血之根。肾精亏虚，精血不足，经水无以化生，出现月经量少症状。肾精不足，精不生血，精亏血少，血行不利，日久成瘀。治拟滋阴补肾，活血调经。初诊时正值经后期，肾阴不足，血海空虚，用大补阴丸合四物汤滋肾阴，益精髓，养血活血，助卵生长。加麦冬、沙参补肺阴，使金水相生。在补肾的同时，还需注重从心调治。心为君主之官，五脏六腑之大主。用生脉散益心阴以泻心火，用二至丸滋阴补肾，使心肾相交，水火既济，五脏安和而生生不息。连续治疗5个月后，复查AMH由0.39 ng/mL提高至1.16 ng/mL，FSH由15.19 IU/L下降至8.23 IU/L，卵巢功能基本恢复正常。在继续原治疗上，B超监测排卵并积极试孕，3个月后成功受孕。孕后及时用寿胎丸加生脉散合二至丸补肾安胎，保胎至孕12周立卡。

3. 从脾论治

脾为经孕之源。脾主运化、主统血，为后天之本。化生水谷精微，为气血生化之源，为经孕提供物质基础。脾经与冲脉交会于三阴交，与任脉交会于中极，脾通过冲任二脉与胞宫相连属。《丹溪心法》有云："阳精之施也，阴血能摄之，精成其子，血成其胞，胎孕乃成。"《傅青主女科》有云："精满则子宫易于摄精，血足则子宫易于容物，皆有子之道也。"《医学衷中参西录》云："夫女子不月，既由于胃腑有病，不能消化饮食，治之者，自当调其脾胃，使之多进饮食，以为生血之本。"脾气健运，气血化生充足，则任通冲盛，血海满盈，经候如期，胎孕正常。若脾虚失运则气血亏虚，精亏血少则难以摄精成孕。

脾主运化水湿，为生痰之源。如脾之运化功能正常，则水液代谢正常。《丹溪心法》云："若是肥盛妇人，禀受甚厚，恣于酒食之人，经水不调，不能成胎。"《傅青主女科》种子篇云："夫脾本湿土，又因痰多，愈加其湿。脾不能受，必浸润于胞胎，日积月累，则胞胎竟变为汪洋之水窟矣。且肥胖之妇，内肉必满，遮隔子宫，不能受精，此必然之势也。"若脾胃虚弱，又嗜食肥甘厚腻，脾运失司而中焦壅滞，使痰湿内生，阻碍气机，冲任阻滞，脂膜壅塞胞宫胞脉而发为不孕。类似于西医的内分泌失调、多囊卵巢综合征等。

临床常见证型有脾虚痰阻证、脾气亏虚证、脾不统血证。陈慧侬常用方剂有补中益气汤、温胆汤、启宫丸、参苓白术散、举元煎、归脾汤等。

【病案举例】

黎某，女，28岁。2019年12月14日初诊。主诉不孕2年，月经周期延后伴量少2年。自诉孕2产1，顺产1胎，2016年胚胎停育行清宫术1次，欲生育二胎不孕2年。月经约2月一行，3日干净，经量少，用卫生护垫即可，经色暗，有少许血块，无痛经，末次月经为11月26日。刻诊症见夜寐欠佳，晚睡，口干略苦，纳欠佳，腹胀，腰酸胀，大便正常，小便黄，脉细弦，舌红，苔黄腻。性激素六项检查示FSH 6.5 ng/mL，LH 8.0 ng/mL，E2 56 pg/mL，PRL 11.73 ng/mL，P 0.2 ng/mL，T 0.25 ng/mL。中医诊断为不孕症、月经后期、月经过少。症候为脾肾两虚，痰湿阻滞。治则为健脾化痰，补肾活血。处方：黄柏10 g，苍术10 g，薏苡仁20 g，陈皮10 g，知母15 g，牡丹皮15 g，姜半夏10 g，枳实15 g，生姜10 g，姜竹茹12 g，茯苓15 g。7剂，水煎服。

2019年12月21日二诊。上证，患者月经周期第26天，B超检查提示EM 6 mm，LF 14 mm×11 mm。脉弦滑，舌淡，苔黄腻。处方：川芎10 g，炙甘草6 g，香附15 g，神曲15 g，半夏12 g，橘红10 g，苍术10 g，当归10 g，茯苓15 g，生姜10 g，竹茹10 g，大枣15 g。7剂，水煎服。

2019年12月25日三诊。患者月经周期第30日，EM 9 mm，LF 22 mm×15 mm，已排卵。处方：姜半夏10 g，菟丝子20 g，桑寄生15 g，续断15 g，白术15 g，生姜10 g，川芎10 g，茯苓15 g，黄芪15 g，橘红10 g，阿胶6 g（烊化），香附15 g，炙甘草5 g。7剂，水煎服。

2020年1月6日四诊。患者月经周期第40日，大便2日一行，夜寐易醒，口干不苦，无腰痛，小便正常，脉细弦，舌红，苔白腻。处方：生姜10 g，山楂15 g，神曲15 g，竹茹10 g，枳实10 g，半夏10 g，茯苓15 g，川芎10 g，橘红10 g，炙甘草10 g。7剂，水煎服。

2020年1月20日五诊。患者末次月经为1月15日，周期50日，量较前增多，用卫生巾5片，经色鲜红，无血块，经行下腹隐痛。夜寐可，口干不苦，纳欠佳，无腰酸，易心烦，大便正常，脉细弦，舌红，苔薄白。处方：生地黄15 g，茯苓15 g，黄柏10 g，麦冬15 g，龟甲15 g，知母15 g，泽泻10 g，当归10 g，川芎10 g，白术10 g，炙甘草5 g。15剂，水煎服。

2020年3月12日六诊。患者末次月经为2月12日，周期28日，量偏少，经色暗，6日干净，经行下腹隐痛。寐可，口不干，下腹隐痛，二便调，脉细滑，舌红，苔薄白。处方：枳实15 g，黄芩10 g，生姜10 g，山楂15 g，神曲15 g，竹茹10 g，牡丹皮15 g，半夏10 g，茯苓15 g，川芎10 g，橘红10 g，炙甘草5 g。7剂，水煎服。

2020年3月26日七诊。患者停经44日，自测尿HCG阳性，无阴道流血及腹痛，血HCG 3575.05 ng/mL，P 16.15 ng/mL，E2 347 pg/mL。脉弦滑，舌红，苔薄白，边有齿痕。处方：续断15 g，黄芩15 g，五味子5 g，麦冬15 g，太子参10 g，阿胶10 g（烊化），菟丝子20 g，桑寄生15 g，旱莲草10 g，炙甘草5 g。10剂，水煎服。口服黄体酮胶囊，用量为100 mg bid。

2020年4月7日八诊。患者无阴道流血及腹痛、腰酸，脉细滑，舌红，苔薄白。B超检查提示宫内早孕，孕囊大小为2.1 cm×1.7 cm×1.2 cm，可见胎芽胎心。

【按】该患者痰湿内盛，阻滞冲任，气血运行不畅，血海不能按时满盈，故月经周期延后，量少；痰湿阻滞中焦，故纳呆，腹胀。方用启宫丸，橘红、半夏、白术燥湿以化痰；香附、神曲理气以消滞；川芎散郁以活血；茯苓、炙甘草利湿以和中；全方化痰消滞，散郁通经，使壅者通，塞者启也。经调而能子嗣，经治疗3个月后成功受孕。

4. 从肝论治

肝为经孕之枢纽。陈慧侬认为，肝对经孕的影响主要表现为女子以肝为先天。肝藏血，主疏泄。虽有"经水出诸肾"之说，肾精为月经产生的根本，但精必须化为血，藏于肝，下注冲脉，方能转化为月经。肝与冲任二脉关系密切，尤以冲脉为最，冲任二脉直接参与女性的月经和生殖的生理活动。冲脉起于胞中，通于肝，肝与冲脉并称血海。肝血旺、肝之疏泄正常则肝血下注冲脉，冲脉血海充盈则冲盛，肝气条达则任脉通，任通冲盛，则月事以时下，故而有子。

肝与肾互为母子，乙癸同源。肾藏精，肝藏血，精血互生。肝主疏泄，肾主闭藏，一开一合相互制约且相辅相成，主宰精卵的排出，共同调节子宫泄与藏，月经的期和量。故肝为经孕之枢纽。

女子属阴，以血为本，以血为用。而经、孕、产、乳等方面的生理特性又数伤于血，故机体常为有余于气而不足于血的状态。血伤则肝先受累，肝体阴用阳，肝血不足则肝失疏泄，肝气易郁。现代女性有来自生活和工作的多重压力，若遇事不顺或不孕日久，最易心生怫郁，多虑善感。肝郁气滞，三焦失畅亦可致血瘀、痰湿阻滞冲任胞宫胞脉而引起不孕。肝郁气滞、肝郁化火亦可引起月经不调而导致不孕。

临床常可见肝郁气滞、肝郁血瘀、肝郁化火、肝经湿热、肝阳上亢等。肝病累及他脏常见肝郁乘脾、肝气犯胃、肝郁伤心等证。常用方有四逆散、逍遥散、丹栀逍遥散、当归芍药散、小柴胡汤、龙胆泻肝汤、开郁种玉汤等。

【病案举例】

陈某，女，26岁。2020年12月22日初诊。主诉不孕4年多，月经周期延后10年多。自诉孕0产0，月经初潮始出现月经周期后期，常2月一行，5日干净，经量中等，痛经明显，末次月经为11月27日。婚后未避孕而未孕4年多。刻诊症见夜寐差，难入眠，易醒，纳可，情志焦虑抑郁，无明显腰痛，大小便正常，脉沉细，舌淡胖，苔白腻，边有齿痕。B超检查提示双侧卵巢多囊样改变。性激素六项检查示FSH 3.8 IU/L，LH 9.04 IU/L，E2 46 pg/mL，P 0.18 ng/mL，PRL 20.57 ng/mL，T 0.40 ng/mL，AMH 6.92 ng/mL。2020年9月4日HSG显示双侧输卵管伞端包裹，粘连，仅有少量造影剂通过，提示通而不畅。解脲支原体（UU）阳性，人型支原体

（MH）阳性，CT阴性。西医诊断为不孕症、多囊卵巢综合征。中医诊断为不孕症、月经后期。症候为肝郁脾虚，气滞血瘀。治则为疏肝健脾，活血化瘀。处方：①中药内服。苍术10 g，白术20 g，茯苓15 g，炒麦芽30 g，柴胡20 g，枳壳15 g，竹茹10 g，黄芪20 g，地龙10 g，王不留行10 g，皂角刺15 g，生姜10 g，大枣10 g，陈皮10 g，姜半夏10 g，炙甘草5 g。10剂，水煎服。②中药灌肠。三棱20 g，川楝子20 g，柴胡20 g，赤芍30 g，大血藤30 g，王不留行20 g，莪术20 g，延胡索20 g。6剂，每剂水煎200 mL，分12次保留灌肠。

2020年12月28日二诊。患者夜寐明显好转，无明显腰酸及腹痛。情绪易激动，因生育问题焦虑低落；脉沉细，舌红，苔白腻，边有齿痕。测排卵示EM 10 mm，LF 23 mm×19 mm。处方：柴胡20 g，枳实15 g，炒麦芽30 g，白术15 g，茯苓15 g，竹茹10 g，生姜10 g，大枣10 g，姜半夏15 g，苍术15 g，白芍20 g，人参10 g，延胡索15 g，炙甘草5 g。7剂，水煎服。

2021年1月21日三诊。患者乳房胀痛1周，下腹隐痛，白带增多，睡眠好转，无明显腰痛，无阴道流血，脉沉细略滑，舌淡红，苔薄白，边有齿痕。查血示P 11.35 ng/mL，HCG 9791.58 ng/mL，E2 342 pg/mL。处方：①黄体酮注射液40 mg/日，肌内注射。②黄芪15 g，白术15 g，茯苓15 g，旱莲草15 g，女贞子10 g，黄芩10 g，麦冬15 g，桑寄生15 g，菟丝子15 g，续断15 g，阿胶6 g（烊化），炙甘草5 g。7剂，水煎服。

2020年1月28日四诊。患者停经55日，乳房胀痛，小腹隐痛，腰酸，无阴道流血，脉细滑，舌淡红，苔薄白。β-HCG 41891.28 ng/mL，P 17.63 ng/mL，E2 608 pg/mL。B超示宫内早孕，见胎芽胎心。处方守1月21日方，7剂，水煎服。

【按】该患者不孕4年，HSG显示双侧输卵管包裹、粘连、通而不畅，月经周期延后、痛经等。每次来诊时，患者都表现出严重的紧张焦虑情绪，在与其分析病情时，稍稍言重，即泪流不止，心情异常低落。自诉因生育问题困扰多年，受到来自家庭成员的种种冷眼和压力；脉诊时始终无明显的弦滑或细弦脉，但根据望诊和问诊收集的信息，考虑从肝郁入手，又有肝郁日久、下克脾土、脾壅湿滞之证。初诊时用四逆散加温胆汤为主方行疏肝解郁、健脾化湿之功；同时加用陈慧侬治疗输卵管性不孕症的经验药物地龙、皂角刺、王不留行，以加强其透郁通络的功效；配合中药活血化瘀灌肠方保留灌肠，内外合治。二诊时患者睡眠已明显好转，测排卵发现一侧有成熟卵泡，鼓励和安慰患者并指导同房，患者心情已略放轻松，用小柴胡汤加减。三诊时已成功妊娠，患者喜出望外，用寿胎丸加减安胎治疗。本病案提示：①注重患者的心理治疗。多安慰与鼓励，使其卸下心理包袱。②对于一系列繁杂现代医学的检查结果，可以参考借鉴，但根本上还是要从中医的思维方法进行辨析。善于抓住主证，抽丝剥茧，驭繁于简，胆大心细，辨证论治方能效若桴鼓。

（二）从瘀论治，通补兼施

《张氏医通》妇人门篇云："有因瘀积胞门，子宫不净，或经闭不通，成崩中不止，寒热体虚而不孕者。"《血证论》亦云："凡血证，总以祛瘀为要。"《医宗金鉴》云："因宿血积于胞中，新血不生而不能成孕。"

陈慧侬认为，不孕症基本病机是本虚标实证，本虚指脏腑功能的失调，标实是在本虚的基础上产生的瘀血、痰湿等病理产物，阻滞冲任胞宫胞脉而致不孕。瘀因虚生，瘀致更虚，虚瘀互因，从而使疾病错综复杂，胶结难愈。陈慧侬认为，瘀是导致不孕症等妇科疑难杂症的关键病机。

血瘀致病。陈慧侬指出，妇女经、孕、产、乳均以血为用，阴血难成而易亏。若摄生不慎、感受外邪、七情内伤、生活所伤，外邪最易趁血海空虚、正气耗损时入侵血室，邪与血搏结而发为血瘀，瘀血阻滞胞脉，两精不能相合成孕。肝气郁结则气滞血瘀；经期、产后寒邪客于胞中，则寒凝血瘀；阳虚则虚寒内生，寒凝血瘀；阴虚则热盛，蒸腾津液，而致血热致瘀；气虚运血无力则气虚血瘀；肾精亏虚，化血虚少，肾气亏虚，行血不力而致肾虚血瘀；久病入络，久病致瘀等。血瘀是妇科疾病的常见病因和病机要点。

痰湿瘀阻致病。痰湿阻滞冲任可致月经失调；痰涎壅盛，脂浊壅塞，致形体肥胖；痰湿、气血互结瘀滞，亦致排卵障碍而引起不孕。《万氏妇人科》云："唯彼肥硕者，膏脂充满，元室之户不开；挟痰者，痰涎壅滞，血海之波不流。故有过期而经始行，或数月而经一行，及为浊为带为经闭，为无子之病。"这明确指出了痰湿瘀阻导致不孕的病因病机。

湿邪属阴，其性重浊，易袭阴位，缠绵黏腻。胞宫胞脉处于下焦，湿邪最易侵犯。或宿有湿热内盛，或因经行产后血室正开、气血亏虚之时，湿热之邪入侵，湿热阻滞，日久成瘀。或湿瘀日久，郁而化热，而湿热瘀结。湿热瘀阻胞宫胞脉，两精不能相搏而发为不孕。

1. 从肝经瘀阻论治输卵管性不孕症

输卵管性不孕症是指输卵管的结构和功能异常导致的不孕症，约占不孕症的25%～35%。多为盆腔的慢性炎症导致输卵管的管腔粘连、僵硬或受周围组织的牵拉、扭曲或闭塞，使输卵管丧失输送精子、卵子和受精卵的生理功能而导致不孕。

现代医学认为输卵管性不孕症的病因主要有盆腔炎、子宫内膜异位症、支原体衣原体感染、输卵管结核、盆腹腔手术史及先天解剖异常等。采用宫腹腔镜的输卵管疏通手术治疗是一个有效的治疗手段。但手术治疗存在管腔纤毛损伤、上皮层炎症改变等问题，从而影响输卵管的蠕动、摄卵、受精卵的运送等功能，有复通率高但受孕率不高的弊端。

（1）病因病机。《格致余论》云："阴阳交媾，胎孕乃凝，所藏之处，名曰子宫。一系在下，上有两歧，一达于左，一达于右。"这一论述形象描述了输卵管的位置。其所过之处为足厥阴肝经所络属，提供了从肝论治输卵管堵塞的理论依据。陈慧侬认为，输卵管所在为肝经所主，堵塞总的病因病机为瘀血阻滞胞脉，常见证型有气滞血瘀、湿热瘀阻、寒凝血瘀、气虚血瘀。

（2）内外合治。活血化瘀通络为治疗输卵管性不孕症的大法。常用内服方用自拟的经验方通管方加减化裁。方药组成：炮甲5 g，地龙10 g，皂角刺20 g，王不留行15 g，路路通10 g，川楝子10 g，荔枝核10 g。其中以炮甲、地龙共为君药，两者为血肉有情之品，均具有咸寒走窜的生理特性，取其通经剔络，无所不入，破瘀消癥的功效。皂角刺消肿排脓，行气活血；王不留行通利血脉，活血通经，两者共为臣药。路路通活血通络，疏肝理气；川楝子、橘核、荔枝核入肝经，疏肝理气，活血行滞。全方使气机得畅，胞脉得通，阴阳两精相搏而成孕。同时配合中药的保留灌肠、理疗、艾灸、外敷等外治方法，能直接从直肠、腹壁局部渗透，直达病所，活血通络，内外合治，相得益彰。常用的灌肠方组成：败酱草15 g，王不留行15 g，三棱20 g，莪术20 g，川楝子20 g，延胡索20 g，丹参15 g，地龙15 g，赤芍20 g，两面针20 g，白花蛇舌草20 g。

【病案举例】

梁某，女，24岁。2018年7月4日初诊。主诉不孕3年。自诉孕3产1流2，2015年2月顺产1胎，欲孕未孕1年多。月经28～32日周期，行经时间延长，7～9日干净，经量偏少，有血块，经色暗红，痛经明显。2016年底开始欲孕二胎，至今3年不孕。2018年1月HSG显示右侧输卵管扩张，轻度积水，左侧输卵管梗阻，末次月经为6月6日。刻诊症见夜寐可，腰酸，心烦易怒，纳欠佳，尿频尿急，大便调，脉细弦，舌红，苔薄白。妇科检查外阴正常，阴道畅，宫颈光滑，子宫后位，左偏，活动差，压痛，双附件区无触及异常。西医诊断为不孕症（输卵管性不孕）。中医诊断为不孕症、经期延长。症候为肝郁肾虚血瘀。治则为补肾疏肝，化瘀通络。处方：①中药内服。三棱10 g，莪术10 g，川楝子10 g，延胡索10 g，鸡内金10 g，白术10 g，炮甲10 g，茯苓10 g，花粉20 g，知母15 g，黄芪20 g，王不留行10 g，甘草5 g。15剂，水煎服。②中药灌肠。三棱20 g，莪术20 g，王不留行20 g，赤芍15 g，皂角刺20 g，红藤20 g，川楝子20 g，延胡索20 g，苏木20 g。5剂，水煎灌肠，每剂煎药200 mL，分10次保留灌肠。

2018年7月18日二诊。患者末次月经为7月5日，6日干净，行经期已正常，经量中等，无血块，无痛经。夜寐可，心烦易怒，经前乳房胀痛，口干不苦，纳欠佳，尿黄，大便调，脉细弦，舌淡，苔薄白，边有齿痕。处方：柴胡10 g，赤芍15 g，橘核10 g，香附15 g，枳壳10 g，炮甲10 g，王不留行10 g，地龙15 g，川楝子10 g，延胡索10 g，三棱10 g，甘草5 g。10剂，水煎服。

2018年7月29日三诊。患者7月24日起阴道有少许流血，无腰酸，无乳房胀痛，口干，二便调，脉细弦，舌淡红，苔薄白。处方：柴胡15 g，枳壳10 g，白芍15 g，川楝子10 g，延胡索10 g，当归10 g，黄芪20 g，旱莲草15 g，仙鹤草15 g，甘草5 g。5剂，水煎服。

2018年8月4日四诊。患者末次月经为7月24日，10日干净，量偏少，无腰酸，纳寐可，二便调，脉细滑，舌淡红，苔薄白。处方：生地黄20 g，地骨皮15 g，阿胶10 g（烊化），玄参15 g，白芍20 g，龟甲15 g，知母15 g，黄柏10 g，五味子5 g，麦冬15 g，沙参15 g，当归10 g，续断15 g，香附15 g，炮甲10 g，地龙10 g。15剂，水煎服。

2018年8月27日五诊。患者停经33日，末次月经为7月24日，自觉下腹坠胀，乳房胀痛，脉弦滑，舌淡，苔薄白。P 19.19 ng/mL，E2 211.7 pg/mL，HCG 1580.92 ng/mL。诊断为早孕。处方：续断15 g，菟丝子15 g，桑寄生15 g，阿胶10 g（烊化），杜仲10 g，旱莲草15 g，女贞子10 g，白芍15 g，白术10 g，石斛15 g，山药15 g，甘草5 g。7剂，水煎服。

2018年9月19日六诊。B超检查提示患者宫内早孕，孕囊大小为28 mm×17 mm，见胎心。继用寿胎丸加减保胎至孕11周立卡。

【按】患者因不孕3年来诊，HSG显示左侧梗阻，右侧轻度扩张，积水。伴经期延长，痛经。考虑为瘀阻胞脉、两精不能相搏引起的不孕症。非瘀血消散、胞脉通畅则胎孕难成。初诊时综观脉证，辨为胞宫瘀阻、肝郁肾虚证。此时正邪相当，拟攻补兼施。用理冲汤加炮甲扶正祛邪，化瘀通络。并用活血化瘀消癥中药灌肠，使药物直达病所，内外合治，相得益彰。二诊、三诊时患者因家事而心烦易怒，焦虑急躁，且有乳房胀痛、纳差、脉细弦的肝气郁结、肝脾不调之证，予四逆散加橘核、香附疏肝解郁，调和肝脾，畅达三焦；金铃子散疏肝理气止痛；加炮甲、地龙血肉，取其善于走窜通络、无所不至的功效。全方力达肝脾调，气机畅，脉络通，气血和。四诊时为经后期，此时血海空虚，肾阴不足，用两地汤合大补阴丸加一贯煎大补肝肾之阴，以促进卵子生长发育成熟并排出。此时精卵好，脉络通，冲任通盛，择的候合，故能成功受孕。孕后用寿胎丸合二至丸补肾固冲安胎。

【病案举例】

聂某，女，35岁。2011年3月21日初诊。主诉欲孕未孕2年。自诉4年前曾药流1次，曾B超监测卵泡有成熟卵泡排出，发现双侧卵巢子宫内膜异位症（巧克力囊肿）。性激素6项检查无异常。HSG显示右输卵管堵塞，左侧输卵管壶腹部呈串珠样改变（通而不畅）。月经周期提前，23～28日一行，经色暗，量偏少，有血块，痛经明显，常需服止痛药，末次月经为3月10日；脉细弦，舌暗，苔薄白。诊断为不孕症、痛经。症候为肝郁血瘀，胞脉瘀阻。治则为疏肝理气，化瘀通络。处方：川楝子10 g，炮甲10 g，王不留行10 g，血竭10 g，地龙10 g，两面针10 g，柴胡15 g，赤芍10 g，甘草5 g。7剂，水煎服。

2011年3月30日二诊。患者诉大便溏烂，脉细弦，舌暗，苔薄白。处方：上方去地龙，加白术10 g、茯苓10 g。20剂，水煎服。

2011年5月11日三诊。患者末次月经为5月9日，经量中等，无痛经。经来纳差，经前乳胀，脉细滑，舌淡暗，苔薄白。处方：何首乌20 g，当归10 g，太子参12 g，白术10 g，柴胡10 g，茯苓10 g，炮甲10 g，王不留行10 g，川楝子10 g，橘核10 g，皂角刺10 g。15剂，水煎服。

2011年5月29日四诊。患者觉乳房胀痛，脉细弦，舌暗，苔薄白。处方：炮甲10 g，王不留行10 g，柴胡10 g，丹参10 g，白术10 g，茯苓10 g，橘核10 g，川楝子10 g，皂角刺10 g。15剂，水煎服。

2011年6月9日五诊。患者末次月经为6月7日，经量偏少，有小血块，无痛经。脉弦滑，舌暗，苔薄白。处方：柴胡10 g，白芍20 g，白术10 g，益母草15 g，当归10 g，川楝子10 g，延胡索10 g，艾叶10 g，牛膝10 g，丹参12 g，鸡血藤10 g，鬼箭羽10 g。5剂，水煎服。

2011年6月15日六诊。患者经净3日，无明显不适。脉细弦，舌淡暗，苔薄白。处方：炮甲10g，地龙10g，当归10g，白术10g，茯苓10g，牛膝10g，柴胡10g，王不留行10g，党参15g，皂角刺10g，川楝子10g，延胡索10g，甘草10g。30剂，水煎服。

2011年8月1日七诊。患者末次月经为7月7日，自觉纳差，无乳胀，睡眠欠佳，脉弦滑，舌淡暗，苔薄白。处方：黄芪20g，白术10g，茯苓10g，血竭10g，王不留行10g，川楝子10g，山茱萸10g，鬼箭羽10g，香附10g，地龙10g，党参10g，菟丝子10g。14剂，水煎服。

2011年8月13日八诊。患者为经中期，自觉下腹隐痛，末次月经为8月3日，行经期7日，经量中等，色红，无痛经。脉弦滑，舌暗，苔薄白。处方：黄芪20g，血竭5g，白芍20g，川芎10g，王不留行10g，三棱10g，莪术10g，白术10g，茯苓10g，党参10g，丹参12g，川楝子10g，延胡索10g。14剂，水煎服。

2011年9月11日九诊。患者停经39天。B超检查提示宫内早孕，左侧巧克力囊肿；脉弦滑，舌淡暗，苔薄白。处方：白芍20g，当归10g，白术10g，茯苓10g，桑寄生20g，阿胶10g（烊化），山药10g，菟丝子20g，续断10g，泽泻10g。7剂，水煎服。

【按】现代医学诊断为输卵管性不孕症。患者平素性情急躁，肝郁气滞，气滞而行血不利，瘀阻冲任胞脉发为不孕、痛经、症瘕。肝郁日久化热，故寐差，月经先期，口干口苦，心烦易怒。木郁土壅，故纳差，便秘不行；脉细弦、舌暗、苔薄白均为肝郁血瘀之象。陈慧侬治以疏肝解郁，化瘀通络。用自拟验方通管汤合四逆散加减治之。治疗中注意顾护脾胃及阴血，攻补兼施，使邪祛而不伤正。半年后，气血和，经络通，顺利摄精成孕。

2.从湿热瘀阻论治免疫性不孕症

免疫性不孕指夫妻未避孕同居至少1年而未能受孕，且临床检查致病因素并不明显，女方自身机体生殖功能、排卵正常，男方精液常规检查正常，夫妻性生活正常。研究发现，卵巢、精子、受精卵、促性腺激素等生殖系统抗原均可导致免疫反应，产生EmAb、AsAb、抗卵巢抗体（AoAb）

等，致精卵结合受阻，或影响受精卵的着床，诱发不孕。目前，西医临床多采用免疫抑制、避孕套隔绝等疗法治疗，患者接受度较差，副作用较大，效果不甚理想。

陈慧侬认为，本病多由于房事不节、经期、产后或宫腔手术操作损伤冲任，或由于摄生不洁，感受湿热之邪，湿热瘀阻冲任，冲任阻滞，气血运行不畅，故不能摄精成孕。肾为冲任之本，主生殖，肝肾同居下焦，乙癸同源，为子母之脏。湿热瘀阻冲任，日久化热，灼伤阴精，容易导致肝肾阴虚，阴虚火旺，虚火灼精，使胞脉失养，病情加重，疾病反复，缠绵难愈。本病病机关键为湿热瘀阻，病位在肝肾和冲任，治疗原则为清热、利湿、化瘀。常用方药为自拟经验方消抗汤。方药组成：穿心莲15 g，黄柏10 g，两面针10 g，山药15 g，赤芍10 g，三七粉3 g（冲服），丹参10 g，桃仁10 g，茯苓12 g，甘草5 g。每天1剂，水煎服，15天为1个疗程。方中穿心莲、黄柏、两面针清热利湿，泻火解毒；茯苓、山药健脾渗湿；三七、丹参、桃仁、赤芍活血化瘀；甘草调和诸药。临床治疗具有疗程短、效果显著的优势。

【病案举例】

苏某，女，30岁。2019年8月30日初诊。主诉不孕4年。自诉孕1产1，欲孕二胎不孕4年，月经周期33～35天，7～8天干净，经量中等，经色鲜红，少血块，痛经明显，患者末次月经为8月22日。2017年HSG显示双侧输卵管通畅，监测排卵卵泡发育不良，其丈夫精子正常。AsAb阳性，EmAb阳性，在外院治疗后仍未转阴。刻诊症见夜寐可，纳可，欲吐，经前明显，口干，心烦易怒，腰酸胀，大便秘结，小便黄；脉细弦，舌红，苔略腻。既往史有甲亢，已治愈。中医诊断为不孕症。症候为肝经湿热瘀阻兼肾虚。西医诊断为免疫性不孕。治法为清肝利湿，补肾活血。处方：牡丹皮15 g，山栀子5 g，桃仁10 g，三七8 g，黄芩15 g，炒麦芽30 g，柴胡10 g，穿心莲15 g。15剂，水煎服。

2019年9月16日二诊。复查AsAb阴性，EmAb阴性，抗心磷脂抗体阴性。患者现自觉纳寐可，口干，心烦易怒，乳房胀痛，大便正常，每天一行，小便黄；脉细弦，舌红，苔少。处方：黄柏10g，熟地黄15g，麦冬15g，当归10g，白芍20g，川芎10g，龟甲15g，川楝子6g，枸杞子10g，鹿角胶6g，炙甘草5g。7剂，水煎服。

2019年9月28日三诊。患者末次月经为9月25日，周期33天，经量中等，无血块，无痛经；脉沉细，舌红，苔薄白。处方：守上方，加沙参10g。15剂，水煎服。

2019年10月12日四诊。患者月经周期第18天，B超测排卵，左卵泡大小15mm×11mm，EM 9mm；脉沉细，舌红，苔薄白。处方：山茱萸10g，山药15g，熟地黄15g，菟丝子15g，枸杞子10g，龟甲15g，鹿角胶6g（烊化），牛膝10g，桃仁10g，黄芩10g。5剂，水煎服。

2019年11月14日五诊。患者末次月经为11月12日。性激素六项检查示FSH 6.39 IU/L，LH 2.33 IU/L，E2 40 pg/mL，P 0.23 ng/mL，PRL 3.94 ng/mL，AMH 2.61 ng/mL。脉沉细，舌淡，苔薄白。夜寐可，纳可，易心悸，大便秘结。处方：山茱萸10g，菟丝子20g，山药15g，熟地黄15g，枸杞子15g，鹿角胶5g（烊化），龟甲15g，牛膝10g，川芎10g，白芍20g，当归10g，茯苓15g。7剂，水煎服。

2019年11月26日六诊。患者月经第15天，末次月经为11月12日，经量中等，无痛经，8天干净。纳寐可，腰酸，口干，脉沉细，舌淡红，苔薄白。处方：山茱萸10g，山药15g，菟丝子15g，牛膝10g，枸杞子10g，龟甲15g，鹿角胶5g（烊化），熟地黄15g，炙甘草3g。7剂，水煎服。

2020年3月2日七诊。患者末次月经为2月27日，脉细弦，舌红，苔少。处方：熟地黄15g，龟甲15g，鹿角胶5g（烊化），山药15g，黄柏10g，知母15g，当归10g，沙参10g，旱莲草15g，麦冬15g。7剂，水煎服。

2020年3月12日八诊。患者月经第15天，LF 14mm×7mm，EM 6.7mm；脉沉细，舌红，苔少。处方：麦冬15g，熟地黄15g，知母15g，黄柏10g，枸杞子10g，鹿角胶5g（烊化），沙参10g，川芎10g，白芍15g，龟甲15g，当归10g。7剂，水煎服。

2020年4月7日九诊。患者停经40天，末次月经为2月27日，自测尿妊娠试验阳性，P 14.18 ng/mL，E2 115 pg/mL，血HCG 1911.85 ng/mL。处方：太子参15 g，麦冬15 g，五味子5 g，旱莲草15 g，女贞子10 g，续断15 g，菟丝子15 g，桑寄生15 g，阿胶10 g（烊化），炙甘草5 g。7剂，水煎服。口服黄体酮胶囊，每次100 mg，每天2次。

2020年4月21日十诊。B超检查提示宫内早孕，孕囊大小为24 mm×19 mm×13 mm，见胎芽胎心。

【按】本病虚实夹杂，本虚而标实。湿邪属阴，重浊而黏滞，使气机升降受遏，气血运行受阻。湿久郁而化热，湿热瘀阻胞宫胞脉，两精相搏受阻而不能摄精成孕。肝气郁滞，郁久化火，故有心烦喜呕、便秘、痛经等证；脉细弦、舌红苔腻为肝胆三焦湿热瘀阻证。四诊合参，可辨为肝经湿热瘀阻。用栀子柏皮汤清利肝胆三焦湿热，加三七、桃仁活血化瘀，加炒麦芽疏肝理气，顾护脾胃，为见肝之病，知肝传脾，当先实脾之意。患者服药15剂后二诊复查免疫抗体转阴性。肝为刚脏，体阴用阳，肝木全赖肾水滋养。此时，着重滋阴补肾，滋水涵木，活血化瘀，治本调经以促孕。用自拟经验方滋阴清热育卵方合一贯煎滋补肝肾，助卵发育，用当归芍药散活血化瘀；超声监测排卵，择氤氲之时，两精相合，摄精成孕。孕后用寿胎丸合生脉二至丸固肾安胎。

（三）从冲任血瘀论治子宫内膜异位症不孕症

子宫内膜异位症是指具有生长功能的子宫内膜组织出现在子宫腔被覆子宫内膜以外的其他部位而引起的病证。主要的临床症状有进行性加重性痛经、性交痛、月经异常、盆腔包块、不孕等。在育龄期妇女中，子宫内膜异位症的发病率为10%～15%，且呈逐年上升的趋势。子宫内膜异位症患者中有40%～50%合并不孕。

对子宫内膜异位症，陈慧侬根据长期的临床实践，总结出本病基本的病机为冲任受损，瘀血阻滞。血瘀既是痛经的重要致病因素，又影响脏腑、气血、经络的功能，形成新的病理产物，进一步损伤脏腑的功能，因虚致瘀，因瘀致虚，使疾病渐进性加剧和迁延难愈。病性本虚标实，虚实夹杂，病位在胞宫冲任。本虚在于肾、肝、脾的脏腑功能失调，标实在于瘀血阻滞胞宫冲任。

在辨证论治上，活血化瘀止痛的治疗大法贯穿始终。血瘀可分为气虚血瘀、肾虚血瘀、肝郁血瘀、寒凝血瘀、阴虚血瘀等证型。根据不同病因和分型，顺应女性月经生理周期中气血阴阳的变化节律，分阶段、分主次进行治疗。

（1）扶正祛邪，分期治疗。经前期及行经期应因势利导，以通为顺，侧重于化瘀通经，常用活血化瘀方为当归芍药散、桂枝茯苓丸、少腹逐瘀汤、血府逐瘀汤等。经后期血海空虚，正气耗损，以补养为主，分别采用健脾、补肾、疏肝、温经、益气的方法，扶正固本，兼顾活血化瘀，健脾益气用补中益气汤、归脾丸等；补肾填精用左归丸、经验方滋阴清热育卵方、归肾丸等；疏肝解郁选用逍遥丸、柴胡疏肝散、开郁种玉汤、小柴胡汤等；温经选用经验方内异痛经灵、温经汤、少腹逐瘀汤、膈下逐瘀汤等。经中期以活血化瘀消症为主，兼顾扶正，以助精卵排出，阴阳顺利转化。治疗过程中还须时时顾护脾胃与阴血，以防活血太过，耗气伤血，使气血更虚，甚至加重血瘀，适得其反。对于子宫内膜异位症，陈慧侬常用经验方内异痛经灵加减化裁治疗。

（2）内外合治，相辅相成。陈慧侬在内服治疗的基础上常配合中药的保留灌肠、理疗、针灸、外敷等外治方法。运用活血化瘀、理气止痛的中药进行直肠点滴，使药物有效成分通过直肠黏膜的吸收、渗透，直接作用于病灶，可维持较高的血药浓度和生物利用度，内外合治，相得益彰。常用的灌肠方组成：王不留行15 g，三棱20 g，莪术20 g，川楝子20 g，延胡索20 g，丹参15 g，地龙15 g，赤芍20 g等。

（3）用药特点及经验方。陈慧侬治疗子宫内膜异位症有独到的方法，善用乳香、没药、血竭、鬼箭羽等活血化瘀、理气止痛的药物，研发的成药内异痛经灵应用于临床，取得了很好的治疗效果。

血竭性甘、咸、平，归心、肝经，具有活血定痛、化瘀止血、敛疮生肌的功效。《本草逢源》云："治伤折打损一切疼痛，血气搅刺，内伤血聚，并宜酒服。乳香、没药虽主血病兼入气分，此则专入肝经血分也。"陈慧侬认为，血竭化开如人的血液，专入血分，为治疗子宫内膜异位症的良药，如《金匮要略》说的"血不利则为水"，她常加入桂枝、泽泻等药温通经脉，通阳化气，利水行瘀，血水同治。对子宫内膜异位症，陈慧侬擅长用水蛭、九香虫、虻虫、土鳖虫等动物类药，认为它们药性走窜，专入血分，搜刮剔络，活血化瘀而不伤正气。

陈慧侬自拟经验方内异痛经灵组成：五灵脂10 g，蒲黄6 g，九香虫10 g，桂枝10 g，橘核10 g，乌药10 g，白芍20 g，血竭1 g，炙甘草10 g。冲服。方中以失笑散、血竭活血化瘀止痛为主药，使瘀得消散，"通则不痛"。气为血帅，气行则血行，佐以九香虫、乌药、橘核行气止痛，并助主药活血消症止痛。血遇寒则涩而瘀滞，温则消而去之，选用桂枝、九香虫、乌药达到温通补肾作用，能温运通达，使瘀消痛止。配用芍药甘草汤缓急止痛。全方共奏活血通经、行气柔肝、化瘀止痛之功效。

【病案举例】

龚某，女，29岁。2019年3月2日初诊。主诉痛经8年多，双侧巧克力囊肿剔除术后再发1年，不孕3年。自诉8年多前出现痛经，症状逐年加重，欲孕未孕3年。西医诊断为双侧巧克力囊肿并于2018年行巧克力囊肿剔除术。术后痛经缓解。2018年B超检查时再次发现双侧巧克力囊肿，大小分别为左侧33 mm×27 mm、右侧37 mm×34 mm。痛经再发，痛甚时四肢冰冷，面色苍白，汗出，呕吐。月经周期正常，经量偏少，色暗，有大血块，有子宫内膜样物排出，末次月经为2019年2月13日。刻诊症见面色苍白无华，纳少，下腹坠胀感，腰膝酸软，怕冷，经期尤甚，大便溏，小便正常；脉沉细，舌淡暗，边尖有瘀点。中医诊断为痛经、症瘕、不孕症。症候为脾肾阳虚，寒凝血瘀。西医诊断为子宫内膜异位症。治法为温补脾肾，温经散寒，化瘀消症。处方：黄芪15 g，三棱10 g，莪术10 g，小茴香5 g，川楝子10 g，延胡索10 g，血竭5 g，肉桂10 g，香附10 g，白芍20 g，甘草5 g。7剂，水煎服。

2019年3月23日二诊。患者末次月经为3月15日，经量中等，经色暗红，有小血块，痛经明显缓解。舌脉如前。处方：上方去肉桂、小茴香，加当归10 g、川芎6 g、党参15 g。7剂，水煎服。

2019年4月3日三诊。患者自觉腰部酸胀，肛门坠胀，睡眠欠佳，舌暗，苔少，脉沉细。处方：续断15 g，三棱10 g，莪术10 g，川楝子15 g，延胡索10 g，血竭5 g，白芍20 g，香附15 g，鬼箭羽10 g，桃仁10 g，甘草5 g。7剂，水煎服。

2019年4月17日四诊。患者末次月经为4月11日，经期提前4天而至，无痛经，经前失眠，口干。舌暗，苔少，脉沉细。处方：人参15 g，麦冬10 g，五味子5 g，旱莲草15 g，女贞子10 g，白芍20 g，血竭5 g，三棱10 g，莪术10 g，鬼箭羽10 g，甘草5 g。7剂，水煎服。

2019年5月16日五诊。患者末次月经为5月10日，无痛经，经色暗红，少许血块。舌暗淡，脉沉细。经后期血海空虚，拟滋肾养血、活血。处方：山茱萸10 g，山药15 g，熟地黄10 g，鹿角胶10 g（烊化），茯苓10 g，菟丝子15 g，当归10 g，白芍15 g，川芎10 g，血竭5 g，黄芪15 g，甘草5 g。7剂，水煎服。

治疗半年后痛经未发，继续补肾活血分期治疗，2019年10月21日停经46天，B超检查诊为宫内早孕。用寿胎丸合当归芍药散保胎治疗。

【按】该病案患者初诊时有面色无华、纳少、便溏、下腹坠胀、怕冷、腰酸胀等症状，辨为本虚脾肾阳虚证。脾肾阳虚，失于温煦，虚寒内盛，寒凝冲任胞宫，结为血瘀。结合脉沉细，舌淡暗，苔薄白，四诊合参，辨为脾肾阳虚，寒凝血瘀证，正值经前期，宜因势利导，通因通用。用自拟经验方内异痛经灵合举元煎加减。二诊时为经后期，此时血海排净、气血亏虚，以养为主，侧重于扶正治本，兼顾活血化瘀，去小茴香、肉桂辛燥之品，加当归、川芎、党参补益气血。治疗一周期后，四诊时痛经消失，出现月经提前4天、失眠、口干等肾阴不足的症状，此时为经后期，用生脉散合二至丸补心肾之阴，使心肾相交，兼顾活血。治疗半年，患者肾精充足，任通冲盛，两精相搏而成功受孕。

陈慧侬在活血化瘀消症的治疗中时时顾护脾胃与阴血，以防活血太过、耗气伤血，使气血更虚，甚至加重血瘀，适得其反。

十八、理冲汤加减治疗慢性盆腔炎

理冲汤出自清代医家张锡纯的《医学衷中参西录》，书中描述理冲汤："治妇女经闭不行或产后恶露不尽，结为症瘕，以致阴虚作热，阳虚作冷，食少咳嗽，虚证沓来，服此汤十余剂后，虚证自退，三十剂后，瘀血尽可消。"理冲汤主治气虚有实之症瘕血瘀证，具有益气健脾、活血消症的功效。全方由黄芪、党参、白术、山药、天花粉、知母、三棱、莪术、鸡内金组成，其中三棱、莪术破血、行气、消症，共为君药；黄芪、党参、白术健脾益气，顾护正气，共为臣药，配伍君药标本兼治，攻补兼施，攻邪而不伤正；以山药、知母、天花粉、鸡内金健脾消滞，化瘀而不伤气分。全方共奏补虚、清热、除湿、活血散结的功效。

盆腔炎为女性常见疾病，指盆腔腹膜、生殖器官、子宫周边结缔组织等出现炎性反应的疾病，分为急性盆腔炎和慢性盆腔炎两类，以腰腹部疼痛、月经失调、白带异常为常见的临床表现。妇科双合诊可见子宫压痛，活动受限，或附件、宫旁组织增厚，有压痛。超声检查可有炎性包块。陈慧侬运用理冲汤化裁治疗盆腔炎，观察病案89例，治愈病案占84.3%，好转病案占12.3%，取得较好的疗效。

（一）病因病机

本病多为急性盆腔炎未能及时、彻底治愈而致，其特点是反复发作，迁延难愈。中医根本病机为正气虚弱，复感外邪，阻滞气血，气机失畅，瘀阻胞宫胞脉。虚实夹杂，本虚标实。

（1）虚体感受实邪为慢性盆腔炎的发病特点。经、产之时胞脉空虚，抗病力弱，外邪直侵胞宫，影响冲任而致病，正如宋代医家陈自明所说："因行经产后风邪入胞门，传于脏腑而致之。"因此认为体弱感受实邪为本病的致病特点。

（2）虚、热、瘀为本病病理的关键。体虚感受实邪而致本病，而邪盛耗阴伤气，体质更弱，气血运行缓慢，瘀阻益甚，病程日久，气阴受损，瘀结加重，形成虚甚生邪，故说"虚"为病机的关键。

下腹痛、腰既酸胀、带下量多且性状改变等症状为湿热郁积任脉所致。正如刘河间所说："结热郁滞于带，故女子脐下痨痛而绵绵，阴器中时下也……湿热郁结不散。"叶天士也说："赤者，热入小肠，源其本皆涩热结于任脉……"

慢性盆腔炎患者盆腔内有不同部位、不同程度的盆腔组织炎症改变，甚至有炎性包块的形成，此归属于"症"的范围。《灵枢经》说："凝血蕴里而不散，津液湿渗，著而不去，而积皆成矣。"又说："瘀久不消，则为积聚，症瘕矣。"指出"瘀"为"症瘕"形成的主要因素，也是慢性盆腔炎辨证的病机关键。

（二）辨证治疗

盆腔炎确诊后分四型论治。

1. 湿毒内侵证

本证多起于产后（含人工流产、自然流产）、房事后、月经后，表现为下腹痛拒按，行经期或活动后疼痛加重，腰骶胀痛，带下量多、色黄或黄白兼见，有臭味，或低热，或月经失调，或恶露不绝，脉弦滑，舌红，苔黄腻。治则为清热除湿，活血祛瘀，佐益气扶正。方用理冲汤去天花粉、知母，加二妙散、蒲公英、败酱草、白花蛇舌草、两面针等。

2. 瘀血内阻证

本证患者平时下腹部隐痛不休，经行或房事后加重；月经失调，表现为后期，经量多少不一，淋漓不尽，经质稠或有块，色瘀暗或经行寒热往来，头痛，头昏，胸闷作呕，或平时带下量多、色白，多继发不孕，脉弦或沉紧，舌暗或瘀点，苔薄白。治则为活血化瘀散结，佐以益气和血。

方用理冲汤去知母、天花粉，加蒲黄、没药、王不留行，兼热加大黄炭，兼寒用小茴香、干姜、官桂等。

3. 肝经湿热证

本证患者经前乳房胀痛，胸胁少腹胀痛不适，经行少腹痛胀难忍，经量多少不一，先后不定，淋漓而至，行经期延长，平时带下量多，赤白兼见，或阴痒，不孕；脉弦，舌红，苔腻。治则为疏肝清热利湿，佐以益气相血。方用理冲汤加白花蛇舌草、川楝子、延胡索、泽泻、大黄炭、蒲公英等。

4. 肝肾两亏证

本证患者腹痛，腰骶坠胀，日久不愈，带下量多或赤白兼见，质稠黏时似血非血，伴心烦少寐，口干咽燥，头晕目眩，阴道灼痛不适，大便干结难解，脉细数，舌红，苔少。治则为益肾养肝清瘀热，佐以补气和血。方用理冲汤合二至丸、肉苁蓉、白花蛇舌草、炮甲等。

【病案举例】

覃某，女，37岁。1989年4月初诊。自诉下腹疼痛，发现炎症包块5年。1984年人工流产术后恶露不绝1个多月，伴发热，经用抗生素，热退，恶露停止。2月复经，经行腹痛难忍，月经量少但淋漓半月始净。B超检查发现右侧附件区液性包块大小约1.5 cm×2.1 cm×3.3 cm，边缘模糊，经抗生素及中成药治疗，症状时好时坏。近半年来经期寒热交作，经量多，淋漓不尽，有血块，伴腹痛，腰髋坠胀难忍。平时腹痛腰酸，带下量多，赤白兼见，时色黄黏稠，有臭味，人工流产术后未避孕而未再孕。1988年12月B超复查盆腔包块大小未改变；脉沉紧，舌质暗红，苔薄白。要求中药治疗，诊为症瘕（瘀热内阻型），治拟活血清热散结，佐以补气行滞。方选理冲汤加蒲黄、柴胡、大黄炭等加减治疗，症状明显好转至消失。1989年5月10日B超复查，盆腔包块消失。7月25日停经50天，诊断为早孕。

十九、从肾虚血瘀论治更年期综合征

更年期综合征相当于中医学的绝经前后诸症，据有关资料统计，80%的妇女在更年期出现症状。其病理多是更年之时肾气渐衰，精血日渐不足，肾之阴阳失调，使脏腑功能失常所致。治疗拟调补肾之阴阳为法（罗元恺《中医妇科学》）。但由肾气渐衰、精血不足引起的肾虚血瘀这一病理现象，和由此发生的顽固性症状，如头痛、心悸、失眠、肌肤麻木、情志异常等却鲜为人们所重视。陈慧侬在临床实践中体会到，治疗更年期综合征，采用调补肾之阴阳与活血祛瘀法同步进行，可收到较好疗效。

（一）肾虚血瘀是更年期综合征的主要病理

更年期综合征，血瘀病理本于肾虚，而心失其制，肝失所养，是血瘀产生的继发性因素。

1. 瘀血之本，本于肾虚

更年期综合征出现在绝经前后的特殊生理时期。《黄帝内经·素问》中的上古天真论篇指出："女子七七任脉虚，太冲脉衰少，天癸竭，地道不通。"说明肾气渐衰，冲任脉衰少是更年期的特殊生理状况。而《景岳全书》在论述肾之阴阳的功能时指出："五脏之阴气非此不能滋，五脏之阳气非此不能发。"肾气渐衰必失去对人体各脏腑、经络、组织气血的濡养和温煦，气血也因肾气渐衰而功能日趋紊乱，血之量、色、流动亦因此而改变，血滞成瘀，瘀血则由此生成。

肾水能化气，肾水不足而血瘀郁结。唐容川在《血证论》中明确指出"气生于肾水""气乃肾中水化之阳"。更年之时肾精不足，化气不利，气弱血行不力，滞结经脉，瘀血由生；精之不足而致血营稠结，血行障碍，瘀阻必生，故曰"瘀血之本，本于肾虚"。不论肾阴或肾阳衰弱，均可导致血滞成瘀。

2.心失其制，血瘀为疾

心属火，肾属水，人体生理平衡应是水火相济，阴阳平衡。如若肾水不足而致心火太盛，则火盛必灼津耗液。津血同源，津枯血必稠，液耗血必少，心主血脉，血稠或血少势必导致血液不能畅流于血脉，而瘀阻由生。

血生于心，心火为患，血瘀为疾。对于血的生化，《血证论》有"血者，火化之阴汁""血生于心火"的说法，指出"变化而赤"，"化而为血"乃是心阳布其水化的结果。又说"血者，火赤之色也，火者心之所主，化生血液以濡周身"，因而心火的病变可直接使血的量、质和循行发生改变，从而影响全身的濡养功能。心是制约血液的主要脏器，其制失约，血行障碍而成瘀。

3.肝失所养，血滞成瘀

肾为癸水，肝为乙木，两者为母子相生的关系，有"乙癸同源"之说。肾阴亏损，肝失柔养，失其疏达之性，则郁而阻滞，肾阳衰虚，肝木不发，肝气虚，血行无力而致血液不能畅行，血脉出现阻滞或血瘀。

肝藏血。肝对于血的治乱至关重要。肝藏血并内司相火，肝血足则火温而不烈，激行三焦，达腠理，温养肌肉。如若肝血亏虚则木火内燃，亢烈为害，致血不能藏。故《血证论》说："木气冲和条达，不致遏郁则血脉得畅；设木郁为火则血不和；火发为怒，则血横决，吐血、错经、血痛诸症作焉。"

（二）补肾化瘀治法的应用

更年期综合征瘀血病理的产生与肾、肝及心功能失常关系密切，治则应补肾益心调肝。又因为该病普遍存在瘀血现象，所以补肾益心调肝与活血祛瘀应同步进行。具体运用时应权衡其脏腑损伤的轻重及瘀血病变的多少，治以补肾益心调肝为主或活血化瘀为主，但均不能离开补肾之本而兼以活血化瘀的治法。在临证时又需审视病的虚实、标本之间孰轻孰重而灵活处方。若肾阴虚则育阴化瘀，肾阳虚则补肾化瘀，瘀血重则化瘀补肾为治。化瘀有凉血化瘀、温通化瘀、行气化瘀、补气化瘀、益气养阴化瘀等。药物应用：补肾阴者用熟地黄、黄精、枸杞子、山药、紫河车；补肾阳者阴中求阳，以达肾水化气，阴足阳生，肾水化气，气行血行而瘀阻除。可于补阴之品中加巴戟天、菟丝子、覆盆子、鹿角霜、二仙汤等。肝郁气滞血瘀，方选血府逐瘀汤；肾阴亏虚，肝火横决，当滋肾泻肝，方选六味地黄丸合龙胆泻肝汤。心火不足化血衰少，瘀阻营卫，方选黄芪桂枝五物汤（《医林改错》）或身痛逐瘀汤（《医林改错》）；肾水不济，心阴不足，心火过盛，津枯血稠，瘀阻经络，必滋肾养心，方选二至丸（《证治准绳》）合甘麦大枣汤（《金匮要略》）。笔者临证曾治一经行胁痛1年多的患者。患者痛时呈针刺样，每遇经期加重，伴头痛，目眩，心悸，心神不宁，烘热，但怕冷，汗自出，体倦无力，易惊，下肢浮肿，肌肤麻木，肤似蚁行，月经后期而量少。曾行各项检查均未发现实质性病变。患者长期服用谷维素、更年康、利眠灵等，未见好转。妇科检查未发现盆腔异常情况。刻诊症见舌暗，苔薄白，脉弦紧，诊为更年期综合征（心肾阳虚瘀阻营卫）。治拟补肾益心阳，化瘀调营卫。方选黄芪桂枝五物汤加味：黄芪30 g，白芍20 g，桂枝12 g，生姜10 g，大枣10 g，紫河车12 g，巴戟天12 g，甘草5 g，补骨脂10 g，乌药5 g，桃仁15 g，姜黄10 g。服药2剂，胁痛大减，夜能入寐，脉细不弦。遂于上方加熟地黄50 g、黄精50 g，以加强肾水化气而使心阳更足，营卫得调。服药3剂后诸症大减。继续调治半月，告愈。

第四部分　医案举隅

——陈慧侬学术思想的临床运用

一、月经病

月经是指有规律的周期性子宫出血的生理现象，是成熟女性特有的生理功能。现代健康女性14岁左右月经初潮，49岁左右绝经。一般从初潮到绝经大约维持35年，除妊娠期及哺乳期有生理性闭经外，每28～30天一行，按时潮止，信而有期，故为月经。月经病指以月经的期、量、色、质发生病理性改变及其伴随月经周期或绝经前后出现有关症状为特征的一类病证。月经病是临床中最为常见的妇科疾病，大部分妇科疾病都能在月经的病变中捕捉到辨证的蛛丝马迹。故历代医家均非常重视对月经病的诊治。中医认为，月经是脏腑、天癸、气血、经络协调作用于胞宫，造成周期性出血的生理现象。

陈慧侬治疗月经病有以下特点：①调脏腑以治本。月经的产生与五脏六腑和经络的生理功能关系密切，月经病多从心、肾、肝、脾的功能失调来辨证论治。②调经莫忘"血瘀"。经期血室正开，正气亏虚时易受外邪入侵和情志因素影响，邪与血相搏结而瘀滞经络；久病必瘀，久病入络。因此，对于病程长、疑难复杂的月经病的治疗莫忘从瘀论治。③治血勿忘理气。女性本为阴柔之体，以血为用。而经、孕、产、乳的生理特性又数伤于血，故机体常为气有余而血不足的状态。血伤则肝先受累，肝体阴用阳，肝血不足则肝失疏泄，肝气易郁。若遇事不顺，最易心生怫郁，多虑善感。气为血帅，气虚则无力行血，气郁则血行不畅；气郁日久可化热动血，故治血勿忘理气。④补肾重在滋阴。《黄帝内经·素问》中的上古天真论篇说："女子二七，天癸至，太冲脉盛，月事以时下。"月经的来潮和绝止与天癸的至与竭关系密切。而天癸为先天之癸水，藏于肾中之阴精，肾阴为一身阴气的根本。经本阴血，阴血和天癸均属于"阴"的范畴，为月经提供物质基础。陈慧侬认为，在月经周期的变化中，经后期的"阴长"的时间和程度对月经的期、量、色、质的影响起着决定性的作用。⑤顺应周期调治。月经有其自身的周期性和节律性，在月经周期变化中，常伴随着脏腑气血阴阳的消长平衡。在临证中需顺应月经周期中阴阳气血的生理变化，分期进行调治。

（一）月经先期

月经先期指月经周期提前7天以上，行经期正常，经量正常，或可伴有经量增多，连续出现2个月经周期以上者。本证若不及时治疗，可发展成崩漏、卵巢早衰等严重影响妇女身心健康的疾病。陈慧侬认为，月经先期的气血辨证在于气虚失摄和血热妄行。脏腑辨证在于肾、肝、脾三脏的功能失调，而心为君主之官，心阴不足、心火亢盛的月经先期亦不容忽视。血证多虚多瘀，在各证型中均可伴发血瘀证，如阴虚血热夹瘀、肝郁血热夹瘀、脾肾气虚夹瘀等。需通过经色、经量、经质及全身症状来详细辨证。血热型一般可分为阴虚血热证、湿热瘀阻证、肝郁化热证；气虚证可分为肾虚不固证、脾虚失摄证等。《丹溪心法》曰："经水不及期而来，血热也。"临床上以血热较为常见，但不可拘于月经先期多属血热之论。

1. 阴虚血热证

【病案举例】

韦某，女，37岁，已婚。2007年6月7日初诊。主诉月经周期提前半年。患者既往月经正常，经量中等，近半年来月经20～23日一行，7～8

日干净，经量稍多，色红黏稠，有少许血块，伴心烦失眠，手足心热，口干欲饮，形体消瘦，纳可，小便黄，大便正常。末次月经为2007年5月29日。孕5产1，人工流产4次。舌红，苔少，脉细弦。中医诊断为月经先期。症候为阴虚血热。治则为滋阴清热调经。处方：山茱萸10g，生地黄15g，麦冬12g，地骨皮15g，白芍15g，玄参15g，旱莲草20g，女贞子10g，莲子心10g，合欢皮10g，甘草5g。7剂，水煎服。

2007年6月18日二诊。患者自觉口干症状、睡眠情况好转，但易醒，仍有心烦，小便黄。舌红，苔薄白，脉细弦。守上方去山茱萸加葛根15g、牡丹皮10g、白薇10g。7剂，水煎服。

2007年7月1日三诊。患者月经6月26日来潮，周期27天，现阴道流血已减少，色暗黑，下腹隐痛，舌红，苔薄白，脉细滑。处方：蒲黄炭15g，五灵脂10g，桑叶10g，仙鹤草10g，生地黄20g，地骨皮15g，岗稔根15g，玄参15g，甘草5g。3剂，水煎服。

2007年7月5日四诊。患者月经7天干净，量中等。无明显不适症状。舌红，苔薄白，脉细弦。守6月7日方，7剂，水煎服。

后再行滋阴补肾调理2个月，月经周期28天，6～7天干净。

【按】患者形体消瘦，素体阴虚，而人工流产4次，冲任胞宫受损，肾气亏虚，阴血耗伤，虚热内生，热扰冲任，冲任不固以致迫血妄行，故月经先期而至；心烦失眠，手足心热，口干欲饮，舌红、苔少、脉细数均为阴虚血热伤津的症状。投以两地汤合二至丸化裁。两地汤中地骨皮、玄参、麦冬养阴清热，生地黄滋阴凉血，白芍敛阴和血，阿胶养血止血，全方共济滋阴清热凉血调经之功。"经水出诸肾"，肾阴为先天之真阴，对各脏腑有濡养和滋润的作用，治病必求其本。二至丸补益肝肾，滋阴止血。两方合用，调和阴阳，标本兼治，使月经恢复正常。

2. 肝郁化热证

【病案举例】

刘某，女，21岁，未婚。2004年9月12日初诊。主诉月经提前2年多。自述2年前因高考学习紧张，压力大，学业不顺，心情抑郁，月经出现提前10天左右来潮，甚至一月两行，经量较前增多，6～7天干净，经色暗，有血块，伴口苦口干，乳房、两胁胀痛，烦躁易怒，经前期更明显。纳可，夜寐欠佳，二便正常，末次月经为9月2日。否认有性生活史。舌质红，苔薄黄，脉弦略数。中医诊断为月经先期。症候为肝郁化热。治则为疏肝解郁，清热调经。处方：柴胡10g，白芍15g，山栀子5g，牡丹皮15g，郁金10g，茯苓10g，白术10g，香附15g，夏枯草10g，薄荷5g，甘草5g。7剂，水煎服。

2004年9月22日二诊。患者服药后各症状缓解，但前一天自觉下腹隐痛，乳房胀痛。舌质红，苔薄黄，脉弦滑。治疗以疏肝解郁，活血通经。守上方去夏枯草，加益母草15g、蒲黄炭15g、五灵脂10g。7剂，水煎服。

2004年10月4日三诊。患者末次月经为9月25日至10月1日，周期23天，经量中等，较前减少，色鲜红，无血块。现无口苦，仍觉口干，睡眠欠佳。舌质红，脉细弦。处方：当归10g，白芍15g，熟地黄12g，枸杞子12g，沙参15g，麦冬12g，旱莲草15g，女贞子10g，川楝子15g，生地黄15g，何首乌10g，甘草5g。7剂，水煎服。

经上述巩固调理2个月经周期，患者月经周期恢复至28～30天。

【按】女子以肝为先天，本善思而多虑，患者受到来自学业、生活的各种压力，生性内向而难以排解，情志抑郁而致肝失条达，肝气郁结，郁久而化热。故患者有口苦口干、烦躁易怒、乳房胀痛等肝旺热象，方取丹栀逍遥散化裁。二诊患者处于经前期，阴血下注冲任，肝血不足，气机失调还出现下腹隐痛、乳房胀痛等气滞血瘀的症状，故在疏肝解郁的同时合用失笑散、益母草活血止血。三诊时处于经后期，血海空虚，选一贯煎合二至丸滋养肝肾，疏肝理气。

3.脾虚失摄证

【病案举例】

莫某，女，38岁，已婚。2004年11月12日初诊。主诉月经周期提前4年多。患者既往月经26～29天一行，近4年来月经周期渐渐提前，20天一行，甚者半个月一行，经量偏多，经色淡红，偶有小血块，下腹隐痛。末次月经为11月3日。曾服中成药乌鸡白凤丸、逍遥丸等，症状无明显好转。刻诊症见平素易困乏，头晕，纳欠佳，时有便溏，患者口唇淡白，面色㿠白，舌质淡胖，苔薄白，舌边有齿印，脉沉细。中医诊断为月经先期。症候为脾虚气弱，统摄无权。治则为益气健脾，摄血固冲。处方：党参15g，黄芪25g，白术10g，柴胡10g，当归10g，山药15g，山茱萸12g，升麻10g，茯苓10g，陈皮5g，鸡蛋花15g，甘草5g。7剂，水煎服。

2004年11月23日二诊。患者自觉下腹隐痛，头晕乏力好转，大便正常；舌质淡胖，苔薄白，脉沉细。仍以健脾益气摄血为治法。处方：黄芪25g，党参15g，白术10g，白芍15g，补骨脂10g，益母草15g，牡蛎20g，鸡血藤15g，山药15g，芡实10g，甘草5g。7剂，水煎服。

2004年12月4日三诊。患者11月25～30日行经，周期22天，经量中等，经期腰痛，经色红，无血块。月经周期仍然提前，但各种症状均缓解。舌淡胖，苔薄白，脉沉细。处方：山茱萸12g，山药15g，茯苓15g，白术10g，熟地黄15g，黄芪15g，当归10g，川芎10g，甘草5g。7剂，水煎服。

2004年12月23日四诊。患者月经12月21日来潮，周期已恢复至27天，现经量中等，经色鲜红，无血块，稍觉小腹胀痛。舌淡红，苔薄白，脉细滑。现为月经期，以通为顺。处方：党参15g，白芍15g，当归10g，白术10g，益母草15g，鸡血藤15g，艾叶10g，延胡索10g，续断15g，菟丝子15g，甘草5g。7剂，水煎服。

【按】脾为气血生化之源，脾主统血，脾虚失摄，冲任失固所以月经先期而至。方选补中益气汤化裁。脾肾为人之先后天，先天之精需要后天之精的滋养补给，而后天之精则需要先天之精的温煦推动。所以在健脾益气的同时应始终兼顾补益肾气。

4. 肾虚不固证
【病案举例】

张某，女，13岁。2005年2月21日初诊。主诉月经周期提前5个月。

患者2004年9月月经初潮，月经提前7～10天，经量偏多，经色红，7～8天干净，末次月经为2005年2月13日。刻诊症见目眶晦暗，自觉注意力不集中，健忘，时有耳鸣，睡眠欠佳，纳可，二便调；舌质淡，苔薄白，脉沉细。中医诊断为月经先期。症候为肾气不固。治则为补肾固冲。处方：山茱萸12g，熟地黄15g，山药12g，菟丝子12g，枸杞子15g，女贞子12g，白芍10g，当归10g，茯苓10g，合欢皮10g，甘草5g。7剂，水煎服。

2005年3月1日二诊。患者诉睡眠好转，无耳鸣；舌质淡，苔薄白，脉沉细。处方：续断15g，菟丝子10g，杜仲10g，桑寄生15g，鹿角霜10g，旱莲草12g，茯苓10g，甘草10g。7剂，水煎服。

2005年3月13日三诊。患者末次月经为3月7～12日，经量中等，睡眠好，无腰酸耳鸣。舌淡红，苔薄白，脉沉细。处方：山茱萸10g，白芍12g，旱莲草12g，女贞子10g，熟地黄15g，枸杞子12g，山药15g，当归10g，川芎10g，甘草5g。7剂，水煎服。

患者经过2个月的调经治疗，精神好，月经周期正常。

【按】患者月经初潮不久，肾气未充，封藏失司，冲任失固而致月经先期。肾藏精生髓，精不足而髓无以养，故见健忘、精神不集中等症。治以归肾丸加减补肾固冲，肾气旺则经自调。

5.湿热瘀阻证
【病案举例】

韦某，女，32岁。2006年9月11日初诊。主诉月经周期提前半年。患者于2005年9月行放环手术。自2006年3月以来出现月经20～25天一行，经量增多，经色暗红，有大血块，5天干净，伴下腹胀痛。末次月经为2006年9月6日。患者自觉放环后经常下腹部坠胀痛，带下量多，色黄，有异味，心烦，口干，小便黄，大便易溏烂。舌红偏暗，舌尖有瘀点，苔黄腻，脉弦滑。中医诊断为月经先期、月经过多。症候为湿热瘀阻。治则为化瘀清热，利湿调经。处方：桃仁12g，当归10g，川芎6g，赤芍15g，生地黄20g，红花10g，鸡血藤15g，黄柏10g，苍术10g，薏苡仁20g，甘草5g。7剂，水煎服。

2006年9月20日二诊。患者带下量减少，仍觉下腹不适，便溏，舌红暗，有瘀点，苔黄，脉弦滑。处方：黄柏12 g，苍术15 g，薏苡仁15 g，川楝子15 g，延胡索10 g，花蕊石10 g，当归10 g，赤芍12 g，红花10 g，续断15 g，杜仲10 g，甘草10 g。7剂，水煎服。

2006年10月5日三诊。患者末次月经为10月3日，现经量中等，经色偏暗，有小血块，下腹隐痛。舌红，有瘀点，苔薄白，脉弦滑。处方：蒲黄炭15 g，五灵脂10 g，牡丹皮10 g，当归10 g，白芍12 g，白术10 g，党参15 g，藕节10 g，益母草15 g，延胡索10 g，甘草5 g。3剂，水煎服。

2006年10月11日四诊。患者末次月经为10月3～7日，经量中等。无明显不适。舌红，尖有瘀点，苔薄白，脉细弦。处方：当归10 g，川芎10 g，白术10 g，茯苓15 g，山药15 g，白芍20 g，桃仁10 g，黄芪20 g，牡丹皮10 g，甘草5 g。7剂，水煎服。

2个月后随诊，患者月经正常。嘱其饮食清淡，忌食辛辣燥热之品。

【按】患者素体阳盛，放置节育环后胞脉受损，气机阻滞，气滞血瘀，瘀久化热，又因嗜食辛辣而湿热内生，内外因为患，冲任失固而月经先期，月经量多。初诊时患者的症状表现本虚而标实，方用三妙散合桃红四物汤加减，至三诊时患者湿热已去，中病即止，治以化瘀通络，补气行血。气行血行，瘀血渐消则经候如期。

（二）月经后期

月经周期延后7天以上，甚至3～5个月一行，连续2个月经周期以上者，称为月经后期。若失治误治，可发展为闭经。可见于西医的多囊卵巢综合征、高泌乳素血症、卵巢储备功能下降等疾病。陈慧侬认为，月经后期为脏腑功能失调导致气血失和，冲任受损，血海不能按时满溢。其发病机理有虚实之别，实证主要是冲任胞脉瘀阻，血海不充而月经周期延后。虚证多因精血不足，气血亏虚，冲任不充，无血可下而月经延期。《景岳全书》中的妇人规篇云："后期而至者，本属血虚，然亦有血热而燥瘀者，不得不为清补；有血逆而留滞者不得不为疏利。血热者，经期经常早，此营血流利及未甚亏者多有之，其阴火内灼，血本热而亦每过期者，此水亏血少，燥涩而然，治宜清火滋阴。"虚证常可见肾虚、脾虚、心脾两虚、肝肾阴虚等，实证可见痰湿阻滞、肝郁血瘀、肾虚血瘀等，临床常可见虚实夹杂证，治疗需虚实同调，通补兼施，补中有通，寓补于通。根据月经周期的生理特点，运用中药调周法，于经后期补虚治本，为调经的关键时期，经前期活血化瘀通经。

1.肾虚血瘀证

【病案举例】

何某，女，23岁。2005年7月11日初诊。主诉月经周期延后10多年。患者自12岁月经初潮开始出现月经周期延后50天至3个月不等，5天干净，经量中等，经色偏暗，有血块，无痛经。末次月经为6月2日。曾在外院查性激素六项，T 1.47 ng/mL，B超检查提示多卵泡卵巢改变，EM 6 mm。曾用达英-35治疗3个周期，但停药不久后又再发。患者无性生活史。刻诊症见患者平素易腰酸，带下少，夜寐欠佳，健忘，纳可，二便调。舌淡，苔薄白，脉沉细。中医诊断为月经后期。症候为肾虚血瘀。治则为补肾填精。处方：续断15 g，山茱萸12 g，紫河车10 g，山药15 g，熟地黄10 g，鹿角胶10 g，白芍15 g，茯苓12 g，枸杞子10 g，当归10 g，甘草5 g。7剂，水煎服。

2005年7月23日二诊。患者自觉白带量增多，腰部酸胀。舌淡，苔薄白，脉细滑。处方：续断12 g，巴戟天10 g，牛膝10 g，菟丝子15 g，仙茅10 g，淫羊藿10 g，益母草15 g，丹参10 g，鹿角霜12 g，甘草10 g。5剂，水煎服。

2005年8月1日三诊。患者月经7月26日来潮，经量中等，现已基本干净。舌淡红，苔薄白，脉沉细。处方：山茱萸10 g，熟地黄12 g，山药15 g，茯苓15 g，紫河车10 g，白芍12 g，鸡血藤12 g，菟丝子15 g，当归10 g，川芎6 g，甘草5 g。7剂，水煎服。

2005年8月11日四诊。患者带下量时多时少，腰酸，舌淡红，苔薄白，脉沉细。处方：艾叶10 g，益母草15 g，丹参12 g，当归10 g，川芎6g，白术10g，桃仁10g，桑寄生15g，香附15g，甘草5g。7剂，水煎服。

2005年8月20日五诊。患者白带增多，其他无不适，舌脉同前。守上方加减。7剂，水煎服。

2005年9月5日六诊。患者末次月经为9月4日，周期38天。经量正常，色鲜红。舌淡红，苔薄白，脉沉细。处方：山茱萸10g，鹿角胶10g，紫河车10g，当归10g，川芎6g，何首乌10g，白芍15g，麦冬12g，白术10g，菟丝子15g，甘草5g。7剂，水煎服。

经上法调治3个多月，患者月经基本恢复正常。

【按】《傅青主女科》云："经水出诸肾。"肾藏精，精化生经血，肾精亏虚则冲任不充，血海不能按时满盈，故月经后期。腰为肾之外府，肾虚则腰酸胀。精不足则脑髓不充，故健忘，夜寐不安。肾气亏虚则行血无力，病程日久而血瘀。辨为肾虚血瘀证。根据月经周期的生理特点行补肾活血之法。治疗用左归丸合当归芍药散。经后期着重补肾，经前期和经中期着重活血。治疗3个月后肾精充，气血和，经自调。

【病案举例】

韦某，女，44岁。2019年3月12日初诊。主诉月经后期、量多2年，子宫肌瘤复发2年。自诉2008年行子宫肌瘤剔除术，2年前发现复发并逐渐增大。2年来月经量大，每次行经8天干净，用卫生巾40多片，血块多，周期延后，2个月左右一行，无明显痛经，末次月经为2月28日至3月8日。刻诊症见夜寐欠佳，口干，头晕乏力，心烦，腰酸胀，大便溏，小便正常；脉细弦，舌红暗，苔少。B超检查提示子宫肌瘤27mm×23mm，EM4.3mm。中医诊断为月经后期、月经过多、癥瘕。症候为肾虚血瘀。西医诊断为子宫肌瘤。治法为滋阴补肾，活血化瘀。处方：太子参15g，麦冬15g，五味子5g，生地黄15g，地骨皮15g，当归10g，白芍15g，川芎10g，茯苓10g，泽泻10g，旱莲草15g，女贞子10g，龟甲15g。15剂，水煎服。

2019年4月4日二诊。患者月经周期第36天，自测尿HCG为阴性，自觉下腹隐痛，腰酸胀，睡眠欠佳，口干，心烦，手心热，脉细弦；舌红暗，苔少。处方：吴茱萸5g，阿胶10g，牡丹皮15g，麦冬30g，当归10g，川芎10g，人参10g，炮姜5g，姜半夏10g，炙甘草5g，桃仁10g，旱莲草15g。7剂，水煎服。

2019年4月16日三诊。患者末次月经为4月8日，6天干净，经量较前减少，用卫生巾25片左右。经色鲜红，有少量血块，夜寐好转，仍口干，腰酸胀，二便调；脉弦滑，舌红暗，苔少。处方：守上方。7剂，水煎服。

【按】体质因素在疾病的发展过程中起着至关重要的作用，制约和影响着疾病的形成和转归。患者罹患子宫肌瘤多年，虽行手术治疗，但血瘀体质并未改变，瘀血阻滞胞宫冲任，故有肌瘤复长、下腹胀满、月经量多、血块多等症。年近七七，天癸将绝，肾阴亏虚，精亏血少，血海空虚，故月经后期。阴不敛阳，虚火上浮，热扰冲任，冲任失约故经来量多、经行延长；寐差、心烦等为虚热上扰心神；手足心热为阴液亏虚，水不制火；加上经量过多日久，津血亏耗，又瘀血阻滞胞宫冲任，新血不生，津血不能上濡，故见口干；脉细弦、舌红暗、苔少均为肾虚血瘀证。治疗用温经汤滋阴补肾，活血化瘀。方中吴茱萸、炮姜、桂枝、当归、白芍、川芎化瘀通经，温养冲任；人参、姜半夏、炙甘草健脾和胃，运行中州，交通上下；重用麦冬、牡丹皮滋补阴液，以清虚热；诸药配伍，上清下温，中焦得通，寒热并用。

2.脾肾两虚证
【病案举例】

黄某，女，31岁。2008年10月8日初诊。主诉月经周期延后8年，不孕2年。患者8年来月经周期50天～3月一行，经量偏少，经色暗淡，少量血块，无痛经。婚后2年未避孕而未孕。其丈夫查精液未见异常。患者孕0产0，末次月经9月30日。刻诊症见患者面色晦暗，腰膝酸痛，纳食欠佳，夜尿频，易便溏。舌淡胖，边有齿印，苔薄白，脉沉细。中医诊断为月经后期、不孕症。症候为脾肾两虚。治则为温补脾肾。处方：当归10g，白芍12g，茯苓10g，白术10g，甘草5g，何首乌15g，枸杞子12g，续断

15 g，杜仲10 g，山茱萸12 g，鹿角胶10 g。7剂，水煎服。

2008年10月24日二诊。患者自觉腰酸好转，纳可，仍夜尿2次，大便好。B超检查提示EM 11 mm。舌淡，苔薄白，舌边有齿痕，脉沉细。处方：当归10 g，白芍20 g，巴戟天10 g，仙茅10 g，鹿角胶10 g，白术10 g，淫羊藿10 g，续断15 g，杜仲10 g，菟丝子10 g。7剂，水煎服。

2008年12月15日三诊。患者末次月经为11月20日，周期51天。量中等，色鲜红，无痛经。自觉精神好，食欲振，仍腰酸，二便正常。舌淡，苔薄白，脉沉细。处方：当归10 g，白芍20 g，白术10 g，熟地黄12 g，淫羊藿10 g，鹿角胶10 g，紫河车10 g，菟丝子10 g，紫石英10 g。7剂，水煎服。

2009年1月4日四诊。患者末次月经为2008年12月29日，周期39天，经量中等，经色鲜红，无明显不适。舌脉同前。处方：山茱萸12 g，菟丝子12 g，鹿角胶10 g，紫河车15 g，白术10 g，茯苓10 g，紫石英10 g，白芍10 g，丹参12 g，石斛10 g，炙甘草5 g。7剂，水煎服。

2009年1月22日五诊。患者近期进食厚腻后出现腹部胀满不适，纳欠佳，困倦，大便溏烂，每天3次，小腹隐痛，小便正常。舌淡红，苔白略腻，脉沉细。处方：木香10 g，砂仁10 g，白术15 g，茯苓15 g，陈皮10 g，黄芪12 g，薏苡仁20 g，川芎10 g，益母草15 g，鸡蛋花15 g，甘草5 g。7剂，水煎服。

2009年2月9日六诊。患者末次月经为2月5日，周期36天，经量中等，经色鲜红。纳可，二便正常。舌淡红，苔薄白，脉沉细。处方：山茱萸12 g，白芍12 g，当归10 g，白术10 g，茯苓12 g，鹿角胶10 g，熟地黄12 g，枸杞子10 g，菟丝子15 g，甘草5 g。7剂，水煎服。

继续按上法补益脾肾调经半年多，月经周期大多35天左右一行。2009年9月18日因停经47天来诊，验尿HCG为阳性。B超检查提示为宫内早孕，见胎心搏动。用寿胎丸合举元煎健脾补肾，益气固胎。

【按】肾为人体先天之本，脾为后天之本，两者互滋互养方能生生不息，源泉不竭。脾虚则失于运化，气血生化乏源，肾精失于后天滋养；

肾虚则精不化血，精血不充，脾阳失于先天之温煦。脾肾两虚则气血亏虚，冲任不足，血海空虚，不能按时满溢则月经周期延后且量少、纳差、腰酸胀、便溏、尿频是脾肾两虚之症。根据月经周期，分别用左归丸、归肾丸加减养肾阴、补肾气，用二仙汤加减温肾阳，用香砂六君健脾益气和胃。治疗半年，月经调，气血和，两精相搏而成孕。

3.阴虚湿热瘀阻证

【病案举例】

张某，女，29岁。2007年9月23日初诊。主诉月经周期延后，经期延长6年多。患者月经周期延后，50天至6个月不等。伴行经期延长，行经9～15天不等，经量偏多，有血块，经行下腹疼痛，末次月经为9月12日。至今行经12天血未净。曾行诊刮术送检，为增殖期子宫内膜炎性改变。刻诊症见患者平时口干不欲饮，睡眠欠佳，纳可，易腹胀，大便溏，小便正常；脉弦滑，舌红，苔黄腻。中医诊断为月经后期、经期延长。症候为阴虚湿热瘀阻。治则为滋阴清热，利湿化瘀。处方：黄柏10ｇ，薏苡仁20ｇ，苍术10ｇ，陈皮5ｇ，桑叶10ｇ，白芍20ｇ，甘草5ｇ，续断10ｇ，茯苓10ｇ，旱莲草10ｇ，仙鹤草10ｇ。7剂，水煎服。

2007年10月7日二诊。患者阴道流血已净10天。睡眠好转，自觉带下多，乳房胀，二便正常；脉弦滑，舌红，苔黄腻。处方：白芍20ｇ，当归10ｇ，川芎10ｇ，薏苡仁20ｇ，赤芍10ｇ，益母草15ｇ，牛膝10ｇ，香附10ｇ，杜仲10ｇ，丹参10ｇ，黄柏10ｇ。7剂，水煎服。

2007年10月19日三诊。患者末次月经为10月13日，经量较前减少。今已净，行经7天。纳寐可，口干，腰酸胀，二便调；脉弦滑，舌红，苔黄腻。处方：黄柏10ｇ，旱莲草10ｇ，女贞子10ｇ，鬼箭羽10ｇ，桑叶10ｇ，牡丹皮10ｇ，生地黄10ｇ，地骨皮10ｇ，甘草10ｇ。12剂，水煎服。

2007年11月4日四诊。患者诉口干，睡眠欠佳，困乏；脉细滑，舌红，苔黄腻。处方：石斛10ｇ，续断10ｇ，黄柏15ｇ，麦冬10ｇ，鸡血藤10ｇ，益母草15ｇ，丹参10ｇ，牡丹皮10ｇ，牛膝10ｇ，甘草5ｇ。14剂，水煎服。

2007年11月20日五诊。患者经未行，自觉乳房胀，下腹不适，白带多；脉细滑，舌红，苔白腻。经前期活血通经。处方：续断10 g，川芎10 g，牛膝10 g，益母草10 g，柴胡10 g，川楝子10 g，当归10 g，鸡血藤10 g，丹参15 g，牡丹皮10 g。7剂，水煎服。

2007年12月2日六诊。患者末次月经为11月21日，6天干净，经量中等，少量血块，经行腹痛不重；脉细滑，舌红，苔薄白。处方：黄柏10 g，苍术10 g，薏苡仁20 g，甘草10 g，续断10 g，香附10 g，龟甲15 g，丹参20 g，当归10 g，川芎10 g。12剂，水煎服。

2007年12月24日七诊，患者经未行，自觉下腹坠胀，乳房胀；脉滑，舌红，苔薄白。处方：当归10 g，柴胡10 g，益母草10 g，丹参10 g，牡丹皮10 g，川楝子10 g，巴戟天10 g，香附10 g，桃仁10 g，甘草10 g。7剂，水煎服。

2008年1月6日八诊，患者末次月经为2007年12月27日，周期36天，6天干净。量中等，色鲜红，无血块，无痛经；脉细滑，舌红，苔薄白。处方：黄柏10 g，知母10 g，旱莲草10 g，龟甲10 g，熟地黄10 g，太子参15 g，何首乌20 g，生地黄10 g，甘草10 g，女贞子10 g。12剂，水煎服。

经上治疗后患者月经周期35天左右，于2008年9月成功妊娠。

【按】本病患者为阴虚湿热瘀阻证。本虚标实，肾阴亏虚为病机的根本，冲任血海湿热阻滞为标。虚中有热，虚实夹杂。治疗上根据月经周期的生理特点，清利湿热的同时行滋阴补肾之法，清利中有补虚，使热得清，虚得补，冲任气血通畅，经调而后子嗣。

4. 肾虚肝郁脾虚证

【病案举例】

唐某，女，36岁。2018年3月26日初诊。主诉月经周期延后10多年。自诉10多年来月经周期延后，外院诊为多囊卵巢综合征。月经40~70天一行，4天干净，经量中等，有血块，痛经明显。刻诊症见腰酸，面部痤疮，口干口苦，纳差，便溏，日行3~4次。晨起恶心呕吐，咽部异物感，胃脘胀，夜寐可，舌红，苔薄黄，脉细弦。辅助检查示FSH 3.56 IU/L，LH 5.4 IU/L，E2 32.09 pg/mL，P 0.16 ng/mL，PRL 6.71 ng/mL，T 0.28 ng/mL。

中医诊断为月经后期。症候为肾虚肝郁脾虚。治法为滋水涵木，益气健脾。处方：荷叶10 g，龟甲15 g，知母15 g，黄柏15 g，熟地黄15 g，白术10 g，玄参15 g，夏枯草10 g，牡丹皮10 g，山茱萸10 g，山药10 g，砂仁10 g，赤芍15 g。15剂，水煎服。

2018年4月11日二诊。患者月经后期，末次月经为3月13日，仍有胃胀，恶心，大便成形，每天3次，口干，纳寐可，尿多；舌红，苔薄黄，脉细弦。处方：守上方加法半夏10 g、玫瑰花10 g。15剂，水煎服。

2018年4月27日三诊。患者末次月经为4月15日，周期33天，5天干净，经量增多，色鲜红，无腰酸，心烦易怒，大便溏，口干口苦；舌红，苔薄黄，脉细弦，偶有头痛。处方：黄芪20 g，当归10 g，白芍10 g，山茱萸10 g，山药15 g，白术10 g，龟甲15 g，何首乌10 g，荷叶10 g，夏枯草10 g，旱莲草15 g。15剂，水煎服。

2018年5月25日四诊。患者末次月经为5月16日，周期已正常，经量中等，有血块，无明显痛经，大便烂，口干口苦，夜寐易醒，盗汗，乏力，易汗出，舌淡，苔黄腻，脉弦滑。处方：黄芪20 g，党参10 g，白术10 g，茯苓10 g，山茱萸10 g，何首乌10 g，当归10 g，龟甲15 g，香附15 g，白芍20 g，川芎10 g，川楝子10 g，九香虫10 g。15剂，水煎服。

【按】患者月经后期，腰酸，口干，为肾阴亏虚证；口苦咽干，恶心欲吐，咽部异物感，头痛，为少阳热郁证；胃脘胀满，纳差，大便溏，日行3～4次，为脾胃虚弱，木克土证。综观脉证考虑为肾阴亏虚、水不涵木、木郁克土证。初诊用大补阴丸加玄参滋补肾水、滋水涵木，用荷叶、夏枯草、牡丹皮清虚浮之相火，用"三补"滋补三脏，用砂仁芳香醒脾、健脾和胃，赤芍活血化瘀。三诊后肾阴亏虚证缓解，脉证主要表现为肝脾失调、肝郁脾虚，用当归芍药散调和肝脾，用举元煎益气健脾，使肝脾升降之枢机运转，则全身气机条达而经血溢泄有时。

5.肾阴亏虚证
【病案举例】
黄某，女，32岁。2018年4月28日初诊。主诉月经周期延后1年多，不孕1年，停经3个月。自2017年初因熬夜工作出现月经2～3个月一行，4天干净，经量偏少，色暗红，有血块，无明显痛经，末次月经为1月24日。孕1产1，欲孕未孕1年多。刻诊症见夜寐欠佳，口干口苦，盗汗，腰酸，二便调；舌红，苔少，脉沉细。B超检查示EM 10 mm。中医诊断为月经后期、不孕症。症候为肾阴亏虚。治法为滋阴补肾，调经促孕。处方：黄柏10 g，生地黄15 g，知母15 g，龟甲15 g，麦冬15 g，川楝子10 g，枸杞子10 g，白芍20 g，当归10 g，沙参15 g，鹿角胶10 g，甘草5 g。7剂，水煎服。

2018年5月5日二诊。患者末次月经为5月2日，经量偏少，色暗红，有血块，无痛经。腰酸，口干口苦缓解，睡眠欠佳，脉沉细，舌红，苔少。处方：守上方加旱莲草15 g、女贞子10 g。20剂，水煎服。

2018年6月25日三诊。患者末次月经为6月8日，周期36天，经量中等，色鲜红，无血块。上证均缓解；脉沉细，舌红，苔少。效不更方，继守原方10剂。

2018年7月27日四诊。患者停经50天，自觉恶心欲吐，腰酸胀，乳房胀痛，自测尿HCG为阳性。B超检查提示宫内见孕囊20 mm×14 mm，可见心管搏动；脉细滑，舌红，苔少。处方：续断15 g，菟丝子20 g，桑寄生15 g，阿胶10 g，太子参15 g，麦冬10 g，五味子5 g，旱莲草15 g，女贞子10 g，甘草10 g，石斛15 g。7剂，水煎服。

【按】患者素体阴虚，长期熬夜，使精失封藏，血不归经，精血耗散。精亏血少，冲任失养，血海不盈，故月经后期、量少。肾阴亏虚，肝木失养，水不制火，火邪伤津，故口干口苦，腰酸。虚火上扰心神，故夜寐不安。阳不入阴，营阴外越，故夜间盗汗。舌红、苔少、脉沉细均为肾阴亏虚之证。方用经验方滋阴清热育卵方合一贯煎以滋肾水、清相火。治疗2个月后，经调而能子嗣。

【病案举例】

莫某，女，26岁。2019年9月24日初诊。主诉月经周期延后、量少1年多。自诉近1年来月经周期延后，2～3个月一行，经量少，用卫生护垫即可，末次月经为9月22日。性激素六项检查示FSH 4.9I U/L，LH 13.51 IU/L，E2 72 pg/mL，P 0.4 ng/mL，PRL 19.62 ng/mL，T 0.59 ng/mL（＜0.57）。刻诊症见夜寐不安，口干，纳可，腰酸胀，脉细弦，舌红，苔少，中裂痕。中医诊断为月经后期、月经过少。症候为肾阴亏虚。西医诊断为多囊卵巢综合征。治法为滋阴补肾。处方：黄柏10 g，知母15 g，龟甲15 g，熟地黄15 g，生地黄15 g，麦冬15 g，川楝子6 g，沙参15 g，石斛15 g，旱莲草15 g，女贞子10 g，鹿角胶5 g，炙甘草5 g。15剂，水煎服。

2019年10月20日二诊。患者感觉乳房微胀，白带增多，腰酸胀，夜寐不安，二便调；脉细滑，舌红，苔少。处方：柴胡15 g，枳壳15 g，炙甘草6 g，赤芍15 g，当归10 g，白芍15 g，生地黄30 g，桃仁10 g，红花10 g，牛膝15 g，旱莲草15 g。10剂，水煎服。

2019年11月8日三诊。患者末次月经为10月28日，周期37天，经量中等，已恢复正常，经色鲜红，少量血块，无痛经，7天干净。睡眠好转，仍腰酸，脉细滑，舌红，苔少。处方：守9月24日方，15剂，水煎服。

【按】肾藏精，经水出诸肾，肾精不足则无以化生气血，冲任不足则血海蓄溢不及，故月经周期延后而量少。用大补阴丸合一贯煎补益肝肾填精。二诊时为经前期，气血下注冲任，出现乳胀等冲脉充盛之证，治以因势利导，以通为顺，用血府逐瘀汤重用生地黄加旱莲草，活血通经，清上焦虚浮之热。三诊时月经周期及经量已恢复正常。

6.脾虚湿盛证

【病案举例】

周某，女，36岁。2019年12月30日初诊。主诉月经周期延后、经量少20多年。自诉自月经初潮始月经周期延后，常常2～3个月一行，甚则闭经。经量少，色暗，少量血块，无明显痛经，末次月经为12月27日。外院诊为多囊卵巢综合征，经治疗后生育第一胎，现欲孕二胎，求调理。刻诊症见体胖，面白，纳可，易腹胀，神疲乏力，夜寐多梦，白带多，便溏，脉沉细；舌淡胖，苔薄白，舌边有齿痕。中医诊断为月经后期、月经过少。症候为脾虚湿盛。治法为健脾利湿。处方：①中药内服。橘红15 g，姜半夏10 g，炙甘草5 g，枳实15 g，炒山楂15 g，生姜10 g，香附15 g，川芎10 g，龟甲15 g，六神曲15 g，茯苓15 g，姜竹茹10 g。15剂，水煎服。②嘱患者坚持有氧运动，每天持续40分钟，控制饮食，杜绝零食，减肥。

2020年4月18日二诊。患者停经2个多月。末次月经为3月24日，前次月经为1月31日。2020年1月性激素六项检查示AMH 15.75 ng/mL，FSH 5.79 IU/L，LH 9.73 IU/L，E2 39 pg/mL，P 0.11 ng/mL，PRL 6.5 ng/mL，T 0.45 ng/mL。现自觉尿频尿急，尿常规检查未见异常。无腹胀，上证缓解；脉细滑，舌淡胖，苔薄白，舌边有齿痕。处方：姜半夏10 g，六神曲15 g，龟甲15 g，川芎10 g，香附15 g，竹茹10 g，茯苓15 g，猪苓10 g，泽泻10 g，橘红10 g，山楂15 g，枳实15 g，生姜10 g，桂枝15 g。15剂，水煎服。

2020年6月13日三诊。患者末次月经为5月28日，前次月经为4月29日，周期30天，经量中等，色鲜红，有少量血块，无痛经；脉沉细，舌淡，苔薄白，舌边有齿痕。处方：姜半夏10 g，泽泻10 g，龟甲15 g，川芎10 g，香附15 g，干姜10 g，茯苓15 g，橘红10 g，炒山楂15 g，炙甘草5 g，枳实15 g，竹茹10 g，桂枝10 g，猪苓10 g，泽泻10 g，神曲15 g。15剂，水煎服。

2020年7月11日四诊。患者末次月经为6月30日，经量中等，经色鲜红，无明显痛经。现月经周期及经量基本正常，建议监测排卵试孕；脉沉细，舌淡红，苔薄白，舌边有齿痕。处方：黄芪20 g，当归10 g，白术15 g，炮姜5 g，茯神15 g，人参10 g，大枣10 g，桂圆10 g，酸枣仁10 g，远志10 g，木香5 g。7剂，水煎服。

【按】患者体胖，面白，肥人多痰湿。又有神疲乏力、腹胀、便溏、带下色白量多、舌淡胖、苔薄白、边有齿痕等证，辨为月经后期、月经过少的痰湿阻滞型。《丹溪心法》曰："肥盛妇人，禀受甚厚，恣于饮食，经水不调，不能成胎。"《傅青主女科》记载："妇人有身体肥胖，痰涎甚多，不能受孕……而肥胖之湿，实非外邪，乃脾土之内病也。"现代社会物资丰富，妇女嗜食肥甘厚腻，久坐不动，脾失健运，痰湿内生，膏脂夹痰湿阻滞胞脉胞宫冲任，冲任受阻，血海不充，故月经后期而量少。痰湿膏脂遮隔子宫，两精相搏受阻而不孕。《金匮要略》说："病痰饮者，当以温药和之。"治疗上用启宫丸、五苓散、归脾汤化裁健脾利湿，化痰通络。5个月后患者月经周期恢复正常，经量正常，胎孕可期。

7. 肝郁肾虚证

【病案举例】

由某，女，31岁。2020年6月6日初诊。主诉月经周期延后半年。自诉原月经推迟1周，近半年周期延长至2～3个月一行，末次月经为5月30日，量偏少，经色鲜红，无血块，无痛经，孕1产0。性激素六项检查示FSH 8.1 IU/L，LH 13.49 IU/L，E2 37.5 pg/mL，PRL 1070 mIU/L，T 0.1 ng/mL。头颅MRI阴性。B超检查提示双侧卵巢多囊样改变。刻诊症见夜寐多梦，易心烦，经前乳房明显胀痛，纳欠佳，二便调；脉沉细，舌红，苔少。中医诊断为月经后期。症候为肾虚肝郁。西医诊断为高泌乳素血症。治法为滋水涵木，清肝解郁。处方：黄柏10 g，旱莲草15 g，当归10 g，鹿角胶10 g，熟地黄15 g，知母15 g，龟甲15 g，麦冬15 g，枸杞子10 g，沙参10 g，川芎10 g，白芍15 g。7剂，水煎服。

2020年6月13日二诊。上证，患者睡眠不佳，多梦易醒，易心烦，二便调；脉沉细，舌红，苔少。处方：炒麦芽60 g，白术15 g，茯苓15 g，柴胡15 g，白芍15 g，当归10 g，人参10 g，旱莲草15 g，女贞子10 g，大枣10 g，枳壳15 g，炙甘草5 g，姜半夏10 g。10剂，水煎服。

2020年8月1日三诊。患者末次月经为7月30日，经量中等，上次月经为7月1日，周期30天。7月31日复查PRL 29.19 ng/mL；脉细弦，舌红，苔少。处方：当归10 g，炙甘草5 g，柴胡15 g，炒麦芽30 g，白术15 g，茯苓15 g，黄芩15 g，人参10 g，姜半夏10 g，旱莲草15 g，女贞子10 g，大枣10 g，枳壳15 g，白芍15 g。15剂，水煎服。

【按】《景岳全书》中的妇人规篇记载："经血为水谷之精气，其源源而来，生化于脾，总统于心，藏受于肝，宣布于肺，施泄于肾。妇人则上为乳汁，下为血海而为经脉。"四诊合参，该病例辨证为肝郁化热，究其根本为肾阴亏虚，水不涵木，相火偏亢所致。而肝脾为母子关系，互居中焦，肝郁易于克脾，横逆犯胃，气机失畅，脾胃壅滞。中焦壅滞，气血随冲脉上逆乳房，乳汁非时而出，经前乳房明显胀痛。肝郁日久化火，上扰心神，故心烦易怒，夜寐不安。治疗用滋阴育卵方滋肾水，清相火，用小柴胡汤加减疏肝解郁，清三焦郁火。用炒麦芽、枳壳理气消滞，调畅气机，使上下条达。三诊后月经周期恢复正常。

8. 心脾两虚证

【病案举例】

芩某，女，21岁。2020年8月28日初诊。主诉月经周期延后6年多，停经55天。自诉自月经初潮始出现月经周期延后，37～60天不等，7天干净，经量中等，无血块，无痛经，末次月经为7月3日。否认有性生活史。刻诊症见夜寐不佳，多梦易醒，腰酸腰胀，心悸，纳欠佳，易腹胀，大便溏烂，小便正常；脉细弦，舌红，苔少。辅助检查示FSH 3.9 IU/L，LH 5.78 IU/L，E2 61 pg/mL，P 0.34 ng/mL，PRL 23.8 ng/mL，T 0.51 ng/mL。中医诊断为月经后期。症候为心脾两虚，心肾不交。治法为宁心安神，健脾益肾。处方：知母10 g，远志10 g，大枣10 g，龙眼肉10 g，酸枣仁10 g，党参10 g，黄柏10 g，熟地黄15 g，龟甲10 g，炮姜5 g，白术15 g，当归10 g，黄芪15 g，茯神10 g，白芍15 g，炙甘草5 g。7剂，水煎服。

2020年9月10日二诊。患者经未行，夜寐不安，口干口苦，心烦易怒，心悸，头晕乏力，大便溏烂，小便黄；脉细弦，舌红，苔少。处方：人参10 g，麦冬15 g，五味子5 g，牡丹皮15 g，黄芩15 g，柴胡15 g，炙甘草5 g，当归10 g，山栀子5 g，泽泻10 g，熟地黄15 g，知母15 g，白芍20 g。15剂，水煎服。

2020年9月26日三诊。患者末次月经为9月18日，4天干净，经量中等，经色偏暗，少量血块，无明显痛经；脉细弦，舌红，苔少。处方：知母15 g，酸枣仁10 g，远志10 g，白术10 g，当归10 g，熟地黄15 g，龟甲15 g，黄柏10 g，麦冬15 g，枸杞子10 g，茯神10 g。15剂，水煎服。

2020年10月20日四诊。患者下腹隐痛，腰酸胀，乳房胀痛，白带少，夜尿2~3次；脉细弦，舌红，苔少。处方：生地黄20 g，知母15 g，龟甲15 g，白术10 g，枸杞子10 g，当归10 g，川芎10 g，白芍15 g，鹿角胶5 g，黄柏10 g，麦冬15 g。10剂，水煎服。

2020年10月31日五诊。患者末次月经为10月21日，周期33天，经量中等，经色暗，经行下腹隐痛；脉细弦，舌红，苔少。处方：黄芪15 g，酸枣仁10 g，白术15 g，炮姜5 g，茯神10 g，远志10 g，大枣10 g，炙甘草5 g，党参10 g，龟甲10 g，熟地黄15 g，知母15 g，黄柏10 g。15剂，水煎服。

2020年11月14日六诊。上证均有好转，患者口腔溃疡3天；脉细弦，舌红，苔薄白。处方：黄芩15 g，知母15 g，熟地黄15 g，人参10 g，麦冬15 g，五味子5 g，炙甘草5 g，柴胡15 g，白芍20 g，当归10 g，枸杞子10 g，泽泻10 g，牡丹皮15 g。14剂，水煎服。

2020年11月28日七诊。患者末次月经为11月20日，经量中等，6天干净，周期30天，夜寐可，夜尿1次，口干略苦，无心烦易怒，无心悸，腰酸胀，易头晕，大便溏烂，胃脘不适，经行头痛；脉细弦，舌红，苔薄白。处方：柴胡15 g，枳壳15 g，姜半夏10 g，大枣10 g，生姜10 g，牡丹皮15 g，炒麦芽30 g，山栀子5 g，炙甘草5 g，麦冬15 g，泽泻10 g，白术10 g，茯苓10 g，白芍15 g，黄芩10 g。14剂，水煎服。

【按】该病案辨证为以心为主导下的肾、肝、脾的功能失调。初诊时症状有纳呆、便溏、腹胀等脾失健运、中焦壅滞症状。"脾胃虚则百病生""诸病从脾胃论治"，在纷繁杂乱的多脏腑合病诊治中，可以从调理中焦脾胃入手，逐一辨证施治。同时又有腰酸腰胀、舌红苔少、心悸失眠等心肾不交症状，表现为心脾肾三脏皆虚。方药选用补益心脾的归脾汤合滋阴补肾的大补阴丸加减。二诊时为月经前期，阴血下聚冲任，出现肾阴亏虚、相火偏亢的心烦、口干口苦、心悸等心肝火旺症候，用生脉散合丹栀逍遥散养心阴，清肝火。三诊时为经后期，为肾阴亏虚、血海空虚的生理状态，用大补阴丸合归脾汤，补肾健脾，益气养血，补肾填精。根据月经周期的生理特点，四诊合参，随症治之，调周治疗3个月，月经已恢复正常。

9. 痰湿瘀阻证

【病案举例】

莫某，女，22岁。2019年8月19日初诊。主诉月经周期延后2年多。自诉14岁月经初潮，月经周期延后，常常2～3个月一行，经量中等，4天干净，经色暗，有血块，经行下腹隐痛，末次月经为7月26日。否认有性生活史。刻诊症见夜寐欠佳，口不干苦，纳可，腹胀，无明显腰痛，大便溏烂，每天1次；脉细滑，舌淡暗，苔白腻，边有齿痕。中医诊断为月经后期。症候为痰湿阻滞。治法为理气健脾，燥湿化痰。处方：姜半夏10 g，橘红12 g，茯苓15 g，生姜10 g，香附10 g，神曲15 g，大枣15 g，炙甘草5 g，黄芪15 g，枳实10 g，党参15 g，白术10 g，桂枝10 g。15剂，水煎服。

2019年9月7日二诊。患者末次月经为9月1日，经量中等，色暗，有少量血块，无明显痛经；脉沉细，舌淡暗，苔白腻，边有齿痕。处方：守上方，30剂，水煎服。

连续治疗后月经30天一行，周期正常。

【按】痰湿内盛，阻滞冲任，气血运行不畅，血海不能按时满溢，则月经周期延后；痰湿阻滞中焦则腹满；痰湿壅滞，脾失健运则便溏，痰湿阻滞气机，气血逆乱，上扰清窍则夜寐不安。舌脉均为痰湿证的表现。方选启功丸加减化裁，理气健脾，燥湿化痰，使痰湿消除而经水自调。

（三）月经先后不定期

月经周期提前或延后1周以上，并连续出现3个周期以上者称为月经先后不定期。《医宗金鉴》称之为"愆期"，并提出了"前热后滞有虚实"的理论，阐明了本病的病因有虚有实。《傅青主女科》指出："经水出诸肾，而肝为肾之子，肝郁则肾亦郁矣；肾郁而气必不宣，前后之或断或续，正肾之或通或闭耳。"认为本病为肝肾之郁所致，并提出"治法宜疏肝之郁既开肾之郁也，肝肾之郁既开，而经水自有一定期矣"。月经先后不定期的主要病机为冲任功能失调，血海蓄溢失常。临床中常见的病因包括：①肝郁。肝主升发，肝藏血，主疏泄，司血海。血的运行和调节有赖肝气的疏泄来推动。若肝的气机条达，则疏泄有时，血海如期满溢；若肝的气机逆乱，则疏泄无度，血海满溢失常。②肾虚。肾主封藏，肾气受损则封藏失职，开合不利。当藏不藏，应泄不泄，冲任失调，藏泄紊乱以致月经先后不定期。常见证型有肝郁肾虚、肝郁脾虚、肝肾阴虚。

1. 肝郁气滞证

【病案举例】

韦某，女，35岁。2007年4月11日初诊。主诉月经先后无定期半年多。自诉半年多来月经周期紊乱，周期22～45天，6天干净，经量偏少，色暗，有小血块，经期乳房及小腹胀痛明显。患者性格内向，常觉得心情郁闷，喜叹息，纳呆，夜寐差，二便调，末次月经为3月28日；舌质淡，苔薄白，脉细弦。中医诊断为月经先后不定期。症候为肝郁气滞。治则为疏肝解郁，养血活血。处方：柴胡12 g，白芍20 g，当归10 g，白术10 g，茯苓15 g，香附15 g，佛手10 g，川芎10 g，郁金12 g，薄荷5 g，煨姜5 g，甘草5 g。7剂，水煎服。

2007年4月28日二诊。患者月经4月22日来潮。此次月经量较前增多，周期24天，但仍有血块，乳房及小腹胀痛，纳食夜寐欠佳；舌质淡，苔薄白，脉细弦。处方：当归10 g，白芍12 g，山茱萸12 g，香附10 g，陈皮10 g，枳壳12 g，川芎6 g，川楝子10 g，柴胡12 g，益母草15 g，白术10 g，甘草5 g。7剂，水煎服。

2007年6月12日三诊。患者睡眠好，食欲增加，5月月经周期27天，经量中等，有少量血块，经期无明显不适；舌质淡红，苔薄白，脉细弦。嘱患者调情志，清淡饮食。予中成药逍遥丸巩固治疗。

【按】患者平素性格内向，善思多虑，肝气郁结而发病。乳房胀痛，喜叹息，为肝气郁结症状，肝气乘脾，故纳差。叶天士言："肝为刚脏，必柔以济之，自臻效验耳。"肝体阴而用阳，要依赖阴血的濡润才能发挥其正常的生理功能。治疗上在疏肝的同时需注意健脾及养护肝血。方取逍遥散化裁。

2. 肾气亏虚证

【病案举例】

张某，女，34岁。2006年8月4日初诊。主诉月经周期紊乱2年多。自诉2年多来月经出现周期提前或延迟7～10天，以周期延迟较多，经量偏少，3天干净，色暗有血块，末次月经为2006年7月17日。腰膝酸痛，小腹冷感，经期更甚，耳鸣，夜尿频；舌淡，苔薄白，脉细弱。中医诊断为月经先后不定期。症候为肾气亏虚，封藏失职。治则为补肾固冲。处方：山茱萸12 g，熟地黄15 g，山药12 g，白芍15 g，茯苓10 g，当归10 g，菟丝子15 g，枸杞子15 g，巴戟天10 g，川芎6 g，甘草5 g，益母草15 g。7剂，水煎服。

2006年8月17日二诊。患者月经未行，自觉乳房胀痛，小腹冷痛、腰痛症状减轻；舌质淡，苔薄白，脉沉细。月经前期宜疏肝补肾，活血通经。处方：当归10 g，白芍15 g，熟地黄15 g，山药15 g，茯苓10 g，菟丝子15 g，柴胡15 g，香附15 g，肉桂10 g，丹参12 g，甘草5 g。7剂，水煎服。

2006年9月2日三诊。患者末次月经为8月22日，经量稍增多，色鲜红，无明显血块，经期腰膝酸痛；舌淡，苔薄白，脉沉细。经后以滋肾养血调经为主。处方：山茱萸12 g，山药15 g，当归10 g，白芍15 g，熟地黄15 g，菟丝子15 g，鹿角胶10 g，川芎10 g，白术10 g，甘草5 g。7剂，水煎服。

2006年9月30日四诊。患者末次月经为9月25日，经量中等，色鲜红，无血块，无明显腰痛，小腹冷痛好转；舌淡红，苔薄白，脉细。续上补肾调冲治疗至八诊，月经正常连续2个周期，并于翌年2月成功受孕。

【按】本例患者腰膝酸痛，小腹冷痛，耳鸣，夜尿多，舌淡，脉细弱，此均为肾气亏虚的症状，肾气不足则无以推动气血运行，故月经量少，色暗有块。肾气亏虚，肾失封藏，故经行先后无定期。辨证为肾虚型。处方中"三补"滋补肾之阴精，白芍、茯苓、当归、川芎、益母草养血活血，巴戟天、菟丝子阴中求阳，于大量滋阴药中加入两味补阳药以达补肾阳、补肾气的目的。二诊时处于经前期，表现出肾虚并肝郁的症状，方取定经汤加活血通经药，以期肾精足，肝气舒，经血调，月经定期而至。

（四）经间期出血

月经周期基本正常，在2次月经中间出现周期性的少量出血称为经间期出血。经间期是月经周期节律中肾之阴精充实，阳气渐长，气血阴阳转化的重要时期。若机体阴阳气血调节功能失常，则不能顺应此种变化而发病。若不及时干预治疗，可发展为经期延长、崩漏、不孕等重症。常可见于西医的排卵期出血、子宫内膜息肉等症。陈慧侬认为，经间期出血的病因病机为肾阴亏虚、肝郁化热、肝郁血瘀。经间期，肾阴亏虚则不能达到重阴状态；肝为阴阳转化之枢纽，肝郁则气机失畅，郁久则化热；肝郁化热则三焦失畅，湿热瘀阻；肝郁气滞则瘀血阻滞胞宫，肝郁及湿热瘀阻、血瘀等均可导致阴阳转化的枢机不利。上述肾之阴精不足、湿热瘀阻、血瘀胞宫时，均可导致经间期阴阳转化不利，血热伤络，冲任受损，血溢脉外而出血。故治疗应从肾、肝入手，尤其重视经后期行滋肾阴、养肝血治疗。

1. 阴虚血热证

【病案举例】

胡某，女，34岁。2006年6月13日初诊。主诉经间期阴道少量流血5个月。自诉自1月开始2次经间期有少量的阴道流血，色暗褐，持续4～5天自净，伴腰酸痛，下腹隐痛。月经周期规律，28天一行，7天干净，经量偏多，色鲜红，无痛经。末次月经为6月7日，现已净。患者口干欲饮，夜寐差，多梦，手足心热，常觉腰酸，经期更甚；舌红，苔少，脉细数。中医诊断为经间期出血。症候为肾阴不足，阴虚血热。治则为滋阴补肾，清热止血。处方：旱莲草15 g，女贞子10 g，生地黄15 g，熟地黄15 g，麦冬15 g，地骨皮15 g，青蒿10 g，知母12 g，石斛15 g，葛根15 g，甘草5 g。7剂，水煎服。

2006年6月25日二诊。患者于6月22日仍出现少量的阴道流血，但1天即净。服药期间便溏，口干、睡眠、腰酸等症均减轻；舌红，苔薄白，脉细数。经期将至，拟补肾健脾调冲。处方：守上方去青蒿、地骨皮、生地黄，加菟丝子15 g、续断15 g、益母草15 g、白术10 g、茯苓10 g、牛膝10 g。7剂，水煎服。

2006年7月18日三诊。患者末次月经为7月5日，经量较前减少，色红，5天干净，经期无明显不适，睡眠好；舌红，苔少，脉细。继予上方15剂，治疗后诸症消失。

【按】本案患者素体阴虚，阴血亏虚，虚火内生，氤氲之时，阳气内动，与虚火并扰血海，灼伤阴络而出血。治以两地汤合二至丸，滋阴补肾，清热止血，壮水以制火，火灭经自调。

2.肝郁化热伴血瘀证

【病案举例】

李某，女，21岁。2010年10月18日初诊。主诉经间期出血3年多。自诉平素月经35～37天一行，7天干净，经量中等，色暗红，经行有块，痛经，经行口糜，面部痤疮。3年多前每月经间期出现阴道少许流血，持续约5天自净，伴少腹、下腹隐痛。末次月经为9月18日，平素情志不畅，易怒，睡眠差，便秘；脉弦细，舌质红，苔黄略腻。中医诊断为经间期出血、痛经。症候为肝郁化热，气滞血瘀。治则为疏肝清热，化瘀止痛。处方：旱莲草20 g，益母草15 g，川楝子10 g，延胡索15 g，柴胡12 g，枳壳15 g，白芍15 g，黄柏10 g，苍术10 g，薏苡仁15 g，香附15 g，甘草5 g。5剂，水煎服。

2010年10月25日二诊。患者末次月经10月22日，经量多，经行第一天痛经，经血鲜红，有小血块，仍有口腔溃疡，经行痤疮症状减轻；脉弦滑，舌红，苔薄白。处方：生地黄15 g，地骨皮15 g，麦冬12 g，玄参15 g，白芍20 g，山茱萸10 g，旱莲草15 g，女贞子10 g，鸡血藤10 g，甘草5 g。7剂，水煎服。

2010年11月8日三诊。患者自诉睡眠好，无明显不适，无经间期出血；脉弦滑，舌红，苔薄白。处方：中药守上方，7剂，水煎服。

2010年11月22日四诊。患者月经未行，无经间期出血。现觉口干欲饮，乳房微胀；脉弦滑，舌尖红，苔薄白。处方：柴胡15 g，白芍12 g，延胡索10 g，生地黄15 g，续断15 g，益母草15 g，丹参12 g，生蒲黄15 g，血竭5 g，旱莲草20 g，女贞子10 g，甘草5 g。7剂，水煎服。

2010年12月3日五诊。患者末次月经为11月27日，昨天干净，此次无痛经，无经行口糜及痤疮，月经周期无经间期出血。继续上方巩固治疗3个周期。

【按】患者素体阳盛，情志不畅，肝郁化火，热伏冲任，氤氲之时，相火易动，并扰血海，迫血妄行而出血。肝肾同源，肝滋水涵木，拟丹栀逍遥散合二至丸加减，滋肾疏肝，清热凉血。

3. 肾虚肝郁血瘀证
【病案举例】

周某，女，31岁。2018年2月1日初诊。主诉欲孕未孕2年，月经周期提前，经间期出血半年。自诉孕0产0，2年来夫妻同居欲孕未孕，近半年月经周期提前5~8天，经量中等，5天干净。经间期有不规则出血，量少，持续6~10天，末次月经为1月6日。1月21日开始有少量阴道出血，至今11天未净。测排卵未见优势卵泡。其他检查未见异常。刻诊症见熬夜晚睡，多梦，心烦易怒，腰酸，纳可，大便偏溏，每天2次，小便正常；脉细数，舌红暗，苔少。性激素检查，PRL 640.3 mIU/L，T 0.79 ng/mL。中医诊断为不孕症、月经先期、经间期出血。症候为肾虚肝郁血瘀。西医诊断为多囊卵巢综合征。治法为滋水涵木，疏肝活血。处方：黄柏10 g，熟地黄15 g，龟甲15 g，知母15 g，山茱萸10 g，山药15 g，白芍20 g，菟丝子15 g，枸杞子10 g，鹿角胶10 g，旱莲草15 g，女贞子10 g。15剂，水煎服。

2018年2月27日二诊。患者末次月经为2月2日，经量中等，2月22有少量出血，3天干净。现觉乳房胀痛，心烦易怒，腰酸，纳欠佳，易腹胀，脉弦滑，舌红，苔少。处方一：柴胡15 g，牡丹皮10 g，荆芥10 g，当归10 g，白术10 g，川芎10 g，麦芽30 g，白芍20 g，茯苓10 g，生姜10 g，薄荷5g，甘草5g。7剂，水煎服。月经第3天服。处方二：黄柏10g，熟地黄15g，知母15g，龟甲15g，麦冬10g，川楝子10g，生地黄15g，枸杞子10g，当归10g，沙参15g，紫河车10g，甘草5g。7剂，水煎服。

2018年4月18日三诊。患者末次月经为4月1日，7天干净，周期已正常。4月11日少量带中带血，2天干净；脉细数，舌红，苔少。处方：太子参15g，麦冬15g，五味子5g，旱莲草15g，女贞子10g，白芍20g，柴胡10g，枳壳10g，甘草5g，炒麦芽30g，荆芥10g。20剂，水煎服。经后期服用二诊处方一12剂。

2018年6月23日四诊。患者末次月经为5月29日，周期29天，无经间期出血。经前期守二诊处方一10剂。

经前期疏肝解郁、活血化瘀，经后期滋肾水、涵肝木，连续治疗6个月后，于8月31日查出宫内早孕，用寿胎丸合补中益气汤固肾安胎，佐以益气保胎至孕11周转当地产科立卡。

【按】患者不孕2年，月经失调半年。监测卵泡无优势卵泡，考虑为排卵障碍性不孕。"求子之道，莫如调经。"肾主生殖，腰酸、夜寐不安、脉细数、舌红苔少为肾阴亏虚证。肾水不足，不能上济心火，扰乱心神，且水不涵木，肝火易亢；肝体阴用阳，肝失疏泄，热扰血海，故有心烦易怒、月经先期而行、经间期出血等症。肝郁气滞，肾虚日久而成血瘀。治疗宜分期进行。经后期肾之阴精不足，血海空虚，用大补阴丸合一贯煎、二至丸补益肝肾之阴，顾护阴血，促进卵子发育长大成熟。经前期阴血下聚血海，机体阴血更显不足，肝失所养，肝气郁滞。此时冲任气血偏盛，肝之疏泄失司，故有乳房胀痛，心烦易怒。纳欠佳，腹胀，为肝木克脾土，脾失健运所致。经前期用逍遥散疏肝解郁，调和肝脾。加荆芥舒肝顺气，"使风木不闭塞于地中，开提肝木之气，则肝血不燥，何至下克土"。半年后，脏腑和，气血调，冲任通盛，月经周期如常，经调而能子嗣。

（五）月经过多

月经过多指月经量较常量明显增多，或经量超过80 mL，连续出现2个月经周期以上，且月经周期、行经期基本正常。常伴发月经先期、经期延长。《医方考》有云："血盛则月来而多。"又曰："月经过多不止，是经血不足以镇守胞脉之火，故血走失而越常度也。"陈慧侬认为，本病发病与"虚、热、瘀"相关。"虚"主要为脾气亏虚，冲任失固；"热"为阴虚血热，冲任失约，常见肾阴亏虚的虚热证；"瘀"为瘀血阻滞胞宫，新血不能归经而妄行。临床上常见阴虚血热证、脾虚失摄证、血瘀证。

1. 阴虚血热证

【病案举例】

谢某，女，32岁。2004年2月1日初诊。主诉月经量多10年。自诉月经周期28天一行，经量多，以第二至第三天明显，每次月经需用卫生巾30～40片，经色鲜红，有血块，伴头晕气短，神疲乏力，无痛经。末次月经为1月16日。刻诊症见口干喜饮，夜寐多梦，纳可，尿黄，易便秘；脉沉细，舌红，苔少。孕0产0。中医诊断为月经过多。症候为阴虚血热。治则为滋阴清热固经。处方：太子参15g，麦冬10g，五味子5g，龟甲15g，黄柏10g，山药10g，白术10g，鸡蛋花10g，茯苓10g，山茱萸10g，石斛10g，山楂炭10g，甘草5g，法半夏10g。10剂，水煎服。

2004年2月24日二诊。患者大便烂，腹不痛。末次月经为2月12日，经量中等，3天干净。自觉口干，咽部不适；脉细弦，舌红，苔薄白。处方：太子参15g，麦冬10g，五味子5g，龟甲10g，知母10g，山茱萸10g，白芍20g，白术10g，山楂炭10g，黄柏10g，甘草5g。15剂，水煎服。

2004年3月22日三诊。患者末次月经为3月10日，周期28天，经量中等，色可，无血块；脉弦，舌红，苔薄白。处方：太子参15g，麦冬10g，五味子5g，白术10g，山药10g，山楂炭10g，何首乌20g，山茱萸10g，枸杞子10g，黄柏10g，鸡蛋花10g。7剂，水煎服。

【按】患者素体阴虚，阴虚血热，损伤冲任，迫血妄行，经血流溢失常而发病。方取生脉散加大补阴丸养心阴，滋肾阴，清虚热。壮水之主，以制阳光。

【病案举例】

李某，女，40岁。2018年3月23日初诊。主诉月经过多，经期延长半年多。自诉2017年7月开始出现行经期由5天延长至10天，经量增多，每次用卫生巾40～50片。月经周期正常，28～30天。2018年1月23日因月经量多在外院服达英-35后血止，因药物副作用大而自行停药，2月8日出现阴道大出血，再次用达英-35止血治疗。2月27日再次阴道出血，在当地行诊刮术后血止。术后至今月经未行。刻诊症见头晕乏力，口干，夜寐难入睡，多梦，纳可，大便调；舌红，苔白腻，脉细弦。中医诊断为月经过多、经期延长。症候为阴虚血热。治法为补气益阴，清热化瘀。处方：黄芪25 g，当归10 g，桑叶10 g，桑寄生15 g，龟甲15 g，知母15 g，黄柏15 g，熟地黄15 g，麦冬15 g，石斛15 g，丹参15 g，白芍15 g。15剂，水煎服。

2018年4月9日二诊。患者末次月经为3月27日，6天干净，经量中等，无痛经，无腰酸。夜寐欠安，易醒，气短乏力，最近感冒流涕，无咳嗽，咽干，无痰；舌红，苔白腻，脉浮略弦。处方：黄芪25 g，当归10 g，桑叶10 g，桑寄生15 g，藿香10 g，蒲黄炭10 g，柴胡15 g，紫苏叶10 g，黄芩10 g，茯苓10 g，山药15 g。15剂，水煎服。

2018年4月28日三诊。患者末次月经为4月24日，今已基本干净，经量中等，有小血块，经行下腹隐痛。舌脉同前。处方：黄芪20 g，当归10 g，桑叶15 g，丹参15 g，仙鹤草15 g，龟甲15 g，蒲黄炭15 g，五灵脂10 g，麦冬15 g，何首乌10 g，枸杞子10 g，甘草5 g。7剂，水煎服。

【按】患者素体阴虚，阴虚生内热，热扰冲任，经血失约而经期延长。血热迫血妄行而致月经过多。后用达英-35周期治疗，因副作用而擅自停药。用药不规范导致1个月内2次阴道大量出血，使阴血骤虚，气随血脱。病程日久，久病必虚，久病必瘀，故该证辨为阴虚血热，气虚血瘀。津液被虚火灼伤表现有口干；头晕，夜寐不安为虚热上扰心神；乏力为气虚表现。治宜补气益阴，清热化瘀止血，方用大补阴丸加石斛、麦冬、白芍滋阴壮水以平抑虚火，黄芪、当归、桑叶为《傅青主女科》中治疗老妇血崩的加减当归补血汤的主方。"有形之血不能速生，无形之气所当急固"，重用黄芪使气旺血生。一味桑叶"滋肾之阴耳，又有收敛之妙"。全方共奏滋阴清热、益气化瘀之功，使血自安，经自调。

2.脾虚失摄证

【病案举例】

李某，女，47岁。2006年3月22日初诊。主诉月经量多3年多，阴道不规则流血10天。自诉月经周期基本正常。行经期逐渐延长，时有月经淋漓不尽10多天，经量多，每次用卫生巾60片。末次月经为2006年3月12日，至今未净。现月经量少，色淡红，无明显腹痛。患者面色萎黄，口唇淡，自觉头晕，神疲乏力，纳差，睡眠尚好，大便溏烂，每天2～3次；脉沉弦，舌淡，苔薄白。中医诊断为月经过多、经期延长。症候为气不摄血。处方：蒲黄炭10 g，五灵脂10 g，仙鹤草10 g，黄芪25 g，白术10 g，党参10 g，茯苓10 g，生地黄20 g，山药10 g，甘草10 g，当归5 g，海螵蛸10 g，山楂炭10 g。7剂，水煎服。

2006年4月1日二诊。患者阴道流血干净1周，纳食欠佳，头晕，神疲倦怠。睡眠好，大便正常，脉沉细，舌淡红，苔薄白。处方：白术10 g，茯苓10 g，党参15 g，甘草10 g，柴胡15 g，黄芪20 g，山茱萸10 g，陈皮5 g，砂仁10 g，当归10 g。12剂，水煎服。

2006年4月16日三诊。患者末次月经为4月9日，经量较前减少，已干净。用卫生巾30片，色淡红，少量血块。仍感气短神疲，纳食好，大便正常，脉沉细，舌淡，苔薄白。处方：当归10 g，白芍20 g，熟地黄10 g，白术10 g，山茱萸12 g，黄芪20 g，茯苓10 g，山楂10 g，陈皮5 g，甘草10 g。12剂，水煎服。

2006年5月5日四诊。患者经前期，自觉上症好转，脉沉细，舌淡红，苔薄白。处方：菟丝子20 g，白术10 g，茯苓10 g，党参10 g，升麻10 g，黄芪20 g，当归10 g，白芍15 g，仙茅10 g，续断10 g，甘草5 g。7剂，水煎服。

2006年5月20日五诊。患者末次月经为5月10日，经量中等，7天干净。无明显头晕、乏力，纳食好，大便正常，脉沉细，舌淡红，苔薄白。处方：山茱萸10g，白术10g，茯苓10g，甘草10g，党参10g，山药15g，熟地黄10g，菟丝子10g，黄芪10g。12剂，水煎服。

【按】《赤水弦珠》云："气不足以摄血，故行多也。"气帅血，气统血则血行脉中而有度。气虚阳弱则血失所统，胞失所煦，血行无度，故经来量多。本案患者月经量多，色淡，面色萎黄，神疲乏力，纳差便溏为脾虚气弱之症候。重在健脾益气摄血。方取补中益气汤加减。

（六）月经过少

月经周期正常，经量较平常明显减少，或行经时间不足2天，甚或点滴即净，连续出现2个月经周期以上者，称为月经过少。若治疗不及，可发展成为闭经、卵巢早衰、不孕等严重危害妇女身心健康的疾病。

陈慧侬认为本病发病机制或为血海空虚，经血乏源，或为冲任壅塞，血行不畅。临床上证型有虚有实，虚中夹实。①虚证为经血的来源不足，分为脾虚、肾虚。脾主运化，为气血生化之源。患者或因素体脾虚，或因饮食不节，或因忧思日久，或因劳倦过度，脾失健运，则难以化生气血，无以充养冲任，气血虚弱，经血乏源而致月经过少；肾藏精，为水火之脏，藏真阴而育元阳，精血互化，为形成月经的物质基础。《傅青主女科》指出"经水出诸肾""肾水足则月经多，肾水少则月经少"，可见经血的多少与肾的关系十分密切。若先天禀赋不足，或房劳多产可导致肾虚。②实证为经血运行受阻的血瘀证，分为肝郁血瘀证、肾虚血瘀证、痰湿瘀阻证、寒凝血瘀证。平素或多虑善感、内向少言或性情急躁易怒，突遇不顺之事则肝气郁结，肝失疏泄，气机郁滞，血行不畅；甚或气血不循常道，阴血上行化为乳汁而冲任二脉不充，故见经量减少。素体肥胖，痰湿体质，湿聚生痰，痰湿瘀阻冲任，血行不畅而经量减少。痰湿瘀阻是本虚标实证，其根本是脾肾阳虚。正如《景岳全书》痰饮篇云："痰即水也，其本在肾，其标在脾。"故脾肾阳虚是形成痰湿型月经过少的主要因素。盖肾阳者，职司气化，主前后二阴，有调节水液的作用。阳虚气化不利，不能通调水道，水液停聚而形成痰湿；

肾阳偏虚，火不暖土，脾土更虚，运化失司，聚湿生痰。素体阳虚、虚寒内生或经行产后、血室正开之时，摄生不慎，感受寒邪，寒凝胞宫，阻滞冲任而致血海不充，经量减少。

临证应从月经周期、经色、经质、伴随症状及全身症状、舌脉来进行辨证论治，虚者补之，实则通之，标本兼治。

1.脾气虚弱证

【病案举例】

莫某，女，26岁。2011年8月4日初诊。主诉月经量少10多年。自诉自月经初潮始出现月经量少，每次月经用卫生巾不足10片，经色淡红，有血块，伴下腹隐痛。月经周期30天，4天干净，末次月经为7月28日。刻诊症见口淡，神疲乏力，腹部胀满，纳欠佳，大便溏，每天1～2次；脉细弱，舌质淡，苔薄白，舌边有齿痕。中医诊断为月经过少。症候为脾气虚弱。治则为健脾养血调经。处方：党参15 g，白术10 g，木香10 g（后下），砂仁10 g（后下），黄芪15 g，茯苓10 g，陈皮10 g，法半夏10 g，山药15 g，当归10 g，甘草5 g，白芍10 g，鸡血藤15 g，山楂10 g。7剂，水煎服。

2011年8月20日二诊。患者胃脘不适消失，仍觉口淡，纳差，大便溏，下腹隐痛；舌脉如前。月经前期，健脾益气生血，兼顾活血通经。处方：党参15 g，白术15 g，丹参15 g，茯苓10 g，益母草15 g，鸡血藤15 g，川芎10 g，白芍15 g，菟丝子15 g，续断15 g，陈皮5 g，甘草5 g，红花10 g。7剂，水煎服。

2011年9月3日三诊。患者末次月经为8月28日，经量较前增多，经血淡红，无血块，无腹痛。纳食好转，大便调；脉沉细，舌淡红，苔薄白，舌边有齿痕。经后期，健脾生血兼补肾。处方：山茱萸10 g，白术10 g，茯苓10 g，法半夏10 g，黄芪20 g，党参15 g，陈皮5 g，熟地黄15 g，砂仁10 g（后下），白芍10 g，山药15 g，甘草5 g。7剂，水煎服。

健脾养血活血兼顾补肾调经3个月，患者脾胃健运，月经正常。

【按】 经本阴血，脾胃为气血生化之源。脾失健运冲任之源，血海亏虚，故月经量少。神疲纳差、腹胀便溏等症均为脾胃失于健运之证。方选香砂六君汤或归脾汤化裁。同时，脾肾相资，且经水出诸肾，健脾兼治肾，使先后天互滋互养，则气血渐充而经量正常。

2.肾阴亏虚证

【病案举例】

刘某，女，34岁。2009年2月7日初诊。主诉月经量减少3年。自诉月经量逐渐减少，行经只需卫生护垫即可，经色暗黑，2天干净，月经周期23～25天，无痛经，末次月经为2月6日。自觉面部黄褐斑增多，腰酸胀，夜寐差，易汗出，纳可，大便2天一行，小便正常，脉沉细，舌红，苔少。性激素六项检查示FSH 22.16 IU/L，LH 9.12 IU/L，E2 19.37 ng/mL。中医诊断为月经过少。症候为肾阴亏虚。治则为滋阴补肾。处方：黄柏10 g，旱莲草10 g，山药10 g，龟甲15 g，知母15 g，石斛10 g，熟地黄15 g，何首乌10 g，白芍20 g，枸杞子10 g，甘草5 g。15剂，水煎服。

2009年2月24日二诊。患者月经周期第24天，自觉夜寐易醒，腰酸，小腹坠胀，脉沉细，舌红，苔少。处方：巴戟天10 g，淫羊藿10 g，仙茅10 g，山药10 g，当归10 g，茯苓10 g，知母10 g，黄柏10 g，龟甲15 g，丹参20 g，益母草10 g。7剂，水煎服。

2009年3月8日三诊。患者末次月经为2月27日，经量较前增多，月经周期27天；腰酸，无腹胀；舌红，苔少。处方：生地黄10 g，地骨皮10 g，白术10 g，黄柏10 g，知母10 g，何首乌20 g，白芍10 g，芡实10 g，甘草10 g。7剂，水煎服。

2009年3月15日四诊。患者睡眠欠佳，无腰酸胀痛，脉沉细，舌红，苔薄白。处方：生地黄15 g，合欢皮10 g，知母10 g，地骨皮10 g，黄柏10 g，旱莲草15 g，续断10 g，白术10 g，山药10 g，山茱萸10 g，甘草5 g。10剂，水煎服。

2009年3月29日五诊。患者末次月经为3月26日，经量中等，较前增多。3天干净。性激素六项检查示FSH 6.53 IU/L，LH 3.68 IU/L。脉沉细，舌红，苔薄白。处方：龟甲10 g，白芍20 g，柴胡10 g，知母10 g，熟地黄20 g，枸杞子10 g，山药10 g，甘草5 g，泽泻10 g，山茱萸10 g。7

剂，水煎服。

【病案举例】

冯某，女，24岁。2018年3月3日初诊。主诉月经周期提前1年多，胚胎停育清宫史1次。自诉孕2产1，顺产1胎，1年多前出现月经周期提前，23～25天一行，5～6天干净，经量少，经色暗，有血块，无痛经，末次月经为2月15日。2017年10月因胚胎停育行清宫术。刻诊症见夜寐欠佳，多梦，口干欲饮，腰酸，二便调；脉沉细，舌红，苔少。既往有荨麻疹、畸胎瘤史。中医诊断为月经先期、月经过少。症候为肾阴亏虚。西医诊断为不良妊娠史。治法为滋阴补肾，调经助孕。处方：生地黄15 g，地骨皮15 g，白芍20 g，麦冬15 g，玄参15 g，阿胶10 g，旱莲草15 g，女贞子10 g，甘草5 g。7剂，水煎服。

2018年3月19日二诊。患者末次月经为3月16日，经量中等，较前明显增多，经色暗，无血块。经行下腹隐痛。月经周期已正常，29天一行。睡眠好转，仍口干，腰酸；脉滑数，舌红，苔薄白。处方：黄柏15 g，知母15 g，熟地黄15 g，生地黄15 g，龟甲15 g，旱莲草15 g，地骨皮15 g，玄参15 g，白芍20 g，甘草5 g。15剂，水煎服。

2018年4月17日三诊。患者停经32天，自觉乳房胀痛，脉细滑略数，舌红，苔薄白。辅助检查示P 24.03 ng/mL，β-HCG 10654.05 ng/mL，E2 378.86 pg/mL。处方：续断15 g，菟丝子15 g，桑寄生15 g，阿胶10 g，太子参15 g，麦冬10 g，五味子5 g，旱莲草15 g，石斛15 g，女贞子10 g，甘草5 g。15剂，水煎服。

2018年5月10日四诊。患者下腹隐痛，无阴道流血，自觉恶心呕吐。B超检查提示宫内早孕8周，见胎心；脉弦滑，舌红，苔少。守4月17日方，10剂，水煎服。

【按】患者素体阴虚，月经先期而行伴经量减少，《傅青主女科》从肾中火旺血热和肾中水亏血热来辨证。肾中火旺，热扰冲任，迫血下行，以致月经先期；肾中水亏，虚热内生，血海不宁，则月经先期。月经先期而量多为火热而水有余也；月经先期而量少为火热而水不足也。故患

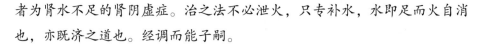

者为肾水不足的肾阴虚症。治之法不必泄火，只专补水，水即足而火自消也，亦既济之道也。经调而能子嗣。

3. 肾虚血瘀证

【病案举例】

罗某，女，40岁。2018年2月12日初诊。主诉宫腔粘连术后3个月，月经量少1年多。2017年1月，怀孕2个月胚胎停育行清宫术，术后月经量较前减少一半，月经周期28天，经色暗红，无血块，无明显痛经，末次月经为2018年1月30日。2017年11月行宫腔镜检查，宫腔有粘连，已行分离。术后月经量未见明显增多。刻诊症见口干，纳可，夜寐欠佳，大便溏烂，小便黄；脉细弱，舌红，苔少。辅助检查示AMH 2.04 ng/mL，FSH 5.64 IU/L，LH 5.0 IU/L。中医诊断为月经过少。症候为肾虚血瘀。西医诊断为宫腔粘连。治法为滋阴补肾，活血通经。处方：黄柏10 g，熟地黄15 g，知母15 g，龟甲15 g，黄芪15 g，太子参15 g，麦冬10 g，五味子5 g，当归10 g，川芎10 g，苍术10 g，薏苡仁10 g。15剂，水煎服。

2018年4月11日二诊。患者夜寐差，易醒，难入睡，易困倦，头晕，腰酸，二便调；舌红，苔薄白，中有裂纹。处方：党参15 g，白术10 g，丹参15 g，益母草15 g，鸡血藤10 g，桃仁10 g，炮姜10 g，甘草5 g，艾叶10 g，川芎10 g，当归10 g，赤芍15 g。15剂，水煎服。

2018年6月6日三诊。患者末次月经为5月20日，7天干净，经量较前明显增多，腰酸，疲倦，纳寐可，便调；脉弦滑，舌红，苔少，中有裂纹，边有齿痕。处方：知母15 g，黄柏10 g，熟地黄15 g，龟甲15 g，蒲黄炭10 g，五灵脂10 g，延胡索10 g，川楝子10 g，橘核10 g，荔枝核10 g，血竭5 g，黄芪20 g。15剂，水煎服。

【按】宫腔粘连的疾病根据临床表现可归属于中医的"月经过少"范畴。该患者年四十，肾气已亏，加之胚胎停育清宫术，损伤冲任，使肾精匮乏，经血乏源。肾虚则精血化生虚少，肾虚则行血无力，冲任胞宫胞脉瘀阻而月经量少。病机责之肾虚血瘀。治宜滋阴补肾，活血通经。方用大补阴丸加当归芍药散。二诊为经前期，以攻下为主，用四君子汤顾护正气，气行则血行。活血化瘀之力更强。治疗3个月后月经量明显增多。

（七）经期延长

月经周期基本正常，经行时间超过7天以上，甚或淋漓半月始净，连续2个月经期以上者，称为经期延长。西医常见疾病如黄体功能不全、子宫内膜炎、子宫内膜息肉、子宫瘢痕憩室、子宫肌瘤、放环后异常子宫出血等均可出现经期延长。可同时伴发月经过多、月经先期、痛经等症。若治疗不当，可发展为崩漏、不孕等严重危害女性身心健康的疾病。陈慧侬认为，经期延长的病因病机主要为脏腑功能气血失调，损伤冲任，经血失约。具体病机表现为"虚、热、瘀"三个方面。"虚"主要为肾和脾的脏腑功能虚损，冲任不固；"热"为阴虚血热，湿热蕴结，热邪扰动冲任；"瘀"为病理产物，瘀血阻滞胞宫冲任，新血难安。瘀血还可伴发于每个证型中。常见证型有肾阴亏虚证、肾虚血瘀证、气虚血瘀证、阴虚血热证、湿热瘀阻证、血瘀证等。

1.阴虚湿热瘀阻证

【病案举例】

陈某，女，39岁。2011年10月13日初诊。主诉行经期延长4年多。自诉4年前无明显原因出现行经期延长，10～15天干净。经量不多，淋漓不尽，色暗，有血块，经行腹痛。月经周期为28～30天，末次月经为9月19日。孕5产1，人工流产4次。自觉口干舌燥，夜寐欠佳，纳可，易困乏，腰酸，易便秘，脉细弦，舌红，苔薄白，边有齿痕。中医诊断为经期延长。症候为血热夹瘀。治则为滋阴清热化瘀。处方：血竭5 g，黄芪15 g，丹参10 g，续断15 g，益母草10 g，橘核10 g，甘草5 g，白芍15 g，当归10 g，菟丝子15 g，淫羊藿10 g，黄柏10 g，知母10 g。10剂，水煎服。

2011年10月20日二诊。患者末次月经为10月17日，自觉口干，脉细略弦，舌红，苔薄白，舌边有齿痕。守上方去淫羊藿、黄芪，加太子参15 g、石斛10 g、天花粉15 g。10剂，水煎服。

2011年11月3日三诊。患者末次月经为10月17日，经量偏少，色暗，

10天干净。现为排卵期，觉下腹隐痛不适；脉沉细，舌淡暗，苔薄白。处方：当归10g，血竭5g，白芍15g，川芎6g，白术10g，茯苓10g，甘草5g，泽泻10g，橘核10g，丹参15g，鸡血藤15g。10剂，水煎服。

2011年11月17日四诊。患者末次月经为11月14日，经色较红，经量中等，来诊当天量已变少；脉弦滑，舌淡红，苔黄腻。处方：蒲黄炭15g，五灵脂10g，黄柏10g，苍术10g，薏苡仁15g，旱莲草20g，女贞子15g，当归10g，川芎5g，桑叶10g，鸡血藤10g，益母草10g。5剂，水煎服。

2011年11月24日五诊。患者行经8天干净。无明显不适；脉沉细，舌红，苔黄腻。处方：黄柏10g，苍术10g，薏苡仁20g，陈皮5g，茯苓10g，山栀子5g，地骨皮10g，石斛10g，玄参10g，丹参20g，牡丹皮10g。7剂，水煎服。

2011年12月1日六诊。患者月经周期第16天，白带不多，口干多饮，夜寐欠佳；脉沉细，舌红略暗，苔薄白。处方：黄柏10g，知母10g，熟地黄15g，续断15g，陈皮5g，茯苓10g，甘草5g，芡实10g，素馨花15g，何首乌20g，龟甲15g，山药10g。15剂，水煎服。

2011年12月22日七诊。患者末次月经为12月15日，7天干净；脉细弦，舌红，苔薄白。处方：山茱萸10g，何首乌20g，白芍20g，白术10g，茯苓10g，陈皮5g，山药10g，太子参12g，麦冬10g，川楝子5g，甘草10g，益母草15g，龟甲10g。10剂，水煎服。

【按】患者曾连续多次人工流产，《诸病源候论》有云："堕胎损经脉。"人工流产直接损伤胞宫胞脉，而"胞脉系于肾"，故肾阴肾气均受损。久漏多伴血瘀，人工流产为金刃损伤，导致离经之血阻滞胞宫胞脉，使新血不安而妄行，多次人工流产亦可致阴血受损，阴虚生内热，热扰冲任，血海不宁而发病。患者素体脾虚，过食肥甘厚腻则痰湿内生。湿瘀互结亦可致经期延长。病程较长，病机复杂，既有虚热又有湿热，虚实夹杂，治疗时结合脉证变化和月经周期的生理特点，经后期以滋肾阴、健脾气、清虚热、利湿热，经前期着重活血化瘀通经。超出正常行经期时予清热化瘀止血以助生新。

2. 气虚血瘀证

【病案举例】

廖某，女，31岁。2008年4月20日初诊。主诉放环后行经期延长8个月。自诉于上一年8月放环后出现行经期延长，经量多于原经量1倍，色暗，有血块，淋漓不尽至12～15天干净，经行下腹疼痛。月经周期为25～27天，末次月经为4月12日，现仍未净。刻诊症见患者面色㿠白，神疲体倦，气短乏力；脉细弱，舌淡，苔薄白。中医诊断为经期延长、月经过多。症候为气虚血瘀。治则为益气化瘀止血。处方：蒲黄炭10g，五灵脂10g，当归5g，黄芪20g，仙鹤草15g，党参10g，三七粉3g（冲服），益母草15g，地榆10g，桑叶20g，甘草10g。5剂，水煎服。

2008年4月28日二诊。患者月经4月22日干净。上症未解，脉沉细，舌淡，苔薄白。处方：黄芪10g，花蕊石10g，白术10g，党参10g，茯苓10g，甘草10g，菟丝子15g，桃仁10g，益母草10g，当归10g。7剂，水煎服。

2008年5月16日三诊。患者末次月经为5月9日，昨天已净，行经7天干净，经量中等，无明显腹痛，上症好转。脉沉细，舌淡，苔薄白。处方：党参10g，白术10g，茯苓10g，黄芪15g，桃仁10g，炮姜5g，益母草15g，黄芪20g，甘草10g。12剂，水煎服。

【按】患者素体气虚，摄血无力，放入宫环后，气血运行受阻，气虚无力推动血行，使胞宫胞脉瘀阻，血不归经而月经淋漓不尽，经期延长，经量增多。治以失笑散合举元煎益气化瘀止血，使瘀血去而新血归经。

3. 肾虚肝郁血瘀证

【病案举例】

陈某，女，18岁。2018年7月7日初诊。主诉痛经3年，行经期延长3年。自诉3年来出现经行腹痛，经色暗，有血块，伴头晕，头痛，以两侧太阳穴为主，伴恶心，欲吐，肛门坠胀感。月经周期为30～37天一行，15

天干净，经量少，淋漓不尽，末次月经为7月12日，现仍未净。刻诊症见夜寐欠佳，口干，心烦易怒，腰酸腰痛，纳欠佳，二便调；脉细弦，舌红，苔少。中医诊断为痛经、经期延长。症候为肾虚肝郁血瘀。治法为滋水涵木，活血化瘀。处方：蒲黄炭20g，五灵脂10g，川楝子10g，旱莲草15g，桑叶15g，甘草5g，女贞子10g，生地黄15g，地骨皮15g，麦冬10g，白芍15g，仙鹤草15g，延胡索10g。5剂，水煎服。

2018年7月24日二诊。患者末次月经为7月12日至7月18日，行经7天干净，经量较前减少，色鲜红，无痛经；上证减轻；脉细弦，舌红，苔少。处方：龟甲15g，知母15g，川楝子10g，五味子5g，黄柏10g，旱莲草15g，太子参10g，麦冬10g，甘草5g，熟地黄15g，枸杞子10g，沙参15g，当归10g。7剂，水煎服。

2018年8月9日三诊。患者夜寐欠佳，口干心烦易怒，腰酸，纳欠佳，无头晕头痛；脉弦滑，舌红，苔少。处方：玄参15g，旱莲草15g，当归10g，枸杞子10g，葛根20g，地骨皮15g，麦冬10g，生地黄15g，川楝子10g，柴胡10g，女贞子10g，沙参15g，延胡索10g，甘草5g。10剂，水煎服。

2018年9月3日四诊。患者末次月经为8月12日，5天干净，经量中等，无痛经。无经行头痛，便秘；脉细弦，舌红，苔少。处方：龟甲15g，地骨皮15g，当归10g，女贞子10g，知母15g，生地黄15g，麦冬10g，旱莲草15g，甘草5g，黄柏10g，沙参15g，枸杞子10g，川楝子10g。10剂，水煎服。

【按】患者行经期延长伴痛经3年多。腰酸痛、夜寐不安、口干为肾阴虚证；心烦易怒，两侧太阳穴为少阳胆经所过之处，少阳头痛伴欲吐，为肾水不足、肝火偏亢之证。纳欠佳为木郁克土。相火偏亢，热扰血海，迫血妄行，故行经期延长。舌红苔少、脉细弦为肝肾阴虚、相火妄动之证。肝木气郁，气滞则血瘀，不通则痛，故经行腹痛。综观脉证，辨为肾虚肝郁血瘀证。治病必求其本，滋肾水以制相火，疏肝气以行瘀血。初诊时为经行6天未净，用失笑散合两地汤滋阴补肾，化瘀止血。非经期时，用二至丸合两地汤或一贯煎滋肝肾之阴。壮水之主，以制阳光，阴足则火

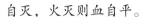

自灭，火灭则血自平。

（八）痛经

痛经指妇女正值经期或行经前后（1周以内），出现周期性小腹疼痛或痛引腰骶，以致影响工作及生活，甚则痛至晕厥者，也称为经行腹痛。现代医学又把痛经分为原发性痛经和继发性痛经。原发性痛经指生殖器无器质性病变的痛经。继发性痛经指盆腔器质性疾病如子宫内膜异位症、盆腔炎、宫颈狭窄引起的痛经。其中子宫内膜异位症引起的痛经在临床上最为常见，也是临床医学中一个非常棘手的疑难杂症。发病率逐年升高，40%～50%的患者伴发不孕症。临床表现为渐进性痛经、月经失调、盆腔包块或结节。西医治疗存在药物治疗副作用大、疗效不佳、手术治疗费用及复发率高、后遗症多等弊端。中医学从整体观念入手，采用多途径、分阶段的综合治疗方法，辨证施治，对子宫内膜异位症及其并发症有明显的疗效和优势。

陈慧侬根据长期的临床实践，总结出本病总的病机为冲任血瘀。血瘀既是痛经的重要致病因素，又直接影响脏腑、气血、经络的功能，形成新的病理产物，进一步损伤脏腑的功能，从而导致疾病的渐进性加剧和迁延难愈。所以在辨证论治上，活血化瘀止痛的治疗大法贯穿始终。根据不同病因，辨证分型，分阶段、分主次进行治疗。经前期及经期以通为顺，侧重于化瘀通经，经后以养为主，侧重于治本，兼顾活血化瘀。治疗过程中还须时时顾护正气与阴血，以防活血太过，耗气伤血，气血两虚，甚则加重血瘀，适得其反。陈慧侬推崇张景岳在《景岳全书》妇人规篇中关于痛经辨证的论述："实痛多痛于未行之前，经通而痛自减，虚痛者痛于既行之后，血去而痛未止，或血去而痛益甚。大多可按可揉者为虚，拒按拒揉者为实，有滞无滞，于此可察。"陈慧侬根据多年的临床观察，也提出自己的观点，以为大部分痛经患者发作时喜温喜按，所以还需详辨其证，不可拘泥。陈慧侬治疗子宫内膜异位症有独到的方法，善用乳香、没药、血竭、鬼箭羽等活血化瘀、理气止痛的药物，研发成药内异痛经灵应用于临床，取得很好的治疗效果。常内外兼治，配合中药的直肠滴入和外敷治疗，提高了临床的治愈率。

1. 肝郁血瘀证

【病案举例】

杨某，女，19岁。2006年5月16日初诊。主诉经行腹痛3年。自诉自高三起，因学习紧张出现行经期下腹疼痛，伴经前乳胀，食欲减退。痛甚时有呕吐，冷汗，甚则晕厥。痛经以第一天为明显，常需服止痛药方能坚持学习。月经周期正常，经量中等，色暗，有血块，末次月经为2006年5月3日。刻诊症见夜寐欠佳，纳可，紧张焦虑，经前易怒，无腰痛，大便3天一行，小便正常；脉细弦，舌质暗，苔薄白。中医诊断为痛经。症候为肝郁血瘀。治则为疏肝解郁，化瘀止痛。处方：川楝子15 g，延胡索10 g，三棱10 g，莪术10 g，柴胡10 g，白芍20 g，香附15 g，素馨花15 g，青皮10 g，甘草5 g，枳实15 g，血竭5 g，当归10 g，桃仁10 g。7剂，水煎服。

2006年6月7日二诊。患者末次月经为6月2日，痛经缓解。夜寐好转，情绪好转；脉细弦，舌暗，苔薄白。处方：当归10 g，川芎6 g，熟地黄10 g，白芍20 g，枸杞子15 g，山茱萸12 g，川楝子15 g，延胡索10 g，柴胡15 g，甘草5 g，党参15 g，桃仁10 g。7剂，水煎服。

如上法，经前期疏肝解郁活血化瘀，经后养血柔肝，连续2个周期后痛经已解。

【按】患者因学业压力出现情绪紧张、焦虑，肝气郁滞，气滞血瘀，阻滞冲任，不通则痛。故痛经伴经前乳房胀痛、易怒、经色暗黑有血块。用四逆散加减疏肝理气，用三棱、莪术、血竭、桃仁活血化瘀，用金铃子散理气止痛。全方合用共奏疏肝理气、化瘀止痛之功。

2. 寒凝血瘀证

【病案举例】

龚某，女，28岁。2007年3月2日初诊。主诉痛经8年多，双侧巧克力囊肿剔除术后再发1年。自诉8年多前出现痛经，症状逐年加重。西医诊断为双侧巧克力囊肿并于2005年行巧克力囊肿剔除术。术后痛经缓解。于上一年B超检查时，再次发现双侧巧克力囊肿，左侧为33 mm×27 mm、右侧为37 mm×34 mm。痛经再发，痛甚时四肢冰冷，面色苍白，汗出，呕吐。月经周期正常，经量偏少，色暗，有大血块，有膜状物排出，末次月经为2007年2月13日。刻诊症见面色㿠白，神疲乏力，怕冷，纳可，腰酸胀，大便溏烂，小便正常；脉沉细，舌淡暗，苔薄白，边尖有瘀点。中医诊断为痛经、症瘕。症候为寒凝血瘀。治则为温经散寒，化瘀消症。处方：黄芪15 g，三棱10 g，莪术10 g，小茴香5 g，川楝子10 g，延胡索10 g，血竭5 g，肉桂10 g，香附10 g，白芍20 g，甘草5 g。7剂，水煎服。

2007年3月23日二诊。患者末次月经为3月15日，经量中等，经色暗红，有小血块，痛经明显缓解；舌淡暗，苔薄白，边尖有瘀点。处方：上方去肉桂、小茴香，加当归10 g、川芎6 g、党参15 g。7剂，水煎服。

2007年4月9日三诊。患者觉腰部酸胀，肛门坠胀，睡眠欠佳；舌暗，苔少，脉沉细。处方：续断15 g，三棱10 g，莪术10 g，川楝子15 g，延胡索10 g，血竭5 g，白芍20 g，香附15 g，鬼箭羽10 g，桃仁10 g，甘草5 g。7剂，水煎服。

2007年4月17日四诊。患者末次月经为4月11日，经期提前4天而至，无痛经，经前失眠，口干；舌暗，苔少，脉沉细。处方：太子参15 g，麦冬10 g，五味子5 g，旱莲草15 g，女贞子10 g，白芍20 g，甘草5 g，血竭5 g，三棱10 g，莪术10 g，鬼箭羽10 g。7剂，水煎服。

2007年5月16日五诊。患者末次月经为5月10日，无痛经，经色暗红，少许血块；舌暗淡，脉沉细。经后期，血海空虚，治宜滋肾养血兼活血。处方：山茱萸10 g，山药15 g，熟地黄10 g，茯苓10 g，菟丝子15 g，当归10 g，白芍15 g，川芎10 g，血竭5 g，黄芪15 g，鬼箭羽10 g，甘草5 g。7剂，水煎服。

治疗半年后患者痛经未发，叮嘱其继续坚持经前期服用中药，并每天坚持用热水泡脚，于2008年2月停经46天，诊为宫内早孕。

【按】寒性凝滞，寒主收引，主痛症。经行之时，血室正开，寒邪客于冲任胞中，邪与血搏结，发为血瘀。瘀血内阻，经气不利，气滞血瘀，经行不畅，故痛经伴呕吐，经血有块。以经验方内异痛经灵为主方加减，温经通络，化瘀止痛。在攻邪的同时，注意补虚。其本在于肾虚。四诊时出现肾阴亏虚证，于经后期投予生脉散合二至丸加活血化瘀药，使心肾相交，攻邪而不伤正气。治疗半年后，气血通和而成功受孕。

3. 气虚血瘀证

【病案举例】

韦某，女，21岁。2018年6月10日初诊。主诉经行腹痛7年。自诉自月经初潮始出现经行腹痛，痛经以第一天明显，甚则呕吐，需服止痛剂。月经周期正常，经量中等，有大血块。末次月经为6月10日，当天早上月经来潮，腹痛剧烈，冷汗出，呕吐1次；面色苍白，寐可，纳欠佳，腹胀，大便溏，小便正常；舌淡暗，苔薄白，舌边有齿痕，脉细弦。否认有性生活史。中医诊断为痛经。症候为气虚血瘀。治法为益气健脾，化瘀止痛。处方：五灵脂10 g，桂枝10 g，川楝子10 g，九香虫10 g，延胡索10 g，三棱10 g，香附10 g，艾叶10 g，甘草5 g。5剂，水煎服。

2018年6月24日二诊。患者经痛缓解，气短，易疲乏，纳可，腹胀，便溏，小便正常；脉沉细，舌淡，苔薄白。处方：党参15 g，白术10 g，茯苓10 g，陈皮10 g，姜半夏10 g，黄芪20 g，桂枝10 g，茯苓10 g，赤芍10 g，牡丹皮10 g，桃仁10 g，甘草10 g。7剂，水煎服。

2018年7月5日三诊。患者经前期，乳房胀痛；脉沉细，舌淡暗，苔薄白。守6月10日方，7剂，水煎服。

2018年7月16日四诊。患者末次月经为7月10日，经量中等，痛经已消失，有小血块，纳寐可，二便调；脉沉细，舌淡，苔薄白。守6月24日方，7剂，水煎服。

【按】 素体脾虚，故纳差，腹胀，便溏。脾失健运，气血生化乏源，气为血帅，气虚则行血无力，瘀滞冲任胞宫发为痛经。经前期及经期以攻伐为主，选用陈慧侬内异痛经灵加减温经通络，化瘀止痛。非经期用举元煎健脾益气固本，以免攻伐太过，伤及正气，标本兼治，使气血通和而痛经自愈。

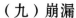

（九）崩漏

1. 脾肾阳虚兼血瘀证

【病案举例】

周某，女，13岁。2017年7月28日初诊。主诉月经紊乱2年，阴道大量流血伴头晕乏力16天。患者11岁月经初潮，常常崩中、漏下约1个多月未净。月经紊乱无期。末次月经为6月5日，淋漓少量持续至7月12日突然出现阴道大流血，量多，有大血块，至今未净。刻诊症见神疲乏力，面色苍白，口唇无华，贫血外貌，纳差，下腹隐痛，腹胀不欲食，动则气短，怕冷，甲床发绀，无腰酸，便秘，3天一行，溏烂，尿少；脉弦滑略数，舌淡胖，苔薄白，边有齿痕。血常规检查示血红蛋白（HB）63 g/L。中医诊断为崩漏。症候为脾肾阳虚血瘀。西医诊断为青春期功血、中度贫血。治法为温肾暖脾，化瘀止血。处方：蒲黄炭15 g，五灵脂10 g，黄芪25 g，白术10 g，陈皮10 g，当归5 g，茯苓10 g，党参15 g，甘草5 g，仙鹤草15 g，鹿角霜10 g，艾叶15 g。7剂，水煎服。

2017年8月7日二诊。患者月经未净，经量已减少；脉沉细，舌淡胖，苔薄白，舌边有齿痕。处方：蒲黄炭20 g，五灵脂10 g，黄芪25 g，当归5 g，党参15 g，白术10 g，茯苓10 g，炙甘草6 g，炮附子10 g，干姜10 g，鹿角霜10 g，海螵蛸15 g。5剂，水煎服。

2017年8月12日三诊。患者阴道流血已干净2天，仍感困倦，纳食可，头晕，二便调；脉沉细，舌淡红，胖大，苔薄白，舌边有齿痕。处方：黄芪20 g，白术10 g，茯苓10 g，陈皮10 g，升麻10 g，当归10 g，柴胡10 g，炙甘草10 g，炮附子10 g，干姜10 g，鹿角霜10 g。15剂，水煎服。

患者于9月16日行经，量仍多10天，用上方后血未止，头晕乏力加重，贫血明显。急则治标，予达英-35止血调周1个月，停药后于11月2日行经，经量中等，7天净。停用西药，继续用补中益气汤合四逆汤加味温肾固冲，健脾益气，化瘀止血治疗，至2018年5月，已连续6个月月经均能按时来潮，经量中等，7天干净。复查血常规示HB 11.5 g/L。患者面有血色，诸证皆减。已能正常学习和运动。

【按】崩漏在治疗上常用塞流、澄源、复旧三法，患者来诊时阴道大量出血伴中度贫血，因此塞流乃治疗之要。但崩漏致病因素甚多，总属本虚而标实，需审证查因，辨证施治。以"急则治标，缓则治本"为原则，不可见子打子，专事固涩。

患者素体阳虚，月经初来，肾气未充，肾阳亏虚，冲任不固，崩漏已2年多。崩漏日久，气血亏虚，故见面色苍白，口唇无华。阳虚则寒湿内生，寒凝血脉，血脉不畅则致血瘀，气虚运血无力，亦可加重血瘀。冲任子宫瘀血阻滞，新血难安，故经血时出时止，崩漏交替。肾阳亏虚，命门火衰，火不暖土，脾失健运，故见气短怕冷，神疲乏力，纳差腹胀，大便溏烂。辨证为脾肾阳虚证。初诊用失笑散合举元煎健脾益气摄血，加艾叶、鹿角霜温补肾阳，暖宫止血。二诊血量减少，仍未净；脉象已由弦滑数转沉细，提示出血病势渐缓。考虑患者以精神失养、怕冷、脉沉细等肾阳衰微的少阴寒化，阳不摄阴证为根本，温阳之力单薄，故在一方的基础上加四逆汤以回阳救逆，引火归元，温肾暖土，使肾阳充盛，阳密乃固，脾土健运，气生血固。全方温补脾肾，化瘀止血，标本兼治，扶正固本，药专力宏，取效颇佳。

2. 脾肾阳虚证

【病案举例】

徐某，女，23岁。2018年2月20日初诊。主诉月经紊乱10多年，阴道不规则流血1个多月。自诉自11岁月经初潮始，周期紊乱无期，经行常常漏下数月不止，末次月经为1月15日，量少，至今1个多月未净。否认有性生活史。刻诊症见面色㿠白，夜寐欠佳，常常熬夜，口干，易困倦，纳可，腰酸，二便调；脉沉细，舌淡胖，苔白腻，舌边有齿痕。性激素六项检查示FSH 7.11 IU/L，LH 17.25 IU/L，E2 188 pg/mL，PRL 523.2 ng/mL（＜496），T 1.54 ng/mL（＜1.67）。中医诊断为崩漏，症候为脾肾阳虚。西医诊断为多囊卵巢综合征。治法为温肾暖土，固冲止崩。处方：巴戟天10 g，淫羊藿10 g，仙茅10 g，鹿角霜10 g，续断15 g，菟丝子15 g，党参

10g，白术10g，茯苓10g，蒲黄20g，益母草15g，甘草5g。7剂，水煎服。

2018年5月9日二诊。患者诉服上药后仍经行漏下不止，但于20多天后干净，末次月经为4月18日，经量少，至今22天未净。夜寐可，纳差，腹胀，腰酸不适，大便正常；脉细滑，舌淡，苔薄白，舌边有齿痕。处方：蒲黄20g，五灵脂10g，黄芪20g，陈皮10g，白术10g，茯苓10g，党参10g，鹿角霜10g，煅牡蛎30g，海螵蛸15g，仙鹤草15g，三七10g，甘草5g。7剂，水煎服。

2018年5月17日三诊。患者末次月经为4月18日至5月15日，行经27天干净，7天量中等，其余淋漓不尽。B超检查提示EM 9mm，双侧卵巢多囊样改变，双子宫。患者面色苍白无华，怕冷，纳差，易困乏，腹胀，腰酸，大便正常；脉沉弦，舌淡暗，苔薄白，舌边有齿痕。处方：桂枝10g，炮附子10g，党参15g，干姜10g，白术10g，甘草5g，炒麦芽30g，山楂15g，柴胡15g，当归10g，茯苓10g。7剂，水煎服。

2018年5月24日四诊。患者末次月经为5月20日，经量较前增多，有血块，无痛经，纳可，腹胀、腰酸好转；脉沉细，舌淡暗，苔薄白。处方：蒲黄20g，五灵脂10g，仙鹤草15g，黄芪20g，陈皮10g，党参15g，白术10g，升麻10g，甘草10g，炒麦芽30g。5剂，水煎服。

2018年5月29日五诊。患者末次月经为5月20日，8天干净，经量中等，有血块，上证好转；脉沉细，舌淡胖，苔白腻，舌边有齿痕。处方：陈皮15g，茯苓15g，姜半夏12g，甘草5g，生姜10g，大枣15g，竹茹15g，枳实10g，白术10g，炒麦芽30g，山楂15g，炮附子10g，白芍15g。20剂，水煎服。

2018年6月27日六诊。患者末次月经为6月17日，周期28天，7天干净，经量中等，经行腰酸，舌脉同前。处方：守5月29日方，15剂，水煎服。

【按】患者崩漏自幼时起，常非时而下，漏下不止。面色㿠白，易困倦，腰酸胀，舌淡胖，苔白腻，舌边有齿痕；脉证合参，辨为脾肾阳虚证。脾主升而统血，肾主封藏而为先天。初诊时已漏血1个多月，当塞流为要。用失笑散化瘀止血，用二仙汤温肾助阳，用四君汤益气摄血。用上法治疗2个月，虽下血时间有所缩短，但效果不明显。三诊时考虑患者太阴虚寒，少阴寒化证日久，上方温阳之力略显不足，改用理中丸合四逆汤温阳摄血，固冲调经。固本澄源治疗后，连续2个月经行如期，血海满溢有度。

3. 气阴两虚证

【病案举例】

蒙某，女，37岁。2018年6月11日初诊。主诉阴道不规则流血3个月，月经紊乱1年多。自诉1年来月经常常非时而下，淋漓不尽，量多时如血崩，量少时漏下月余不止。曾在当地予缩宫剂、止血剂、激素周期治疗，均未见明显疗效，末次月经为3月4日始，前期量少，至3月18日流血量突然增多。3月21日在当地医院行诊刮术，子宫内膜病检为子宫内膜单纯性增生。3月25日服诀诺酮，阴道流血仍未停。5月21日到医院就诊，改服优思悦，每天2片，已服药20天，阴道仍有少量出血。无明显腹痛，要求中医治疗。刻诊症见面色苍白，夜寐难入睡，心悸，气短，口干欲饮，夜间尤甚，腰酸，大便3天一行，尿频，夜尿3次；舌红，苔少。中医诊断为崩漏。症候为气阴两虚。治法为益气养阴。处方：太子参30g，麦冬10g，五味子10g，何首乌10g，女贞子10g，旱莲草20g，石斛10g，玉竹10g，淫羊藿10g，白芍10g，海螵蛸15g，生牡蛎30g，桑螵蛸10g，桑叶10g，阿胶10g，岗稔根10g。15剂，水煎服。

2018年6月27日二诊。患者阴道流血未净，但量很少。6月20日始停服优思悦，阴道流血24日停止2天，26日再次阴道流血，伴下腹隐痛，口干，纳寐欠佳，大便溏。B超检查提示EM 3mm。脉沉细，舌红，苔薄白。处方：太子参15g，麦冬10g，五味子5g，何首乌10g，旱莲草15g，山茱萸10g，藕节10g，桑寄生10g，茜根10g，生地黄15g，黄芪20g，阿胶10g。15剂，水煎服。

2018年7月1日三诊。患者阴道流血干净12天。夜寐易醒，夜尿频，口干欲饮，无心悸，纳可，腰酸胀，大便干，脉沉细，舌红，苔少，边有齿痕。处方：太子参15g，麦冬10g，五味子5g，山茱萸10g，何首乌10g，菟丝子15g，枸杞子10g，当归10g，黄芪20g，覆盆子10g，桑椹10g，阿胶10 g。15剂，水煎服。

2018年8月15日四诊。患者末次月经为7月22日，7天干净，经量较前减少，有血块，有内膜样组织排出。上证均好转；脉细滑，舌红，苔少，舌边有齿痕。处方：太子参15 g，麦冬10 g，五味子5 g，蒲黄炭10 g，五灵脂10 g，黄芪20 g，当归10 g，桑叶15 g，阿胶10 g，小茴香5 g，甘草5 g。7剂，水煎服。

【按】崩漏在治疗上常用塞流、澄源、复旧三法。患者初诊时阴道不规则出血已3个多月，因此塞流止血乃治疗之急。但崩漏致病因素甚多，宜审因论治，急则治标，缓则治本，不可专事固涩以免有留瘀之患。患者面色无华，失眠心悸，气短腰酸，为心阴不足，心火偏亢，肾阴不足，不能上济心火，心肾不交的表现。用生脉散合二至丸加玉竹石斛滋心肾之阴，使水火既济，壮水以制阳光。用二蛸、牡蛎、岗稔根、桑叶固涩止血。血止后固本澄源，用生脉散益气养阴，五子衍宗丸加味补肾益精，用当归补血汤健脾益气，以后天滋养先天。全方益气养阴，止血调经。治疗后心肾相交，血海蓄溢有度。

4.肝肾阴虚兼血瘀证
【病案举例】

冯某，女，31岁。2018年6月9日初诊。主诉不良妊娠史1次，月经紊乱1年，阴道不规则流血6天。自诉孕1产0，2016年曾有胚胎停育清宫史。1年来月经先后不定期，经期延长，淋漓不尽15～20天，经量中等，色偏暗，有血块，无明显痛经。末次月经为5月17日，量少，5天干净。6月3日始出现阴道不规则流血，量少，色暗，至今未净，无腹痛。刻诊症见身形消瘦，夜寐欠佳，口干，心悸，腰酸痛，二便调；脉细弦，舌红，苔少，舌边有齿痕。中医诊断为崩漏。症候为肝肾阴虚血瘀。西医诊断为不良孕产史、异常子宫出血。治法为滋补肝肾兼化瘀。处方：蒲黄20 g，五灵脂10 g，桑叶15 g，仙鹤草15 g，旱莲草15 g，女贞子10 g，甘草5 g，生地黄15 g，地骨皮15 g，藕节10 g。5剂，水煎服。

2018年6月14日二诊。患者阴道流血未干净，6月12日阴道流血量多如中等月经量。夜寐欠佳，口干，心悸，腰酸痛；脉细弦，舌红，苔少，舌边有齿痕。处方：太子参15g，旱莲草15g，麦冬10g，女贞子10g，生地黄15g，熟地黄15g，黄柏10g，黄芩10g，续断15g，菟丝子15g，当归10g，五味子5g，甘草5g。7剂，水煎服。

2018年6月22日三诊。患者末次月经为6月3日至6月17日，行经15天干净。夜寐欠佳，盗汗，口干，纳差，腹胀，腰酸好转，无心悸，大便溏，2~3天一行；脉细弦，舌红，苔少。处方：姜半夏15g，黄连3g，黄芩10g，生姜10g，人参10g，大枣10g，甘草5g，麦冬10g，五味子5g，生地黄15g。7剂，水煎服。

2018年6月30日四诊。患者末次月经为6月3日，纳可，无腹胀，大便正常，2天一行。睡眠好转，脉细弦，舌红，苔少，舌边有齿痕。处方：太子参15g，麦冬10g，五味子5g，旱莲草15g，女贞子10g，生地黄15g，地骨皮15g，玄参10g，白芍15g，甘草5g。7剂，水煎服。

2018年7月16日五诊。患者夜寐好转，纳可，仍腰酸，无心悸及盗汗，易困乏，大便2天一行；脉细弦，舌红，苔少，舌边有齿痕。处方：黄柏10g，熟地黄15g，知母15g，龟甲15g，山茱萸10g，山药15g，太子参15g，麦冬10g，五味子5g，白术10g，茯苓10g，甘草5g。7剂，水煎服。

2018年7月31日六诊。患者末次月经为7月17日至7月25日，经量中等，8天干净，经色暗红，少量血块，无痛经。睡眠可，纳可，腰酸好转，无心悸，盗汗，大便溏，2天一行，小便正常。经前乳房胀痛。PRL 53.17ng/mL（<23.3）。脉细弦，舌红，苔少，舌边有齿痕。处方：黄柏12g，熟地黄15g，知母15g，龟甲15g，柴胡15g，白芍20g，炒麦芽20g，白术10g，炮姜5g，茯苓10g，陈皮10g，山楂10g，甘草5g。7剂，水煎服。

连续治疗5个月后月经恢复正常，2018年11月6日查血HCG确诊为宫内早孕。用寿胎丸加生脉二至丸保胎至孕11周。

【按】患者素体阴虚，身形消瘦，所从事工作繁忙且常常夜班。熬夜耗伤肝肾之阴血，肝肾阴虚愈甚。心悸、夜寐欠佳为肾阴亏虚，水火失济，心窍失养。口干为虚火灼伤津液。肝阴不足，疏泄失职，血海蓄溢失常，故月经先后不定期。相火偏亢，扰动血海，迫血妄行而行经期延长，淋漓不尽；脉细弦、舌红苔少均为肝肾阴虚之证。经本阴血，以血为用，阴血有难成而易亏、血分易虚易瘀的特点。《血证论》有云："凡血证，总以祛瘀为要。"故治疗要治本兼化瘀。用大补阴丸合生脉二至丸滋补心肝肾之阴，用失笑散化瘀止血。补中有消，经调而受孕成功。

5. 肝肾阴虚、湿热瘀阻证

【病案举例】

唐某，女，48岁。2018年11月28日初诊。主诉月经紊乱1年多。患者诉自2017年10月始出现月经非时而下，紊乱无期，常淋漓不尽月余，偶有暴下不止。曾在当地行诊刮术，病检为单纯性子宫内膜增生过长。服用妇康片后周期正常，但停药后再发。末次月经为11月18日，今日干净。恐西药副作用，欲求中医治疗。2013年曾因子宫腺肌症行剔除术，术后用达菲林治疗。刻下夜寐不安，纳可，口干，疲乏，心烦易怒，腰膝酸胀，下腹隐痛，大便正常，小便黄。脉细滑略数，舌暗红，苔黄腻。辅助检查B超示子宫增大、子宫腺肌症。中医诊断为崩漏、症瘕。症候为肝肾阴虚，湿热瘀阻。西医诊断为围绝经期异常子宫出血、子宫腺肌症。治法为滋阴清热，化瘀止血。处方：黄柏15 g，薏苡仁15 g，苍术10 g，旱莲草15 g，女贞子10 g，生地黄15 g，地骨皮15 g，玄参15 g，桑叶15 g，荆芥穗10 g，山栀子5 g，槐花15 g，蒲黄20 g。15剂，水煎服。

2018年12月19日二诊。诉末次月经为12月12日，经量中等，6天干净。有血块多，无痛经。睡眠好转，仍觉口干、腰酸，纳可，二便调。脉细滑，舌红暗，苔腻。守上方去槐花，加龟甲15 g。15剂，水煎服。

2019年1月5日三诊。上证，现自觉腰酸胀，乳房胀痛，夜寐差，易醒，口干，心烦易怒，下腹疼痛，脉细弦，舌红暗，苔薄白。处方：柴胡15 g，白芍15 g，当归10 g，白术15 g，茯苓10 g，牡丹皮15 g，麦冬20 g，血竭5 g，山栀子5 g，荆芥穗15 g，桃仁10 g，三棱10 g，香附15 g，炙甘草5 g。10剂，水煎服。

2019年1月18日四诊。末次月经为1月8日，经量中等，无明显血块，无痛经，6天干净。夜寐较前好转，无明显心烦，纳可，口干，无腰痛，大便正常，小便黄，脉细弦，舌红，苔薄白。处方：旱莲草15g，女贞子10g，生地黄15g，龟甲15g，牡丹皮15g，白芍15g，当归10g，川芎10g，沙参10g，香附15g，麦冬15g，炙甘草5g。10剂，水煎服。

【按】该患者48岁，5年多前曾行子宫腺肌瘤剔除术，术后注射达菲林。手术及使用达菲林直接损伤胞宫胞脉，使肾精骤损，气血大亏；现崩漏反复发作1年多，为经乱之甚，期间长期服用西药控制和行诊刮治疗。四诊合参，该崩漏的病因病机复杂，虚实夹杂，非单一因素所致。既有湿热内蕴，热扰冲任，血海蓄溢失常，冲任失固的实火；又有年近七七，肾阴亏虚，不能济心涵木，以致心火夹肝火相互为患，迫血妄行的虚火；更有症瘕宿疾、久漏成瘀、瘀血阻滞、新血难安的血瘀证。证属肝肾阴虚，湿热瘀阻。其病机特点为气血同病，多脏并病，迁延难愈。治宜本着"急则治其标，缓则治其本"的原则，灵活运用塞流、澄源、复旧的方法分期论治。拟用三妙散清热利湿以降实火；用两地汤合二至丸滋肝肾之阴，壮水以制虚火；加山栀子、槐花清三焦郁火；加桑叶"既有滋肝肾之阴，又有收敛之妙耳"；加荆芥穗入血分，疏肝解郁，引离经之血归经；加蒲黄活血化瘀止血。全方标本并治，清中寓补，补而不留瘀。共奏滋阴清火、化瘀止血之功。三诊为经前期，证见肝郁化热，冲任瘀阻，方选丹栀逍遥散清泄肝火，活血通经。四诊为经后期，方选一贯煎合二至丸滋补肝肾之阴以治本。

6. 气虚血瘀证

【病案举例】

罗某，女，44岁。2019年7月25日初诊。主诉阴道不规则流血21天。自诉平素月经27天一行，10天干净，经量中等，淋漓不尽。末次月经为7月4日，经量时多时少，至今21天未净。B超检查提示子宫肌瘤，大小为61mm×40mm，向外凸，EM 14mm。刻诊症见面色㿠白，睡眠欠佳，气短困倦，口不干，纳可，下腹胀痛，大便溏；脉细滑，舌淡暗，苔薄白，舌边有齿痕。中医诊断为崩漏、症瘕。症候为气虚血瘀。西医诊断为异常子宫出血、子宫肌瘤。治法为益气摄血，活血化瘀。处方：①诊刮术。病检结果为子宫内膜单纯性增生。②中药。炮姜6 g，桃仁10 g，当归10 g，川芎10 g，益母草15 g，蒲黄20 g，五灵脂10 g，黄芪30 g，白术10 g，茯苓15 g，三七10 g，炙甘草5 g。7剂，水煎服。

2019年8月2日二诊。患者阴道流血已干净4天，无明显腹痛，睡眠欠佳，口不干，纳可，无腹胀，便溏，小便正常；脉沉细，舌淡暗，苔薄白，舌边有齿痕。处方：桂枝10 g，茯苓15 g，牡丹皮15 g，桃仁10 g，泽泻10 g，黄芪25 g，白术10 g，党参15 g，当归5 g，赤芍15 g，橘核10 g，荔枝核10 g，旱莲草15 g，甘草5 g。10剂，水煎服。

2019年8月29日三诊。患者末次月经为8月21日，8天干净，经量偏多，血块多，无明显痛经，易汗出，夜寐差，难以入睡，纳可，无腹胀，大便正常，小便调；脉沉细，舌淡，苔薄白，舌边有齿痕。守8月2日方，20剂，水煎服。

2019年9月29日四诊。患者末次月经为9月21日，周期30天，已恢复正常，7天干净，经量中等，有血块，无痛经。夜寐好转，精神好，纳可，下腹胀，无腰酸；脉沉细，舌淡暗，苔薄白，舌边有齿痕。效不更方，更进15剂，水煎服。

【按】本证之崩漏，本虚而标实，木虚为脾失健运，气虚不摄而崩漏不止；标实为瘀血停滞，阻于经脉，瘀血不去，新血不生，血不归经故崩漏不止。治疗应谨守病机，攻补兼施，用举元煎益气健脾，用桂枝茯苓丸活血化瘀。两方合用，相得益彰，补益而不瘀滞，攻邪而不伤正。还注意血水互患，用茯苓配泽泻，淡渗利水，通利三焦，血水同治，水行则血行，瘀化则新血归经，经行如常。

7. 肾虚血瘀证

【病案举例】

杨某，女，25岁。2019年5月8日初诊。主诉月经周期延后，经行淋漓漏下10年。自诉自月经初潮始月经周期延后，常2～3个月一行，经行漏下

15~20天，经量少，外院诊为多囊卵巢综合征。末次月经为2月22日，现停经76天。刻诊症见夜寐差，纳可，口干，腰酸，便溏，小便正常，脉细滑，舌红，苔薄白。B超检查提示EM 11 mm，双侧卵巢多囊样改变。中医诊断为崩漏。症候为肾虚血瘀。西医诊断为多囊卵巢综合征。治法为补肾活血。处方：急性子5 g，益母草15 g，牛膝10 g，当归10 g，川芎10 g，葛根15 g，白术15 g，党参10 g，麦冬15 g，桃仁10 g，红花10 g，牡丹皮15 g。7剂，水煎服。

2019年5月15日二诊。患者末次月经为5月13日，经量少，色暗，有血块，无痛经，晨起易累，大便溏烂，小便正常，舌红，苔少，舌边有齿痕；脉细弦。处方：山茱萸15 g，山药15 g，熟地黄15 g，菟丝子15 g，枸杞子10 g，龟甲15 g，鹿角胶10 g，紫河车5 g，白芍15 g，白术15 g，茯苓15 g，当归10 g。15剂，水煎服。

2019年5月31日三诊。患者末次月经为5月13日，15天干净，经量时多时少，淋漓不尽，有血块，经前易怒，口干，纳可，夜寐差，二便调，脉细弦，舌红，苔薄白。处方：鹿角胶10 g，太子参15 g，五味子5 g，何首乌10 g，龟甲15 g，淫羊藿10 g，当归10 g，川芎10 g，白芍15 g，熟地黄15 g，丹参15 g，桃仁10 g，鸡血藤10 g。15剂，水煎服。

2019年6月14日四诊。患者末次月经为6月13日，量少，色红，无血块，无痛经，经前腰酸、乏力，无畏寒，自诉手心热，汗出，口干，少口苦，纳可，寐欠佳，二便调，舌淡，苔薄白，脉细弦。处方：熟地黄15 g，当归10 g，白芍15 g，川芎10 g，益母草15 g，急性子5 g，牛膝10 g，鸡血藤10 g。7剂，水煎服。

2019年7月3日五诊。患者末次月经为6月13日，14天干净，经量中等，色暗红，少量血块，痛经，口干，偶有手心发热，纳寐可，大便黏，小便正常，脉细滑，舌淡红，苔薄白。处方：生地黄15 g，地骨皮15 g，麦冬15 g，阿胶10 g，白芍15 g，玄参10 g，山栀子5 g，牡丹皮15 g，五味子5 g，何首乌10 g，牡蛎30 g。15剂，水煎服。

2019年7月22日六诊。患者7月3日有少量阴道流血，持续4天干净。纳寐可，大便溏；脉细弦，舌淡，苔薄白，边有齿痕。处方：太子参15 g，菟丝子10 g，何首乌10 g，山茱萸10 g，芡实10 g，山药15 g，黄芪15 g，当归10 g，白术15 g，茯苓10 g，葛根10 g，甘草10 g。15剂，水煎服。

2019年7月29日七诊。患者末次月经为7月25日，经量较前稍增，色暗红，少量血块，痛经，经前乳房胀痛，纳寐可，二便调。处方：氯米芬片，50 mg/片，每天1片，连服5天。

2019年8月19日八诊。患者末次月经为7月25日，10天干净，经量偏少，色暗红，少量血块，无痛经，纳寐可，腰酸胀，乳房胀痛，二便调，脉细弦，舌淡，苔薄白，舌边有齿痕。处方：当归10 g，柴胡15 g，白芍15 g，茯苓10 g，白术15 g，山药15 g，远志10 g，酸枣仁10 g，薄荷5 g，大枣10 g，山茱萸10 g，益母草15 g，急性子5 g，牛膝10 g。15剂，水煎服。

2019年8月28日九诊。患者末次月经为8月25日，经量中等，色暗，血块，无痛经；脉弦滑，舌淡红，苔薄白。处方：黄芪20 g，桑叶10 g，当归10 g，蒲黄炭10 g，五灵脂10 g，党参15 g，何首乌10 g，五味子5 g，益母草15 g，牡蛎30 g，川芎10 g，阿胶10 g。7剂，水煎服。

2019年9月4日十诊。患者末次月经为8月25日，8天干净，经量中等，少量血块，无痛经，口干，纳可，寐安，二便调，脉沉细，舌红，苔少。处方：何首乌10 g，五味子5 g，麦冬15 g，太子参15 g，黄芪15 g，旱莲草15 g，女贞子10 g，牡蛎30 g，龙骨30 g，蒲黄炭10 g，五灵脂10 g，鹿角胶10 g，当归10 g，艾叶10 g。15剂，水煎服。

2020年4月27日十一诊。患者停经67天，下腹隐痛15天。末次月经为2月20日，外院诊为宫内早孕，要求保胎。P 10.85 ng/mL，β-HCG 173116.6 IU/L，E2 519.3 pg/mL。B超检查提示宫内早孕，孕囊大小为3.4 cm×3.1 cm×2.5 cm，可见胎心。处方：①黄体酮针，60 mg/日，肌内注射。②中药。白术15 g，茯苓15 g，法半夏10 g，陈皮10 g，山药15 g，人参10 g，炙甘草5 g，菟丝子15 g，阿胶10 g，续断15 g，桑寄生10 g，苎麻根10 g。7剂，水煎服。

【按】患者被诊为多囊卵巢综合征，表现为月经周期延后，经行淋漓漏下半个月。中医诊为崩漏。肾主生殖，主月经，肾精亏虚，精不生血，血海不能按时满溢，发为月经后期。肾气亏虚，失于封藏而发为崩漏。肾气虚，行血无力而血瘀，且崩漏持续10多年，久病必瘀；故病因病机为肾虚血瘀。经前期及行经期因势利导加用活血化瘀药，使排经不留瘀，瘀尽以利于新生。经后期补肾填精，以补肾调周法治疗，使肾精足，肾气充则经自调，气血和则孕乃成。

（十）经行头痛

1. 肝郁化火证

【病案举例】

麻某，女，39岁。2005年4月27日初诊。主诉经行头痛3年。患者自诉3年来出现经前3天开始头痛，月经来潮后头痛缓解。以头部两侧及颠顶部头痛为主，伴头晕，腰酸，心烦失眠，口苦咽干，乳房胀痛。月经周期为25天，经量多，色暗有块。患者平素易怒，喜叹息，夜寐多梦，便溏。末次月经为4月20日。脉细弦，舌暗红，苔少。中医诊断为经行头痛。症候为肝郁化火。治则为调肝解郁，滋阴降火。处方：白芍15g，茯苓10g，山栀子5g，当归10g，牡丹皮10g，柴胡15g，钩藤10g，白芷10g，石斛15g，香附15g，黄柏10g，甘草5g。7剂，水煎服。

2005年5月20日二诊。患者末次月经为5月15日，经量中等，色鲜红，无明显经期头痛，脉细弦，舌红，苔薄白。处方：守上方去黄柏，加山茱萸10g、熟地黄10g、川芎10g。7剂，水煎服。

上法治疗2个月，患者经期头痛已愈。

【按】头为诸阳之会，五脏六腑之气血均上注于头，足厥阴肝经上颠入脑。肝喜条达，患者平素情志抑郁，郁久化热，故有心烦失眠、口苦咽干、乳房胀痛等症。经前期阴血下注冲任，相火内动，肝阳上亢，与肝经郁火合病随冲逆之气上行，干扰清窍而发病。故投之以疏肝解郁、清热降火的丹栀逍遥散则效若桴鼓。

2. 肝肾阴虚证

【病案举例】

马某，女，37岁。2019年12月5日初诊。主诉月经周期延后，经量少3年多。自诉3年前因攻读学位常常熬夜，自觉压力大，出现月经周期延后，37～50天一行，3天干净，经量少，经色暗红，有血块，经行时下腹隐痛。末次月经为11月10日。平时有偏头痛，经期时更为明显。刻诊症见容易焦虑，情绪激动，睡眠多梦，夜间盗汗，纳可，二便调，脉细弦，舌红，苔薄白，中有裂纹。中医诊断为经行头痛、月经过少。症候为肝肾阴虚。治法为滋补肝肾。处方：黄柏15 g，知母15 g，熟地黄15 g，龟甲15 g，生地黄15 g，白芍20 g，山茱萸10 g，钩藤10 g，防风10 g，枸杞子10 g，何首乌10 g，生牡蛎30 g，益母草15 g，甘草5 g。15剂，水煎服。

2019年12月20日二诊。患者末次月经为12月15日，经量较前增多，少量血块，经行下腹隐痛，无明显头痛，夜寐欠佳，无盗汗，纳可，二便调，脉细弦略滑，舌红，苔薄白，中有裂痕。处方：麦冬15 g，白芍20 g，当归10 g，川楝子10 g，龟甲15 g，钩藤10 g，熟地黄15 g，生地黄15 g，黄柏10 g，知母15 g，白术10 g，茯苓10 g，旱莲草15 g。15剂，水煎服。

【按】现代人生活节奏快，压力大，有熬夜等不良生活习惯，日久则出现肝血亏虚，肾精耗损。肾精不足，无以化生气血，经血乏源，冲任不充，血海不能按时满溢，故月经后期，量少。女子以肝为先天，肝体阴而用阳，肝血不足则肝阳易亢，上扰心神清窍则心烦易怒，失眠头痛。经行之时，阴血下聚胞宫冲任，机体阴血更虚，故经期症状更为明显。夜间睡眠时，阳入阴合。若机体阴虚则不足以纳阳气，阳遂浮动，阳入内阴时内热更盛，逼迫营阴外越，发为夜间盗汗。故治宜滋补肝肾，清虚火。方用大补阴丸加山茱萸、生地黄、白芍、枸杞子、何首乌滋肝肾之阴，清虚浮之火。加钩藤、生牡蛎、防风镇肝潜阳息风，加益母草活血通经。

（十一）经行泄泻·肝脾不调证

【病案举例】

杨某，女，36岁。2009年9月20日初诊。主诉行经期泄泻半年。自诉近年因家事困扰，常常郁郁不欢。半年前每值月经期即出现泄泻，每天3～4次，水样便，伴下腹胀痛，乳房胸胁胀满，神疲，纳差。经血暗红，有血块，末次月经为8月29日。脉细弦，舌淡暗，苔薄白。中医诊断为经行泄泻。症候为肝郁乘脾。治则为疏肝健脾，和中止泻。处方：党参15g，白术10g，茯苓10g，柴胡15g，白芍10g，陈皮10g，枳实10g，山药15g，橘核10g，佛手10g，甘草5g，砂仁10g，木香10g。7剂，水煎服。嘱患者调畅情志。

2009年10月7日二诊。于9月28日行经，大便成形，每天1～2次，腹痛、胸胁胀满减轻，纳欠佳，易疲乏，脉细弦，舌淡暗，苔薄白。处方：柴胡15g，白芍10g，郁金10g，白术10g，茯苓10g，山茱萸10g，陈皮5g，党参10g，熟地黄10g，甘草10g。14剂，水煎服。

2009年11月1日三诊。患者末次月经为10月27日，经行无腹泻。纳食欠佳，无明显腹胀，舌脉同前。守上方巩固治疗。

【按】肝性条达，喜疏泄。患者近期情志不舒，气滞郁结，出现乳房胸胁胀满等症。经期肝血下注血海，肝之疏泄气机失常，木邪犯土，肝脾失和，中运失职，发为泄泻。方取四逆散合香砂六君汤加减共奏调和肝脾、健脾和中之功。

（十二）经行风疹·血热生风证

【病案举例】

侯某，女，22岁。2006年5月5日初诊。主诉行经期皮肤瘙痒起风团1年。自诉月经来潮时皮肤起疹，色红，以颜面四肢最明显。月经干净后症状逐渐消失，春夏季节症状典型。口干欲饮，夜寐多梦，小便黄，大便溏。月经23～25天一行，量偏多，有血块，末次月经为4月15日；脉浮滑数，舌红，苔黄腻。中医诊断为经行风疹块。症候为血热生风。治则为清热消风止痒。处方：黄柏10 g，知母10 g，薏苡仁15 g，苍术10 g，生地黄20 g，防风10 g，荆芥10 g，熟地黄10 g，蝉蜕10 g，蒲公英10 g，白癣皮15 g，甘草10 g。7剂，水煎服。

2006年7月25日二诊。患者用药后行经2次，皮肤瘙痒明显减轻。月经周期为30天，经量中等，末次月经为7月11日。脉滑数，舌红，苔薄白。处方：上方去苍术、薏苡仁，加白术10 g、茯苓10 g、白芍10 g。7剂，水煎服。

【按】风疹块的发生主要是湿热毒邪郁于营血，经行之时，血海空虚，风邪入侵，风热湿邪相互为患，泛溢肌肤所致。治以三妙散合消风散清热利湿，消风止痒。

二、妊娠病

（一）滑胎

1.肝郁脾虚·痰湿阻滞证

【病案举例】

周某，女，37岁。2018年3月8日初诊。主诉不良妊娠史4次，月经量少，经期延长5年，不孕1年。自诉孕5产1，2011年顺产1胎，欲孕二胎，出现胚胎停育并行清宫术4次，术后月经量减少。2014年及2017年因宫腔粘连行宫腔镜下粘连分离术2次。术后未见经量明显增多。月经周期33～34天，15天干净，量少，色暗，质稠，有血块，淋漓不尽。伴经行头痛，经行下腹隐痛，末次月经为2月26日。刻诊症见夜寐欠佳，难入睡，多梦，口干苦，腰酸痛，舌红暗，苔黄略腻，舌边齿痕，脉弦滑。HSG检查提示双侧输卵管通畅。中医诊断为滑胎、不孕症。症候为肝郁脾虚，痰湿阻滞。西医诊断为复发性流产、异常子宫出血。治法为疏肝健脾，活血化瘀。处方：炮甲10g，黄柏10g，苍术10g，茯苓10g，当归10g，川芎10g，白花蛇舌草10g，王不留行10g，五灵脂10g，蒲黄炭15g，牛膝10g，两面针10g，川楝子10g。15剂，水煎服。

2018年3月26日二诊。患者经前期，自觉乳房胀痛，呃逆，无腰酸痛，寐欠佳，心烦，口干苦，大便黏，小便黄。处方：黄柏10g，牛膝15g，薏苡仁15g，五灵脂10g，蒲黄10g，续断15g，苍术10g，王不留行10g，白芍15g，当归10g，白术10g，山药15g。15剂，水煎服。

2018年4月23日三诊。患者末次月经为3月29日，13天干净，经量中等，淋漓不尽，月经前期，自觉腰酸，乳房胀痛，脉细滑，舌淡红，苔白腻。处方：荆芥10g，当归10g，白芍20g，白术10g，茯苓10g，川芎10g，泽泻10g，法半夏10g，党参15g，黄芪15g，川贝母10g，菟丝子15g，甘草5g。10剂，水煎服。

2018年5月2日四诊。患者末次月经为4月30日。经量中等3天，现量少，夹血块，色暗红，无痛经。经前乳房胀痛，夜寐差，纳差，易困倦，二便调，脉细滑，舌淡红，苔薄白。处方：川芎10g，茯苓10g，橘红10g，香附10g，神曲10g，半夏10g，甘草5g，当归10g，续断15g，藿香10g，荆芥10g，桑寄生15g，白术10g。15剂，水煎服。

2018年5月18日五诊。患者末次月经为4月30日，行经期缩短至8天，经量中等，经色鲜红，少量血块。腰酸，纳可，寐欠佳，无口干口苦，二便调，脉细滑，苔薄白。处方：茯苓10g，白术10g，党参15g，甘草5g，川芎10g，当归10g，白芍20g，熟地黄15g，神曲10g，法半夏10g，香附10g，陈皮10g，黄芪10g，巴戟天10g。15剂，水煎服。

2018年9月13日六诊。患者停经42天，阴道少许流血1天。末次月经为8月2日，外院查为宫内早孕，已用黄体酮40mg/日肌注保胎。自觉腰酸，下腹隐痛，脉细滑，舌淡，苔薄白，舌边有齿痕。处方：人参10g，桑寄生15g，菟丝子15g，阿胶10g，白术10g，山药15g，续断15g，茯苓10g，五味子5g，甘草5g。7剂，水煎服。

保胎至孕11周，转产科立卡。

【按】《景岳全书》中的妇人规篇云："凡畏堕胎者，必当察此所伤之由，而切为戒慎。凡治堕胎者，必当察此养胎之源，而预培其损，保胎之法无出于此。若待临期，恐无及也。"故应预培其损，审证查因，知犯何逆，治逆于未堕之前。虽滑胎病因多责之肾，然亦有不尽然，故仍需观其脉证，随证治之。

该患者初诊、二诊时夜寐不安，口干口苦，舌红暗，苔黄腻，脉弦滑，辨为痰湿阻滞，日久化热，湿热与血瘀阻滞胞宫。热扰胞宫，血海不宁，加瘀血阻滞，新血不安，故有月经行经期延长，淋漓不尽。用四妙散加两面针、白花蛇舌草清利湿热，用失笑散加王不留行、当归、川芎活血化瘀。三诊时热证已去，正值经前期，血海壅滞，肝之疏泄功能失职，用当归芍药散加荆芥调和肝脾，活血化瘀。用黄芪党参健脾益气，运化水湿，用川贝母、法半夏燥湿化痰。四诊、五诊用启宫丸专事健脾利湿解郁。治疗5个月后，月经调、痰湿除、冲任通盛，故能有子。孕后用寿胎合举元煎健脾补肾，固冲摄胎。严密监测血值，成功保胎至孕11周。

2. 阴虚血热证
【病案举例】

魏某，女，32岁。2011年10月21日初诊。主诉反复流产4次。患者自2008年来连续4次胚胎停育，均为孕7周左右。月经周期正常，月经量偏少，8月宫腔镜示子宫内膜正常，末次月经为10月9日。刻诊症见患者自觉口干喜饮，心烦少眠，尿黄，便秘；脉细数，舌红，苔少。中医诊断为滑胎。症候为阴虚血热。治则为清热凉血，固冲安胎。处方：黄柏10 g，熟地黄15 g，香附10 g，续断10 g，生地黄10 g，白芍10 g，龟甲15 g，知母10 g，甘草5 g。7剂，水煎服。

2011年10月28日二诊。患者夜寐、便秘好转，仍口干，尿黄，脉细弦，舌红，苔少。处方：阿胶10 g，续断10 g，熟地黄15 g，知母10 g，菟丝子10 g，桑寄生10 g，白术10 g，茯苓10 g，旱莲草10 g，黄柏12 g，龟甲10 g，甘草5 g。7剂，水煎服。

2011年11月11日三诊。患者末次月经为11月5日，经量偏少，色暗红，经行腰酸，脉细弦，舌红，苔少。处方：生地黄15 g，旱莲草10 g，太子参10 g，麦冬10 g，五味子5 g，黄柏10 g，熟地黄15 g，阿胶10 g，何首乌20 g，甘草5 g。7剂，水煎服。

2011年12月9日四诊。患者末次月经为12月4日，经量偏少，色鲜红，睡眠好，口干好转，二便调，脉细弦，舌红，少苔。处方：生地黄10 g，熟地黄10 g，茯苓10 g，菟丝子20 g，黄柏10 g，枸杞子10 g，覆盆子10 g，桑寄生10 g，知母10 g，阿胶10 g，太子参20 g，何首乌20 g，麦冬10 g，甘草10 g。7剂，水煎服。

2011年12月19日五诊。患者无明显不适。B超检查提示EM 8 mm。脉细弦，舌红，苔少。处方：生地黄10 g，麦冬10 g，石斛10 g，旱莲草10 g，枸杞子10 g，钩藤10 g，桑寄生10 g，阿胶10 g，菟丝子10 g，黄芩10 g，甘草10 g。7剂，水煎服。

2012年2月5日六诊。患者末次月经为2月3日，经行腰酸，经量偏少；脉细数，舌红，苔少。处方：香附10 g，黄柏10 g，知母15 g，生地黄10 g，枸杞子10 g，熟地黄15 g，龟甲15 g，覆盆子10 g，太子参20 g，麦冬10 g，五味子10 g。7剂，水煎服。

2012年2月29日七诊。患者口干多饮，夜寐欠佳，尿多，脉细弱，舌红，苔少。处方：黄柏10 g，生地黄10 g，菟丝子20 g，枸杞子10 g，麦冬10 g，沙参10 g，五味子5 g，知母15 g，熟地黄15 g，龟甲15 g。7剂，水煎服。

2012年3月28日八诊。患者末次月经为3月4日，经量中等，色鲜红，无不适。脉细弱，舌红，苔少。处方：太子参15 g，麦冬10 g，五味子5 g，龟甲15 g，熟地黄15 g，山茱萸10 g，香附15 g，甘草5 g，枸杞子15 g，沙参10 g，巴戟天10 g。7剂，水煎服。

2012年4月11日九诊。患者末次月经为4月7日，经量中等，色鲜红。脉细滑，舌红，苔薄白。处方：山茱萸10 g，龟甲15 g，当归10 g，枸杞子10 g，知母10 g，黄柏10 g，鹿角胶10 g，覆盆子15 g，何首乌10 g。10剂，水煎服。

2012年4月20日十诊。患者无不适。脉细，苔薄白。处方：菟丝子15g，桑寄生10g，续断10g，杜仲15g，太子参20g，牛膝10g，山茱萸10g，麦冬10g，覆盆子15g。15剂，水煎服。

2012年6月4日十一诊。患者末次月经为5月19日。B超检查提示左侧卵巢见大小17mm×17mm的卵泡，EM 7mm。左下腹隐痛。脉细滑，舌红，苔薄白。处方：菟丝子20g，续断10g，鹿角胶10g，桑寄生20g，枸杞子10g，山药10g，白芍20g，白术10g，太子参20g，甘草5g，茯苓10g。7剂，水煎服。

2012年6月11日十二诊。患者自觉乳房胀痛，腰酸，白带多。脉细弦，舌红，苔薄白。处方：阿胶10g，菟丝子20g，续断10g，桑寄生20g，太子参20g，山茱萸10g，麦冬10g，枸杞子10g，当归10g，白术10g，山药10g。10剂，水煎服。

2012年6月18日十三诊。测β-HCG 768ng/mL，P 39.54ng/mL。3天前有少许阴道流血伴下腹坠胀、腰酸等不适；夜寐差，口干欲饮，便秘；脉弦滑，舌红，苔少。处方：黄芩10g，麦冬10g，太子参20g，阿胶10g，菟丝子20g，桑寄生10g，续断10g，山药10g，桑叶10g，旱莲草10g，陈皮5g。7剂，水煎服。

2012年6月25日十四诊。患者仍有口干、腰酸、小腹坠胀等不适，无阴道流血，脉滑数，舌红，苔薄白。处方：白术10g，麦冬10g，黄芩10g，太子参20g，菟丝子10g，桑寄生20g，阿胶10g，续断10g，桑叶10g，白芍15g。7剂，水煎服。

2012年7月2日十五诊。患者早孕43天，自觉恶心欲吐，口干，腰酸。无阴道流血，无下腹坠胀感。B超检查提示宫内早孕见胎芽及胎心。脉弦滑，舌红，苔薄白。处方：白术10g，茯苓10g，太子参20g，甘草10g，续断10g，菟丝子20g，桑寄生10g，阿胶10g，砂仁5g，黄芩10g，葫芦茶30g。20剂，水煎服。

2012年8月16日十六诊。患者孕12周，自觉中脘灼热，大便干结，2～3天一行。无阴道流血和腹痛。B超检查提示胎儿头臀径2.7cm，有胎心。脉滑数，舌红，苔少。处方：白术10g，茯苓10g，党参10g，白芍10g，甘草5g，阿胶10g，石斛10g，砂仁10g，桑寄生20g，菟丝子10g，续断10g，麦冬10g。7剂，水煎服。

【按】患者素为阴虚血热之体，孕后阴血下聚胎元，母体阴虚更甚，阴不制阳，热扰冲任，冲任不固，胎失所系，屡孕屡堕，发为滑胎；孕前治其本证，治宜滋阴降火，补肾固冲，用大补阴丸合二至丸加减。孕后及时安胎，治宜滋阴清热，固肾安胎，用寿胎丸合二至丸加减化裁。

3. 肾虚血瘀证

【病案举例】

黄某，女，31岁。2009年7月27日初诊。主诉连续4次自然流产。患者曾检查复发性流产的原因，均未发现异常，其爱人精液分析基本正常。患者16岁月经初潮，月经量少，2～3天干净，色暗，周期基本正常，无痛经，末次月经为7月17日，末次妊娠为2009年3月。患者平素自觉腰酸，目眩暗，睡眠差，夜尿频，纳可，大便调；脉沉细，舌淡，苔薄白。中医诊断为滑胎。西医诊断为复发性流产。症候为肾虚血瘀。治则为补肾固冲。处方：山茱萸10g，续断10g，杜仲10g，巴戟天10g，薏苡仁20g，芡实10g，白术10g，太子参10g，麦冬10g，甘草10g，茯苓10g，五味子5g。7剂，水煎服。

2009年8月3日二诊。患者自觉睡眠好转，夜尿减少；脉沉细，舌淡暗，苔薄白。处方：当归10g，白芍20g，川芎10g，香附10g，山茱萸10g，枸杞子10g，白术10g，茯苓10g，丹参15g，薏苡仁20g，甘草5g，牛膝10g。12剂，水煎服。

2009月9月21日三诊。患者末次月经为9月16日，量偏少，色鲜红，3天干净，伴腰酸痛；脉细弱，舌淡，苔薄白。处方：菟丝子20g，山茱萸10g，何首乌20g，鹿角胶10g（烊化），紫河车10g，当归10g，续断10g，甘草10g，熟地黄10g，枸杞子10g，覆盆子10g。7剂，水煎服。

2009年9月28日四诊。患者月经周期第13天，测排卵，右侧卵巢见优势卵泡16mm×13mm，EM6mm；脉沉细，舌淡，苔薄白。处方：山茱萸10g，白芍20g，巴戟天10g，紫河车10g，甘草10g，鹿角胶10g（烊化），薏苡仁20 g，苍术10 g，续断10 g，桑寄生20 g，桃仁10 g。20剂，水煎服。

2009年10月17日五诊。患者末次月经为10月13日，量较前增多，3天干净，伴腰部酸胀，久站久坐尤为明显；脉细滑，舌淡红，苔薄白。处方：紫河车10 g，鹿角胶10 g（烊化），续断10 g，巴戟天10 g，淫羊藿10 g，白芍20 g，黄芪20 g，白术10 g，茯苓10 g，菟丝子20 g，覆盆子10 g。20剂，水煎服。

2009年11月16日六诊。患者末次月经为11月14日，经量中等，色鲜红，3天干净，无腰酸，无痛经；脉细沉，舌淡红，苔薄白。处方：太子参20 g，麦冬10 g，鹿角胶10 g（烊化），紫河车10 g，芡实10 g，白术10 g，茯苓10 g，薏苡仁20 g，苍术10 g，五味子5 g，肉苁蓉10 g。20剂，水煎服。

2009年12月19日七诊。患者停经36天，自测尿妊娠试验阳性，无腰酸腹痛，无阴道流血；脉细滑，舌淡，苔薄白。孕后补肾安胎。处方：黄芪20 g，党参30 g，白术10 g，阿胶10 g（烊化），菟丝子20 g，当归10 g，桑寄生20 g，甘草10 g，续断10 g，杜仲10 g，白芍20 g。5剂，水煎服。

2009年12月24日八诊。患者孕40天，自觉下腹坠胀，口干欲饮，无阴道流血。纳可，睡眠欠佳，二便调；脉细滑，舌红，苔薄白。处方：党参12 g，白术10 g，茯苓10 g，甘草5 g，桑寄生10 g，续断10 g，阿胶10 g（烊化），砂仁10 g，当归5 g，山药10 g，石斛10 g，黄芪20 g。10剂，水煎服。

2010年1月4日九诊。患者自觉夜寐不安，口干，恶心，纳差。腰酸，无下腹坠胀，无阴道流血；脉细滑，舌红，苔薄白。处方：白术10 g，黄芩10 g，麦冬10 g，菟丝子10 g，桑寄生10 g，茯苓10 g，续断10 g，黄柏10 g，陈皮5 g，山药10 g，甘草5 g。3剂，水煎服。

2010年1月14日十诊。患者孕60天，B超检查提示宫内早孕，见胎心。自觉下腹坠胀，有早孕反应，无阴道流血及腰痛；脉细滑，舌淡红，苔薄白。处方：菟丝子20 g，续断10 g，桑寄生20 g，阿胶10 g（烊化），白芍20 g，白术10 g，党参12 g，茯苓10 g，甘草10 g，砂仁10 g，陈皮

5 g，山药10 g。14剂，水煎服。

2010年1月28日十一诊。患者孕76天，B超检查提示孕囊大小42 mm×48 mm，有胎心。无阴道流血及腹痛。脉细滑，舌淡红，苔薄白。处方：山药10 g，山茱萸10 g，菟丝子10 g，白术10 g，茯苓10 g，党参12 g，阿胶10 g（烊化），陈皮5 g，黄芪20 g，杜仲10 g，续断10 g，桑寄生10 g，巴戟天10 g。20剂，水煎服。

连续保胎至12周。

【按】患者月经初潮迟，经量偏少，先天禀赋不足，肾精亏虚，精不生血，冲任不足，故月经量少。肾气亏虚，封藏失司，冲任不固，胎失所养，系胞无力，发为滑胎；屡孕屡堕，气血失调，冲任受损，孕前治疗按月经调周法补肾调经。《黄帝内经》云："精之不足，补之以味。"故组方加入血肉有情之品，补肾益气，填精益髓，使肾气充，肾精足，气血安和而胎孕乃成。孕后补肾健脾益气，用寿胎丸合举元煎加减，使脾肾相资，冲任调和，胎元乃固。

【病案举例】

莫某，女，33岁。2008年11月3日初诊。主诉反复自然流产2次，痛经6年。患者曾经人工流产4次，于2002年始出现经行腹痛，逐渐加剧。2006年以来有2次胚胎停育（均为孕50天左右），检查发现左侧巧克力囊肿，其他检查未见异常。末次妊娠为2008年1月。平素月经周期正常，量偏少，色暗有血块，末次月经为2008年10月19日。自觉腰膝酸软，带下清稀，怕冷，经期尤甚。面色晦暗，口周紫暗，纳可，夜寐不佳，夜尿多，大便调；脉沉细，舌淡暗，舌边尖有瘀点，苔薄白。中医诊断为滑胎、症瘕、痛经。症候为肾虚血瘀。治则为化瘀消症，补肾安胎。处方：当归10 g，川芎10 g，续断10 g，菟丝子20 g，覆盆子15 g，三棱10 g，莪术10 g，川楝子10 g，延胡索10 g，巴戟天10 g，甘草5 g，白芍20 g。12剂，水煎服。

2008年11月29日二诊。患者月经前期，自觉下腹隐隐不适，腰酸胀；脉沉细，舌淡暗，苔薄白，舌边尖有瘀点。经前期温补肾阳，活血化瘀，通络止痛。处方：川楝子10 g，延胡索10 g，肉桂10 g，小茴香5 g，三棱

10 g，莪术10 g，续断10 g，桑寄生10 g，白芍20 g，香附10 g，血竭5 g，甘草10 g。10剂，水煎服。

2008年12月14日三诊。患者末次月经为12月4日，经量较前增多，色鲜红，血块减少，痛经缓解；脉沉细，舌淡暗，苔薄白，有瘀点。经后补肾固冲，兼顾活血化瘀。处方：山茱萸10 g，菟丝子20 g，枸杞子10 g，覆盆子15 g，当归10 g，丹参10 g，鹿角胶10 g（烊化），鸡血藤10 g，山药10 g，茯苓10 g，甘草10 g。7剂，水煎服。

2009年1月3日四诊。患者经前期，觉乳房胀痛；脉细滑，舌淡暗，苔薄白，有瘀点。处方：血竭5 g，巴戟天10 g，淫羊藿10 g，三棱10 g，橘核10 g，莪术10 g，川楝子12 g，延胡索10 g，菟丝子15 g，鬼箭羽10 g，小茴香5 g。7剂，水煎服。

2009年1月19日五诊。患者末次月经为1月5日，经量中等，色鲜红，无明显痛经，腰酸好转。舌脉同前。处方：菟丝子20 g，续断10 g，桑寄生10 g，川芎10 g，血竭5 g，白芍20 g，当归10 g，白术10 g，香附10 g，延胡索10 g，三棱10 g，小茴香5 g，甘草5 g。14剂，水煎服。

2009年2月11日六诊。患者停经36天，自测尿妊娠试验阳性，少许阴道流血，自觉下腹坠胀；脉细滑，舌淡暗，苔薄白，有瘀点。查P 17.39 ng/mL。予肌注黄体酮注射液40 mg，每天1次。处方：续断15 g，菟丝子20 g，桑寄生20 g，阿胶10 g（烊化），当归10 g，白芍20 g，白术10 g，黄芪15 g，蒲黄炭10 g，茯苓10 g，仙鹤草15 g，杜仲10 g，甘草5 g。7剂，水煎服。

2009年2月20日七诊。患者停经45天，无阴道流血，觉小腹坠胀，腰酸不适。复查P 26.36 ng/mL。B超检查提示宫内早孕，孕囊大小为18 mm×29 mm，见胎心；脉细滑，舌淡红，苔薄白。继续肌注黄体酮，用量如前。处方：黄芪15 g，桑寄生10 g，菟丝子20 g，白芍20 g，当归10 g，白术10 g，茯苓10 g，阿胶10 g（烊化），续断10 g，甘草10 g。14剂，水煎服。

2009年3月19日八诊。患者无阴道流血及小腹坠胀，时觉腰酸，尿频；脉细滑，舌淡红，苔薄白。处方：守上方，20剂，水煎服。

2009年12月因产后恶露不绝来诊，告知足月顺产一女婴。

【按】患者早期人工流产4次，手术损伤子宫冲任，加之术后调摄不当，寒邪乘虚侵入，与血相搏，结于胞中，气滞血瘀，发为症瘕；症瘕积聚胞脉，阻碍气血运行，孕后血不归经，胎脉失养而致滑胎。清代医家王清任在《医林改错》中阐明了血瘀滑胎的机理："不知子宫内，先有瘀血占其地，胎至三月再长，其内无容身之地，胎病靠挤，血不能入胎胞，从旁流而下，故先见血，血既不入胎胞，胎无血养，故小产。"故孕前宜活血化瘀，补肾温阳，方取少腹逐瘀汤合二仙汤治之；孕后治以补肾固冲，养血安胎，方取寿胎丸合当归芍药散。

【病案举例】

刘某，女，33岁。2019年11月8日初诊。主诉不良妊娠史3次，月经量少1年多。自诉孕4产1，顺产1胎，胚胎停育行清宫术3次，末次妊娠为2019年6月。欲调理生育二胎。月经周期33天，5天干净，清宫术后月经量少，每次用卫生巾5片，色暗，有少量血块，无明显痛经，末次月经为10月31日。刻诊症见夜寐不安，易醒，腰酸痛，口干，二便调；脉细弦，舌红，苔少，舌边有齿痕。中医诊断为月经过少、滑胎。症候为肾阴亏虚，瘀血阻滞。西医诊断为复发性流产。治法为滋阴补肾，活血化瘀。处方：黄柏10 g，麦冬15 g，龟甲15 g，当归10 g，知母15 g，沙参15 g，甘草5 g，熟地黄15 g，白芍15 g，川楝子6 g，川芎10 g。10剂，水煎服。

2019年11月19日二诊。患者腰酸痛缓解，睡眠好转，下腹隐痛，手足心热，口干；脉细滑，舌红，苔少，舌边有齿痕。处方：吴茱萸5 g，桂枝10 g，阿胶10 g（烊化），川芎10 g，当归10 g，麦冬20 g，牡丹皮15 g，党参15 g，炙甘草5 g，生姜10 g，姜半夏10 g。15剂，水煎服。

2019年12月6日三诊。患者停经36天，下腹隐痛，腰酸胀，无阴道流血。自测尿HCG阳性，β-HCG 4727.1 ng/mL，P 12.89 ng/mL，E2 274 pg/mL。脉细滑，舌红，苔薄白，舌边有齿痕。处方：续断15 g，菟丝子20 g，桑寄生15 g，阿胶10 g（烊化），太子参15 g，麦冬15 g，五味子5 g，杜仲15 g，黄芪20 g，白术10 g，茯苓10 g，炙甘草5 g。7剂，水煎服。黄体酮注射液40 mg/日，肌注，连续7天。

2019年12月19日四诊。患者恶心欲吐，乳房胀痛，无腰腹疼痛，二便正常；脉细滑，舌红，苔薄白。B超检查提示宫内早孕，孕囊大小为47 mm×19 mm，见胎心，胎芽长7mm。处方：续断15 g，桑寄生15 g，菟丝子20 g，阿胶10 g（烊化），太子参15 g，麦冬15 g，五味子5 g，杜仲15 g，旱莲草15 g，女贞子10 g，炙甘草6 g。7剂，水煎服。

【按】肾主生殖，胞脉系于肾。反复流产从肾论治。肾阴亏虚，肾水不足，不能上济于心，水火失济，故夜寐不安；阴虚则阳热内盛，津液损耗，则口干；腰失所濡，故酸胀；脉细弦、舌红苔少为肾阴亏虚之证。初诊时为经后期，用大补阴丸合一贯煎大补肝肾之阴，使阴血充而卵子长，二诊时值经后期，有下腹隐痛之胞宫胞脉瘀证，有口干手足心热之阴虚热证，有是证用是方，用温经汤清上浮之虚热，通下焦之瘀阻。三诊时发现妊娠，及时保胎，用寿胎丸合生脉二至丸加减化裁补肾固胎。

【病案举例】

黄某，女，41岁。2018年5月5日初诊。主诉不良妊娠史3次，下腹隐痛反复发作2年。自诉孕4产1，剖宫产1胎，欲孕二胎，胚胎停育行清宫术3次，末次清宫为2018年4月11日，下腹隐隐作痛反复发作2年，房事后加重。月经30天一行，5～6天干净，经量中等，有血块，经行下腹隐痛，末次月经为2月10日。现为清宫术后半个月。刻诊症见夜寐欠佳，口干，腰酸，大便黏，小便黄；脉细弦，舌红暗，苔薄白，舌边有齿痕。妇科检查，外阴正常，阴道畅，宫颈一度糜烂，子宫后位，常大，宫颈举动痛，后穹隆有触痛，子宫压痛，双附件区压痛明显。AMH 0.14 ng/mL。中医诊断为滑胎、妇女腹痛。症候为肾虚血瘀。西医诊断为复发性流产、卵巢储备功能下降。治法为补肾活血，化瘀止痛。处方：桂枝10 g，茯苓10 g，牡丹皮10 g，赤芍15 g，桃仁10 g，橘核10 g，荔枝核10 g，川楝子12 g，延胡索10 g，黄芪20 g，血竭5 g，甘草5 g。10剂，水煎服。

2018年5月26日二诊。患者腹痛已缓解，末次月经为5月16日，经量偏少，经色鲜红，有少许血块。经行时下腹隐痛；脉细弦，舌红，苔少，舌边有齿痕。处方：①中药内服。黄柏15g，熟地黄15g，知母15g，龟甲15g，菟丝子15g，覆盆子15g，枸杞子10g，五味子5g，车前子10g，山茱萸12g，山药15g，甘草5g。7剂，水煎服。②中药灌肠。三棱30g，莪术30g，川楝子20g，延胡索20g，王不留行20g，桂枝15g，赤芍20g，血竭10g。10次，每次100mL，直肠滴入，每天1次。

2018年6月2日三诊。患者月经前期，诉下腹隐痛。脉细弦，舌淡，苔薄白，舌边有齿痕。守5月5日方，15剂，水煎服。

2018年6月21日四诊。患者末次月经为6月13～20日。经量中等，血块少，痛经缓解。脉细弦，舌红，苔少。处方：黄柏15g，熟地黄15g，知母15g，龟甲15g，山茱萸10g，山药15g，柴胡15g，枳实10g，赤芍15g，甘草5g，紫河车10g。7剂，水煎服。

2018年7月19日五诊。患者末次月经为7月7～18日，经量中等，无痛经。自觉头晕，夜寐欠佳，下腹隐痛，腰酸，口干。脉细弦，舌红，苔薄白，舌边有齿痕。处方：桂枝10g，茯苓10g，牡丹皮15g，赤芍15g，桃仁10g，白术10g，黄芪20g，党参10g，血竭5g，甘草5g，延胡索10g，川楝子10g。7剂，水煎服。

连续治疗5个月，于11月6日检查出宫内早孕，保胎治疗至孕11周立卡产检。

【按】患者反复下腹隐痛2年多合并有经行下腹隐痛，且双合诊时发现阴道后穹隆有触痛性结节，可诊断为隐匿性的子宫内膜异位症。中医归属于症瘕、痛经、不孕症。患者年逾四十，肾精亏虚，天癸渐竭，腰酸，口干，夜寐不安及AMH值为0.14ng/mL，可辨为肾虚血瘀证。其病位在胞宫、下焦。血瘀是病机的重要环节。病性为本虚标实，虚实夹杂。治宜攻补兼施。初诊时为经前期，血海欲泄，因势利导，用桂枝茯苓丸活血化瘀，二核加金铃子散理气止痛，黄芪配血竭益气化瘀，散结镇痛，攻邪而不伤正。二诊为经后期，血海空虚，舌脉表现肾阴亏虚，用大补阴丸合五子衍宗丸滋肾填精。配合破瘀消症之中药直肠点滴，内外合治，攻补兼施。治疗半年后，冲任通盛，气血调和而能子嗣。

4.肝郁脾虚兼血瘀证

【病案举例】

曾某，女，30岁。2019年6月24日初诊。主诉月经周期延后，经期延长10多年，不良妊娠史3次，不孕1年多。患者月经紊乱10多年，周期延后，45天至3个月不等，每次行经15天干净，经量时多时少，色暗，有血块，淋漓不尽，经行下腹隐痛，末次月经为5月8日，自测尿妊娠试验阴性。曾有连续胚胎停育清宫术3次，现欲孕而不孕1年。3年前B超检查发现卵巢巧克力囊肿，囊肿逐年增大。刻诊症见夜寐多梦，心情抑郁，纳欠佳，下腹胀满，经前乳房胀痛，二便调；脉沉细，舌红暗，苔薄白，边有齿痕。B超检查提示EM 10 mm，右侧巧克力囊肿大小41 mm×32 mm。中医诊断为滑胎、崩漏、不孕症、症瘕。症候为肝郁脾虚，气滞血瘀。西医诊断为复发性流产、不孕症、巧克力囊肿。治法为疏肝健脾，行气化瘀。处方：柴胡15 g，赤芍15 g，桃仁10 g，红花10 g，当归10 g，川芎10 g，生地黄30 g，牛膝15 g，枳壳15 g，桔梗10 g，川楝子6 g，延胡索15 g，血竭5 g，炙甘草5 g。7剂，水煎服。

2019年7月2日二诊。患者末次月经为6月28日，经量中等，周期50天，经色鲜红，无痛经，大便溏，日行2次，小便正常，脉沉细，舌淡红，苔薄白，舌边有齿痕。处方：党参15 g，黄芪20 g，血竭5 g，川楝子10 g，延胡索15 g，柴胡15 g，枳实15 g，赤芍15 g，白术10 g，茯苓15 g，山药15 g，炒麦芽30 g，炙甘草10 g。7剂，水煎服。

2019年7月11日三诊。患者末次月经为6月28日，13天干净。夜寐多梦，纳欠佳，腹胀不适，大便溏烂，日2次；脉弦滑，舌淡红，苔薄白，舌边有齿痕。处方：竹茹10 g，茯苓15 g，橘核10 g，橘红15 g，当归10 g，法半夏12 g，枳实15 g，生姜10 g，川芎10 g，大枣15 g，香附15 g，柴胡15 g，赤芍15 g，炙甘草6 g。7剂，水煎服。

2019年7月18日四诊。查患者AsAb阴性、EmAb阳性。夜寐可，口不干，纳欠佳，无明显腹胀，大便正常；脉细弦，舌红，苔黄腻，舌边有齿痕。

处方：柴胡15g，牡丹皮15g，枳壳15g，桃仁10g，三七10g，大黄5g，䗪虫10g，血竭5g，穿心莲10g，茵陈15g，炙甘草5g。15剂，水煎服。

2019年8月6日五诊。患者末次月经为6月28日，复查EmAb转阴性。下腹隐胀痛，乳房微胀，纳欠佳，腰酸，大便正常；脉细滑，舌红，苔少，舌边有齿痕。处方：当归10g，赤芍15g，牡丹皮15g，白术10g，茯苓15g，川芎10g，川楝子6g，延胡索15g，血竭5g，五灵脂10g，桂枝10g，桃仁10g，九香虫10g，炙甘草6g。7剂，水煎服。

2019年9月3日六诊。患者末次月经为8月12日，8天干净，周期44天。无痛经，经色鲜红，少量血块；脉细弦，舌淡红，苔薄白，舌边有齿痕。处方：桂枝15g，茯苓15g，赤芍15g，牡丹皮15g，桃仁10g，血竭6g，九香虫10g，黄芪30g，白术10g，党参15g，炙甘草6g，橘核10g，荔枝核10g。7剂，水煎服。

2019年9月17日七诊。患者末次月经为9月16日，经量中等，周期34天，经色鲜红，无血块，无痛经。查性激素六项示FSH 7.13 IU/L，LH 5.45 IU/L，E2 59 pg/mL，P 0.2 ng/mL，PRL 10.90 ng/mL，T 0.26 ng/mL。脉细弦，舌红，苔少。处方：黄柏10g，知母10g，熟地黄15g，当归10g，白芍20g，白术10g，茯苓10g，川芎10g，龟甲15g，鹿角胶10g（烊化），泽泻15g，炙甘草6g。7剂，水煎服。

2019年9月26日八诊。患者末次月经为9月16日，8天干净，经量中等，纳寐可，下腹坠胀，二便调；脉细滑，舌淡红，苔薄白，舌边有齿痕。处方：守9月3日方，10剂，水煎服。

2019年10月24日九诊。患者停经38天，自测尿HCG阳性，下腹隐痛，无阴道流血。查β-HCG 2092 ng/mL，P 25.1 ng/mL，E2 305 pg/mL。处方：续断15g，菟丝子15g，桑寄生15g，阿胶10g（烊化），黄芪20g，白术10g，茯苓10g，当归10g，川芎10g，白芍15g，杜仲15g，人参10g，炙甘草6g，山药15g。7剂，水煎服。

继续补肾活血保胎至孕11周。

【按】对于滑胎的治疗应遵循预培其损、防治结合的原则。找出当前关键矛盾，分清主次，次第治疗。初诊时患者病情较为复杂，虽诊断繁多，但抽丝剥茧，当前的病因关键在于胞宫瘀阻之症瘕。此时为经前期，宜因势利导，以通为顺。治疗重在理气健脾，活血化瘀，用血府逐瘀汤化裁。二诊时为经期第五天，此时气血亏虚，重在固本培元，以助月经周期的顺利推开。拟举元煎合四逆散疏肝健脾，调畅气机，用金铃子散加血竭理气活血，化瘀消症。三诊时出现肝脾不调、脾失健运的痰湿中阻证，拟温胆汤加减燥湿化痰，利胆和胃。四诊时查出EmAb阳性，根据陈慧侬对免疫性不孕症治疗的经验，抓住"瘀""湿""热"的病机要点，用大黄、䗪虫、血竭、三七、桃仁化瘀消症，用牡丹皮、穿心莲、茵陈清利湿热，15剂后转阴治愈。五诊为月经前期，经前活血力求排瘀务尽，用桂枝茯苓丸合陈慧侬经验方内异痛经灵化裁，化瘀消症，通经止痛。连续治疗3个月后，七诊时月经周期基本恢复正常，经行8天干净。肾藏精，主生殖，此时治疗重在补肾活血，调经促孕，用滋肾育卵方加当归芍药散补肾填精，活血养宫。治疗1个月后顺利摄精成孕。孕后及时保胎，用寿胎丸合举元煎加当归、川芎、白芍补肾固胎，益气摄胎，活血养胎。

5.心肾不交证
【病案举例】

梁某，女，43岁。2018年3月27日初诊。主诉滑胎3次，月经过少4年。自诉孕4产1，顺产1胎，近2年欲孕二胎，胚胎停育3次，其中行清宫术2次。月经周期25天，5～6天干净，4年来经量少，经色暗，有血块，无痛经，末次月经为3月20日。2017年8月检查示FSH 14.34 mIU/L，LH 3.7 mIU/L，E2 60.65 pg/mL，PRL 9.78 ng/mL，T 0.46 ng/mL，P 0.43 ng/mL，AMH 0.46 ng/mL。刻诊症见夜寐梦多，难以入睡，纳可，盗汗，心悸、潮热，白带少，阴道干涩，二便调。中医诊断为滑胎、月经过少。症候为心肾不交。西医诊断为复发性流产、卵巢储备功能下降。治法为滋阴补肾，宁心安神。处方：黄柏12 g，熟地黄15 g，知母15 g，龟甲15 g，山茱萸15 g，山药15 g，枸杞子10 g，菟丝子15 g，鹿角胶10 g（烊化），旱莲草15 g，女贞子10 g，石斛15 g。7剂，水煎服。

185

2018年4月9日二诊。患者末次月经为3月20日，上证好转。脉沉细，舌红，苔少。守上方，7剂，水煎服。

2018年4月13日三诊。患者夜寐可，无盗汗，无心悸，无潮热，纳可，带下量少，二便调；脉沉细，舌红，苔少。处方：上方加紫河车10g，10剂，水煎服。

2018年4月24日四诊。患者停经34天。P 25.91 mIU/L，β-HCG 28149.44 ng/mL。自觉腰酸，口干，睡眠差；脉细滑，舌红，苔少。处方：续断15g，菟丝子15g，桑寄生15g，阿胶10g（烊化），人参15g，麦冬10g，五味子5g，旱莲草15g，女贞子10g，石斛15g。7剂，水煎服。

用寿胎丸加生脉二至丸补肾安胎，同时每周监测P及血HCG值，保胎至孕11周转产科立卡。

【按】卵巢产生卵子能力减弱，卵泡质量下降，导致生育能力下降，称为卵巢储备功能下降。该患者年龄43岁，4年前始出现月经量减少，月经周期提前，结合她的年龄，性激素六项中FSH值升高，AMH值降低，初步诊断为卵巢储备功能低下引起的滑胎。其夜寐多梦、潮热盗汗，阴中干涩，舌红，苔少，脉沉细，年逾六七，天癸耗竭，肾阴亏虚，肾水不能上济于心，使心火独亢，扰乱心神而出现心烦心悸失眠口干等症。治宜滋阴补肾，宁心安神，交通心肾。用自拟经验方滋阴清热育卵方合生脉散，使心阴足，心火降，肾水足，心肾相交。经调治1个月即能成功受孕，效若桴鼓。

（二）胎漏、胎动不安

胎漏指妊娠期阴道少量下血，时下时止，或淋漓不断，而无腰酸腹痛，亦称为胞漏或漏胎。若妊娠期出现腰酸腹痛或胎动下坠，或伴有少量阴道出血，称为胎动不安，相当于西医的先兆流产。陈慧侬认为应中西医结合诊治，监测早孕期的孕酮及血HCG值的变化。如诊断为胚胎停止发育应及时行清宫术。孕酮不足需及时补充。

《女科集略》说："女子肾藏系于胎，是母之真气，子所赖也。"

陈慧侬认为，肾气亏虚，冲任受损，不能固摄胎元是胎漏、胎动不安的发病机制。辨证上注意参考孕前经、带情况，细察其因，详辨其证。治疗常用寿胎丸随证加减。寿胎丸出自《医学衷中参西录》，是补肾安胎的经典方剂。偏气虚者加山药、黄芪、四君子汤、举元煎、补中益气汤等，偏阴虚血热者加黄芩、旱莲草、女贞子、地骨皮、麦冬等，偏气阴两虚者加生脉散。

1. 阴虚血热证
【病案举例】

林某，女，26岁。2007年3月11日初诊。主诉停经43天，阴道少许流血2天。自诉平素月经先期，23～27天一行，量多，色鲜红，末次月经为1月29日。尿HCG阳性，2天前出现阴道流血，经量少，经色暗，今晨起时发现血量增多，伴腰酸坠胀，无明显腹痛。口干喜饮，夜寐不安，心烦，小便黄，大便结，脉滑数，舌红，苔少。B超检查提示宫内孕囊大小29 mm×17 mm，见胎心。中医诊断为胎动不安。症候为阴虚血热。治则为滋阴清热，凉血安胎。处方：旱莲草15 g，女贞子10 g，黄芩10 g，桑叶10 g，地骨皮15 g，续断10 g，桑寄生10 g，生地黄10 g，菟丝子10 g，甘草10 g，仙鹤草10 g，苎麻根10 g，石斛10 g。7剂，水煎服。

2009年3月21日二诊。患者阴道流血干净4天，口干便秘等烦热症状已减轻，仍有腰酸坠胀感，早孕反应明显；脉细滑，舌红，苔少。处方：旱莲草10 g，黄芩10 g，生地黄15 g，地骨皮10 g，白术10 g，女贞子10 g，砂仁10 g，葫芦茶10 g，桑寄生10 g，菟丝子20 g，石斛10 g，甘草10 g。7剂，水煎服。

【按】患者平素月经先期而行，肝肾阴虚，阴不制阳，相火妄动。妊娠后，阴血下聚胞宫养胎，机体阴血亏虚，虚火亢害，损伤冲任，胎元失养而胎漏胎动不安。以两地汤合二至丸滋养肝肾之阴，阴足火灭则胎自安。

2. 肾气亏虚证
【病案举例】

贝某，女，31岁。2008年10月31日初诊。主诉停经42天，阴道少许流血伴下腹隐痛1天。患者原有多囊卵巢综合征，月经后期，周期40~70天，胚胎停育1次。经服健脾补肾调周中药治疗3个月，月经周期40天左右，末次月经为9月19日。查血HCG 154.0 ng/mL，P 28.02 ng/mL。现觉下腹坠胀感，伴腰酸、寐差；脉沉细，舌淡红，苔薄白。中医诊断为胎动不安。辨证为肾气虚弱，胎元不固。治则为补肾益气安胎。处方：菟丝子20 g，甘草10 g，白芍20 g，当归5 g，续断10 g，桑寄生20 g，阿胶10 g（烊化），白术10 g，茯苓10 g，太子参12 g，地榆10 g。7剂，水煎服。

2008年11月9日二诊。患者停经50天，阴道流血量减少。睡眠好转，仍有腰酸、下腹坠胀感。血HCG 9374.81 ng/mL，P 20.23 ng/mL。脉细滑，苔薄白。处方：菟丝子20 g，白芍20 g，甘草10 g，续断10 g，白术10 g，阿胶10 g（烊化），茯苓10 g，太子参12 g，地榆10 g，黄芪15 g，杜仲10 g。12剂，水煎服。

2008年11月21日三诊。患者无阴道流血，无小腹胀痛及腰酸，自觉恶心欲吐；脉细滑，舌淡红，苔薄白。B超提示宫内孕囊样回声，大小为21 mm×18 mm，见胎芽胎心。处方：菟丝子20 g，续断10 g，桑寄生10 g，阿胶10 g（烊化），砂仁10 g，白术10 g，茯苓10 g，党参12 g，甘草10 g。14剂，水煎服。

【按】患者原月经后期多年，肾气素亏。肾主生殖而系胞胎。今妊娠后，肾失封藏，胎元失固而出现胎动不安。以寿胎丸合举元煎化裁益气补肾固胎。

3. 肺胃肾阴虚证
【病案举例】

郭某，女，30岁。2018年4月23日初诊。主诉停经44天，腰酸胀伴咳嗽2周，不良妊娠史3次。患者末次月经为3月10日，自测尿妊娠试验阳性。腰酸，无阴道出血。孕后无明显诱因夜间干咳。平素月经31天周期，2~3天干净，经量少，孕5产0，进行过2次人工流产、3次胎停育（未见胎心）清宫术。刻诊症见纳欠佳，呕吐，口干，干咳，腰酸，舌红，苔少，脉细滑。4月22日查血HCG 21872 ng/mL，P 23.6 ng/mL。中医诊断为早孕、妊娠咳嗽、胎动不安。症候为肺胃肾阴虚。西医诊断为宫内早孕、复发性流产。治法为滋养肺胃，降逆止咳，补肾固胎。处方：竹茹10g，葫芦茶10g，沙参15g，玉竹10g，石斛15g，麦冬10g，川楝子10g，桑寄生15g，续断15g，百合10g，山药15g，菟丝子10g。7剂，水煎服。

2018年5月2日二诊。患者停经53天，腰酸胀，无明显阴道流血及腹痛，无咳嗽，仍纳差厌食，无呕吐，夜寐可，尿频；脉细滑，舌红，苔少。B超检查提示宫内早孕，见胎心。P 24.01 ng/mL，E2 638.21 pg/mL，β-HCG 96328.16 ng/mL。处方：续断15g，菟丝子15g，桑寄生15g，阿胶10g（烊化），白术10g，茯苓10g，黄芩10g，山药15g，芡实10g，太子参15g，五味子5g，甘草5g。7剂，水煎服。

连续保胎至孕10周。

【按】患者有2次胚胎停育清宫史，此次妊娠有腰酸症状，但无腹痛及阴道流血。纳少呕吐，口干，夜间干咳，脉细滑，舌红，苔少。综合脉证辨为肺胃肾三脏阴虚。肺为气之主，滋阴润肺，使肺阴得滋，肺气肃降，则一身之气机调畅，冲气得平，胃气得降而呕止。肺与肾为母子之脏，肺金生肾水。若肺之气阴亏损，则金水无以相生，易致肾水亏虚。予沙参麦冬汤加寿胎丸加减，阿胶滋腻碍脾胃之升降，去阿胶。葫芦茶为广西中草药，味微苦涩，性平微凉，清热解毒，利水消滞，驱虫化积。《本草求原》说："消食，杀虫，治土疳，退黄疸，作茶饮妙。"陈慧侬常用葫芦茶泡茶分多次饮治疗妊娠呕吐。对于妇科疾病我们常常从肾肝脾三脏来进行脏腑辨证，鲜有提及肺对妇科病发生的影响，在治疗上也往往忽视了治肺。陈慧侬指出，治肺在妇科证治中同样具有重要的临床意义。女子一生以血为用，气血失调是妇科疾病的重要病机。肺主一身之气，朝百脉而输精微，通调水道。我们可以从治肺着手，为妇科疾病的治疗开拓新思路，从而提高临床疗效。

4. 肾阴亏虚证
【病案举例】

陈某，女，37岁。2020年10月29日初诊。主诉停经40天，阴道流血伴下腹隐痛2天。自诉既往有2次胚胎停育史，孕2产0，末次月经为9月19日，在外院诊为宫内早孕，未见胎心，已用黄体酮保胎。2天前无明显诱因出现阴道流血，量少，伴下腹隐隐作痛，要求中医保胎。刻诊症见夜寐不安，口干，腰酸胀，心烦易怒，大便秘结，小便黄；脉弦滑，舌红，苔少。中医诊断为胎动不安。症候为肾阴亏虚。西医诊断为先兆流产。治法为滋阴固肾安胎。处方：续断15 g，桑寄生15 g，菟丝子20 g，阿胶10 g（烊化），人参10 g，旱莲草15 g，女贞子10 g，麦冬15 g，五味子6 g，桑叶20 g，炙甘草5 g。7剂，水煎服。

2020年11月5日二诊。患者阴道流血已止，无腹痛，夜寐好转，仍有口干，腰酸，大便秘结，小便黄；脉细滑，舌红，苔少。B超检查提示宫内早孕，孕囊大小为25 mm×15 mm，见胎芽胎心。守上方连续保胎至孕10周后立卡。

【按】该患者有2次胚胎停育史，来诊时已受孕，但出现了阴道流血及腹痛的流产征象。用《医学衷中参西录》寿胎丸合生脉二至丸养阴宁心，滋补肾水，交通心肾，滋肾固胎。遵《傅青主女科》年老血崩篇中用加入桑叶的方法，取其既滋肝肾之阴，又有收敛止血之妙耳。

三、产后病

（一）产后恶露不绝

1.寒凝血瘀证
【病案举例】

莫某，女，33岁。2009年12月14日初诊。主诉剖宫产后恶露淋漓不尽45天。患者2008年10月30日剖宫产得一女婴。产时出血不多，产后恶露时多时少，淋漓不尽。经色暗，有血块，伴下腹疼痛，块去痛减。哺乳期乳汁不足，怕冷恶风。B超检查提示子宫稍大，复旧不良。脉沉细，舌淡暗，苔薄白。中医诊断为产后恶露不绝。症候为寒凝血瘀。治则为温经化瘀，固冲止血。处方：蒲黄炭10g，五灵脂10g，当归10g，川芎10g，桃仁10g，炮姜10g，益母草15g，仙鹤草15g，艾叶15g，甘草10g。7剂，水煎服。

2009年12月23日二诊。患者服药后阴道流血干净，现带下粉色。小腹疼痛消失；脉沉细，舌淡暗，苔薄白。处方：当归10g，川芎10g，桃仁10g，炮姜5g，白术10g，茯苓10g，党参10g，黄芪15g，山药10g，白芍20g，甘草10g。12剂，水煎服。

【按】 本病为产后恶露不绝的血瘀证。"产后多虚多瘀""产后百脉空虚"，调摄不当，寒邪内侵，寒凝血瘀，瘀血不去，新血难安，故恶露淋漓不尽。瘀阻经脉，不通则痛，故腹痛，块去痛减。拟生化汤合失笑散，生化汤行中有补，能生能化；失笑散行中有止，活血止血；两方合用则瘀去新生，引血归经，恶露自净矣。

2. 湿热瘀阻证
【病案举例】

钟某，女，35岁。2004年4月7日初诊。主诉产后反复阴道流血4个月。患者4个月前剖宫产后至今反复阴道流血，量时多时少，伴下腹疼痛。曾进行B超及血HCG检查，均无异常。曾用止血的中成药及抗生素治疗，无明显效果。自觉口干，睡眠差，大便结。舌红，苔黄腻，脉弦滑。中医诊断为产后恶露不绝。辨证为湿热瘀阻。治则为清热利湿，凉血止血。处方：黄柏12g，薏苡仁20g，旱莲草20g，太子参20g，黄芩10g，山栀子10g，生地黄20g，玄参20g，益母草15g，仙鹤草20g，桑叶10g，岗稔根20g。7剂，水煎服。

2004年4月16日二诊。患者阴道流血干净3天，自觉下腹隐痛，腰酸。舌红，苔黄腻，脉弦滑。处方：黄柏10g，苍术10g，薏苡仁20g，旱莲草20g，太子参20g，麦冬15g，茯苓10g，山栀子10g，芡实10g，白术10g，山药12g。5剂，水煎服。

2004年4月23日三诊。患者阴道流血已净半个月，右下腹隐痛。舌红，苔黄腻。处方：黄柏10g，苍术10g，薏苡仁20g，莪术10g，茯苓10g，旱莲草10g，麦冬10g，沙参20g，黄芩10g，川楝子10g，延胡索10g，甘草10g。5剂，水煎服。

【按】患者瘀热蕴结胞宫，瘀阻经脉，扰乱气机，故恶露淋漓不尽，量时多时少，舌红，苔黄腻。治以三妙散加味清热利湿，凉血止血，使瘀热清利，冲任血安。若囿于古人"产后宜温"之说，妄投温热之剂，无异于抱薪救火，火上浇油。

3. 气不摄血证

【病案举例】

陆某，女，29岁。2008年3月1日初诊。主诉产后恶露不尽3个月。患者原有月经失调、痛经史。2007年12月28日顺产一男婴后至今恶露淋漓不尽。自觉头晕，纳差，神疲乏力，哺乳期乳汁不足，易腹泻；脉沉细，舌淡，苔薄白。中医诊断为产后恶露不绝。症候为气不摄血。治则为健脾益气，摄血止血。处方：黄芪20g，党参10g，白术10g，炮姜5g，桃仁10g，鹿角霜10g，益母草10g，茯苓10g，当归10g，仙鹤草15g。7剂，水煎服。

2008年3月13日二诊。患者阴道流血未净，量已少，色淡。纳食好，精神好转，大便正常；脉沉细，舌淡红，苔薄白。处方：黄芪20g，党参10g，白术10g，当归10g，益母草10g，何首乌10g，鹿角霜10g，白芍20g，海螵蛸10g，桑叶10g，甘草10g，7剂，水煎服。

2008年3月21日三诊。患者恶露已净6天。处方：守上方，7剂，水煎服。

【按】患者孕前即有不足之症，孕产时耗气伤血，致产后气虚益甚，无力摄血，恶露淋漓不尽。方选举元煎健脾益气摄血。兼顾产后多虚多瘀的特点，加鹿角霜温胞养血；桃仁、炮姜活血止血，引血归经，故药到病除。

（二）产后缺乳·气血虚弱证

【病案举例】

蒋某，女，28岁。2007年3月7日初诊。主诉产后乳少3周。患者产后乳汁不足，乳房不胀，乳汁清稀，伴神疲乏力，头晕，纳差，淡红色恶露未尽。产妇孕前体质虚弱，心悸气短，睡眠不佳；脉沉细，舌淡，苔薄白。中医诊断为产后缺乳。症候为气血虚弱。治则为健脾益气，养血化乳。处方：白术10 g，人参10 g，茯苓10 g，当归10 g，黄芪20 g，王不留行10 g，桔梗5 g，白芍20 g，丝瓜络10 g，砂仁5 g，山药15 g，甘草5 g。7剂，水煎服。食疗方：章鱼煲猪脚。猪脚1只，章鱼150 g，加水煲汤，饮汁食肉。

服上方7剂后乳房逐渐胀满，乳汁较前增多。

【按】引起缺乳的原因有乳汁化生不足和乳络不畅两种。患者素体虚弱，脾失健运，加之生产耗气失血，气血虚弱，造成乳汁无以化生。拟八珍汤，加桔梗载药上行；加王不留行、丝瓜络宣通乳络。气血足，化源生，乳络通则乳汁自足。

四、妇科杂病

（一）子宫肌瘤·气滞血瘀证

【病案举例】

粟某，女，39岁。2008年6月11日初诊。主诉发现子宫肌瘤3个月。患者未避孕半年而未孕，服克罗米芬促排卵治疗，3月在测排卵时发现有子宫肌瘤，大小为4.2 cm×3.9 cm，停药3个月肌瘤未见减小而来诊。患者月经周期正常，月经量无明显增多，但经色暗，有血块，行经时间较前延长，8天干净，末次月经为5月23日。刻诊症见患者无明显不适，因年纪大且求子不顺，心情抑郁焦虑；脉细弦，舌淡红，苔薄白。诊断为症瘕。辨证为气滞血瘀。治则为理气活血，化瘀消症。处方：桂枝10g，茯苓10g，甘草5g，牡丹皮10g，橘核10g，赤芍10g，鬼箭羽10g，荔枝核10g，柴胡15g，桃仁10g。12剂，水煎服。

2008年6月30日二诊。患者末次月经为6月22日，经量中等，经色鲜红，有小血块，6天净。脉沉细，舌红，苔薄白。上方加香附15g、白芍10g。20剂，水煎服。

以上治疗2个月，B超复查，子宫肌瘤减小至2.1cm×2.2cm。

【按】 患者求子不顺，心生怫郁，加上使用促排卵的药物，扰乱血海冲任，气机不畅，气滞血瘀，发为症瘕。本病病因在于肝郁气滞，气机不畅，故方取桂枝茯苓丸加橘核、柴胡、荔枝核等疏肝解郁之药，使气运血行，气血同治，症瘕渐消。

（二）卵巢囊肿

1.气滞血瘀证
【病案举例】

罗某，女，42岁。2009年3月19日初诊。主诉发现卵巢囊肿半年。自诉2008年9月因自觉下腹胀满不适，B超检查发现两侧卵巢囊性包块，右侧大小为73mm×66mm×63mm，左侧大小为62mm×61mm×59mm，不愿手术而来诊。患者月经先后不定期，经色暗，经量少，有血块，经前乳胀，末次月经为3月10日。刻诊症见夜寐欠佳，纳呆，腹胀，情志抑郁，大便3天一行，小便正常；脉沉弦，舌淡暗，苔薄白。诊断为症瘕。辨证为气滞血瘀。治则为行气活血，化瘀消症。处方：血竭5g，黄芪20g，水蛭3g，三棱10g，莪术10g，续断10g，丹参10g，牡丹皮10g，白花蛇舌草10g，甘草10g，柴胡10g。10剂，水煎服。

2009年3月31日二诊。患者自觉乳房胀痛，复查B超提示右侧卵巢囊肿大小35mm×29mm，左侧囊肿大小为28mm×16mm；脉细弦，舌淡暗，苔薄白。处方：血竭5g，川楝子15g，延胡索10g，水蛭3g，三棱

10 g，莪术10 g，柴胡12 g，牡丹皮15 g，橘核10 g。7剂，水煎服。

2009年4月16日三诊。患者末次月经为4月8日，经量中等，经色鲜红，有血块。复查B超示右侧卵巢囊肿大小为24 mm×15 mm，左侧为15 mm×7 mm。脉沉细，舌淡红，苔薄白。上方加荔枝核10 g、桂枝5 g。12剂，水煎服。

2009年5月7日，患者复查B超，双侧卵巢无囊肿。

【按】《妇科心法要诀》云："治诸症积，宜先审身形之壮弱，病势之缓急而论之。如人虚则不任攻伐，病势虽盛，当先扶正，若形证俱实，当先攻病也。"患者正气未虚，症瘕未实，投以三棱、莪术、水蛭等破血消症之峻剂，疗效显著。中病即止，以防攻伐太过伤正气。

2. 血瘀证

【病案举例】

蒋某，女，33岁。2019年5月16日初诊。主诉体检发现卵巢囊肿1个多月，月经周期延后10年。自诉4月单位体检时发现左侧卵巢囊肿，大小为53 mm×46 mm，要求中医治疗。10多年来月经周期延后，50天至2个月不等，经量中等，有血块，经行下腹隐痛，乳房胀痛，末次月经为4月1日。自测尿妊娠试验阴性。刻诊症见夜寐不安，口干，腰酸痛，纳可，乳房胀痛，二便调；脉沉弦，舌红暗，苔少。中医诊断为症瘕、月经后期。症候为血瘀证。西医诊断为卵巢囊肿。治法为活血化瘀消症。处方：柴胡15 g，枳壳15 g，炙甘草5 g，赤芍15 g，生地黄20 g，牡丹皮15 g，桔梗10 g，牛膝15 g，当归10 g，川芎10 g，橘核10 g，荔枝核15 g。15剂，水煎服。

2019年5月24日二诊。患者末次月经为5月18日，来诊当天干净。B超检查提示EM 4 mm，左卵巢囊肿大小为52 mm×39 mm。脉细弦，舌红暗，苔薄白，舌边有齿痕。处方：桂枝15 g，茯苓15 g，牡丹皮15 g，赤芍15 g，桃仁10 g，橘核10 g，荔枝核15 g，黄芪15 g，党参15 g，白术10 g，鬼箭羽10 g，炙甘草6 g。15剂，水煎服。

2019年6月25日三诊。患者末次月经为6月20日，月经周期32天，来诊当天月经干净。经量中等，有少量血块，无明显痛经。睡眠可，腰酸，无明显口干，二便调；脉沉细，舌红，苔薄白。守5月24日方，15剂，水煎服。

连续治疗5个月，复查B超，提示卵巢囊肿逐渐缩小，最后消失。

【按】症瘕的病机核心为瘀血阻滞冲任胞宫，治疗必以活血化瘀贯穿始终。在治疗过程中，需要四诊合参，注意辨清脏腑气血、正邪标本的虚实变化来施治。初诊时，患者有肝郁血瘀的乳房胀痛症；有肝郁化热、经络阻滞而津液不能上承的口干、寐差；舌脉合症，可辨病机为肝郁气滞化热，瘀血阻滞胞宫。方选血府逐瘀汤，加荔枝核、橘核理气消症，活血化瘀。其中重用生地为拟《金匮要略》中温经汤重用麦冬的方法，一则大补肾水，以敛上虚之相火；二则润泽久瘀之干血，使之更易于化散。二诊时，月经刚净，复查B超卵巢囊肿仍在，排除了功能性的卵巢囊肿。此时血海空虚，气血虚弱，舌脉亦表现出气虚血瘀之证，方选桂枝茯苓丸合举元煎加双核汤，理气活血，益气消症。经上述治疗后，使瘀血得化，胞宫得养，血海按时满盈，经血如约而至。连续治疗5个多月，复查B超卵巢囊肿逐渐缩小直至消失。

（三）不孕症

1. 肾虚血瘀证

【病案举例】

吴某，女，29岁。2011年2月7日初诊。主诉不孕2年。患者婚后2年夫妻同居，欲孕而未孕。孕0产0，月经周期25～28天，行经5天，经色暗，有血块，经行下腹隐痛，末次月经为1月20日，曾进行系统B超监测卵泡4个周期，均为卵泡黄素化，查性激素基本正常。其丈夫精液正常。刻诊症见自觉腰部酸痛，睡眠欠佳，神疲，纳可，二便调；脉沉细，舌淡暗，舌尖瘀点，苔薄白。中医诊断为不孕症。辨证为肾虚血瘀。治则为补肾调经，活血化瘀。处方：仙茅10 g，淫羊藿10 g，续断10 g，菟丝子20 g，益母草15 g，鹿角霜10 g，丹参12 g，鸡血藤10 g，延胡索10 g，甘草5 g。7

剂，水煎服。

2011年2月16日二诊。患者自觉下腹隐痛，腰酸，易疲乏。脉沉细，舌淡暗，苔薄白。处方：当归10g，川芎10g，白芍15g，黄柏10g，山药10g，苍术10g，丹参15g，茯苓10g，白术10g，山楂10g，益母草15g。7剂，水煎服。

2011年2月25日三诊。患者末次月经为2月17日，行经7～8天，经量中等，色暗，血块减少。脉沉细，舌淡暗，苔薄白。处方：何首乌20g，白芍15g，当归10g，赤芍10g，丹参10g，延胡索10g，香附15g，山茱萸10g，山药10g，川楝子10g。7剂，水煎服。

2011年3月5日四诊。患者月经第18天，B超检查提示左侧卵巢卵泡大小为23mm×18mm，EM 10mm。舌脉同前。处方：皂角刺10g，巴戟天10g，仙茅10g，当归10g，桃仁10g，益母草10g，淫羊藿10g，甘草10g，赤芍10g。3剂，水煎服。

2011年3月7日五诊。B超检查提示已排卵。处方：续断10g，茯苓10g，当归10g，桑寄生10g，党参15g，白术10g，黄芪15g，麦冬10g，阿胶10g（烊化），菟丝子20g。7剂，水煎服。

连续治疗2个周期，监测卵泡均能成熟并正常排出。

2011年4月27日八诊。患者末次月经为4月18日，经净3天。连续2个月排卵正常。行输卵管造影术，提示左输卵管堵塞，右输卵管伞端积水。脉沉细，舌淡暗，苔薄白。处方：桂枝10g，茯苓10g，地龙10g，桃仁10g，炮甲10g，泽泻10g，菟丝子20g，王不留行10g，续断10g，穿破石10g。30剂，水煎服。

2011年6月24日九诊。患者末次月经为5月21日，今未行，查尿HCG阴性。觉乳房胀痛，腰酸；脉沉细，舌淡红，苔薄白。处方：川芎10g，当归10g，续断10g，菟丝子20g，杜仲10g，香附10g，甘草10g，益母草15g，牛膝10g，桃仁10g，桑寄生10g。7剂，水煎服。

2011年7月9日十诊。患者末次月经为6月29日，经量中等，色鲜红，无血块，无痛经；脉沉细，舌淡红，苔薄白。处方：当归10g，川芎10g，白芍20g，熟地黄10g，山茱萸10g，白术10g，桃仁10g，红花10g，地龙10g，赤芍10g。7剂，水煎服。

2011年7月16日十一诊。建议患者试婴助孕，但患者坚持中药治疗。无明显不适。脉沉细，舌淡红，苔薄白。处方：炮甲10g，王不留行10g，水蛭3g，当归10g，牛膝10g，地龙10g，续断10g，赤芍10g，甘草10g。30剂，水煎服。

2011年9月2日十二诊。患者末次月经为8月30日，上次月经周期36天，经量中等，色鲜红，无痛经，腰酸；脉沉细，舌淡红，苔薄白。处方：山茱萸10g，何首乌10g，枸杞子10g，鹿角胶10g（烊化），甘草10g，鬼箭羽10g，炮甲10g，柴胡10g，黄柏10g，王不留行10g，白芍20g，薏苡仁20g，牛膝10g。15剂，水煎服。

2011年10月10日十三诊。患者末次月经为9月27日。B超检查见右侧卵巢优势卵泡大小为17mm×19mm。自觉乳房胀痛。脉细滑，舌淡红，苔薄白。处方：桂枝10g，赤芍10g，血竭5g，炮甲10g，地龙10g，柴胡10g，王不留行10g，白术10g，茯苓10g，菟丝子20g，枳壳10g，甘草10g。30剂，水煎服。

2011年11月11日十四诊。患者末次月经为10月26日，经量中等，色鲜红，无痛经；脉沉细，舌淡红，苔薄白。处方：黄芪20g，炮甲10g，地龙10g，水蛭3g，血竭10g，王不留行10g，当归10g，赤芍10g，甘草10g，白术10g。15剂，水煎服。

2011年11月29日十五诊。患者停经33天，阴道有少许血性分泌物1天。测血HCG 591.66ng/mL。自觉乳房胀痛，腰酸。脉沉细，舌淡红，苔薄白。处方：续断10g，菟丝子20g，桑寄生10g，白芍20g，白术10g，黄芪20g，仙鹤草10g，阿胶10g（烊化），旱莲草10g，甘草10g。7剂，水煎服。

2011年12月1日复查血HCG 1236.31ng/mL。

2011年12月14日十六诊。患者阴道血性分泌物持续1天即净。腰酸，恶心厌食；脉细滑，舌淡红，苔薄白。B超检查显示宫内孕囊大小为

17 mm×14 mm，见心管搏动。处方：续断10 g，桑寄生10 g，菟丝子20 g，阿胶10 g（烊化），白术10 g，茯苓10 g，党参10 g，黄芪15 g，甘草5 g，杜仲10 g。12剂，水煎服。

保胎至孕10周。

【按】肾为生殖之本，初诊时，根据患者有腰酸、睡眠差等肾虚症状，结合患者有卵泡排出障碍的病史，着重补肾活血，卵子已能正常排出。七诊时诊断输卵管堵塞积水，治疗上改弦更张，有的放矢，以活血化瘀通络为主。肾虚和血瘀在病理上相互影响，治疗上活血化瘀亦能改善肾虚症候。至十五诊时，月经周期逐渐恢复正常，肾精足，胞脉通，气血和，两精相搏而成孕。

【病案举例】

石某，女，32岁。2010年9月5日初诊。主诉不孕5年。患者自月经初潮后，月经稀发甚至闭经，常需用药物来行经。2005年始不避孕而未孕，2006年曾行卵巢打孔手术，2008～2009年采用试管婴儿助孕2次均失败。其丈夫精液正常。患者近1年来测卵泡无卵或卵泡不破，末次月经为8月2日，经量少，经行腹痛，经色暗，有血块，块去痛减。孕0产0。平素觉腰酸痛，夜寐不佳，纳可，夜尿频，大便正常；脉沉细，舌淡红，苔白略腻。中医诊断为不孕症。症候为肾虚血瘀。治则为补肾活血。处方：花蕊石10 g，香附10 g，鹿角胶10 g（烊化），艾叶10 g，甘草5 g，白术10 g，茯苓10 g，陈皮5 g，麦冬10 g，菟丝子20 g，黄柏10 g，薏苡仁20 g。10剂，水煎服。

2010年9月14日二诊。患者末次月经为9月10日。月经周期38天，经量少，经色暗，有血块，腰酸，无腹痛；脉沉细，舌红，苔稍腻。处方：当归10 g，白芍10 g，花蕊石10 g，白术10 g，茯苓10 g，山茱萸10 g，薏苡仁20 g，黄柏10 g，苍术10 g，续断10 g，杜仲10 g，何首乌20 g，川楝子10 g。12剂，水煎服。

2010年9月26日三诊。患者觉腰酸，白带不多，睡眠好，二便调；脉沉细，舌淡红，苔薄白。处方：花蕊石10 g，陈皮5 g，鬼箭羽10 g，鹿角胶10 g（烊化），白芍20 g，川芎10 g，丹参12 g，牡丹皮10 g，香附10 g，甘草10 g，茯苓10 g，巴戟天10 g。7剂，水煎服。

2010年10月26日四诊。患者停经47天，查尿HCG阴性。自觉下腹隐痛，腰酸，无乳胀，白带不多；脉细弦，舌红，苔薄白。处方：当归10 g，丹参10 g，巴戟天10 g，续断10 g，淫羊藿10 g，牛膝10 g，鹿角胶10 g（烊化），紫河车10 g，川芎10 g，枸杞子10 g，桃仁10 g。15剂，水煎服。

2010年11月11日五诊。患者末次月经为11月4日，经量少，淋漓不尽，来诊当天干净；脉沉细，舌淡红，苔薄白。处方：山茱萸10 g，白芍10 g，何首乌20 g，甘草10 g，菟丝子10 g，枸杞子10 g，川楝子10 g，白术10 g，茯苓10 g，香附10 g，续断10 g，鹿角胶10 g（烊化），紫河车10 g，鬼箭羽10 g。15剂，水煎服。

2010年12月19日六诊。患者末次月经为12月9日，经行腰痛，经量中等，经色暗，有小血块；脉沉细，舌淡红，苔薄白。处方：山茱萸10 g，巴戟天10 g，何首乌20 g，白芍20 g，淫羊藿10 g，鹿角胶10 g（烊化），紫河车10 g，白术10 g，茯苓10 g，杜仲10 g，续断10 g，菟丝子10 g。12剂，水煎服。

2011年1月9日七诊。患者白带少，无明显不适；脉沉细，舌淡红，苔薄白。B超检查提示双侧卵巢多囊样改变，EM 7mm。处方：山茱萸10 g，当归10 g，川芎10 g，丹参20 g，何首乌20 g，黄芪20 g，鹿角胶10 g（烊化），菟丝子20 g，紫河车10 g，牡丹皮10 g，续断10 g，杜仲10 g。14剂，水煎服。

2011年2月20日八诊。患者末次月经为2月11日，月经周期62天，经量中等，经色暗，腹痛不重；脉沉细，舌淡红，苔薄白。处方：菟丝子10 g，黄柏10 g，龟甲15 g，熟地黄10 g，枸杞子10 g，覆盆子10 g，当归10 g，川芎10 g，山茱萸10 g，何首乌20 g。20剂，水煎服。

2011年3月10日九诊。患者白带不多，腰酸，近1周便溏。口干，夜寐多梦；脉沉细，舌红，苔薄白。处方：党参10 g，白术10 g，茯苓10 g，石斛10 g，麦冬10 g，芡实10 g，白芍20 g，续断10 g，枸杞子10 g，覆盆子10 g，苍术10 g，薏苡仁20 g，甘草10 g。15剂，水煎服。

2011年3月25日十诊。患者经未行，白带多，腰酸胀，下腹隐痛，二便调；脉沉细，舌淡红，苔薄白。处方：巴戟天10 g，淫羊藿10 g，白术10 g，茯苓10 g，丹参10 g，牡丹皮10 g，香附10 g，甘草10 g，川芎10 g，党参10 g，仙茅10 g，当归10 g。7剂，水煎服。

2011年4月15日十一诊。患者末次月经为4月9日，经量中等，血块少，下腹隐痛，腰酸胀，经已净；脉细滑，舌淡红，苔薄白。处方：何首乌20 g，山茱萸10 g，巴戟天10 g，当归10 g，续断10 g，白术10 g，茯苓10 g，枸杞子10 g，覆盆子10 g，党参10 g，甘草10 g。15剂，水煎服。

2011年5月4日十二诊。患者经未行，乳房不胀，白带正常。B超检查提示EM 10 mm，右侧卵巢见大小为2.7 cm ×1.8 cm无回声区（考虑黄体）。脉细滑，舌淡红，苔薄白。处方：当归10 g，川芎10 g，丹参20 g，牡丹皮10 g，香附10 g，甘草10 g，鸡血藤10 g，牛膝10 g，淫羊藿10 g，仙茅10 g。12剂，水煎服。

2011年6月10日十三诊。患者经未行，近1周有恶心厌食等反应，无腹痛。测尿HCG阳性，血HCG 96142 ng/mL，P 37.56 ng/mL。B超检查提示宫内早孕，孕囊大小为2.7 cm×2.0 cm，见胎心。处方：菟丝子20 g，续断10 g，桑寄生20 g，阿胶10 g（烊化），白芍20 g，白术10 g，茯苓10 g，党参10 g，甘草10 g。15剂，水煎服。

【按】《黄帝内经》云："肾气盛，天癸至，任冲脉盛，月事以时下，故有子。"月经正常，规律排卵为正常受孕的基本条件。肾精亏虚则精不生血，经水无以化生，冲任血海不盈，故月经稀发甚至闭经。肾气亏虚则行血无力，日久则肾虚血瘀。陈慧侬治疗不孕症重视从肾治疗，根据月经周期的阴阳消长等生理特点行补肾调周法。补肾活血，相得益彰。治疗的同时，兼顾扶脾以防滋腻。

2. 湿热瘀阻证

【病案举例】

孙某，女，31岁。2009年6月28日初诊。主诉欲孕未孕2年。患者月经周期35天左右，近半年测排卵均有成熟卵泡排出，HSG未见异常。孕0产0，末次月经为5月24日，经行腰痛及下腹胀痛，经量多，经色暗，有血块。刻诊症见患者睡眠欠佳，面部多痤疮，口干不欲饮，纳欠佳，带下量多，色黄，大便溏烂黏腻，小便黄；脉滑数，舌红，苔腻。中医诊断为不孕症。症候为湿热瘀阻。治则为清热利湿，活血化瘀。处方：黄柏10 g，薏苡仁20 g，苍术10 g，赤芍10 g，益母草15 g，丹参10 g，牡丹皮10 g，桃仁10 g，鹿角霜10 g，牛膝10 g，泽泻10 g，甘草10 g。7剂，水煎服。

2009年7月3日二诊。患者末次月经为7月1日，经量中等，有血块，下腹痛，腰酸胀。查AsAb阳性，EmAb阳性。性激素六项正常。脉细滑，舌红，苔黄腻。处方：黄柏15 g，薏苡仁20 g，苍术10 g，赤芍15 g，益母草10 g，穿心莲15 g，桃仁10 g，茯苓10 g，三七粉5 g（冲服），丹参15 g，甘草5 g。15剂，水煎服。

嘱同时用避孕套隔绝房事半个月。

2009年7月20日三诊。复查AsAb阴性，EmAb阴性。面部痤疮减少，带下色白，量不多；脉细滑，舌淡红，苔略腻。处方：白芍20 g，白术10 g，续断10 g，当归10 g，香附10 g，牛膝10 g，巴戟天10 g，淫羊藿10 g，菟丝子15 g，甘草10 g。7剂，水煎服。

2009年8月3日四诊。患者末次月经为8月1日，经量中等，色鲜红，无明显血块。脉细滑，舌红，苔薄白。处方：当归10 g，川芎10 g，丹参10 g，山茱萸10 g，甘草10 g，白术10 g，香附10 g，益母草10 g，龟甲10 g，知母10 g。12剂，水煎服。

2009年8月18日五诊。患者4天前下腹胀痛，白带量多，透明状；脉细滑，舌红，苔薄白。处方：白芍20 g，白术10 g，巴戟天10 g，淫羊藿10 g，当归10 g，川芎10 g，香附10 g，菟丝子20 g，鹿角胶10 g（烊化）。14剂，水煎服。

2009年9月12日六诊。患者停经43天，自测尿HCG阳性。自觉口干，夜寐差，查血HCG 62045 ng/mL，P 31.29 ng/mL。B超检查提示宫内早孕，见胎心。脉细滑，舌红，苔薄白。处方：续断10 g，菟丝子15 g，旱莲草10g，女贞子10g，黄芩10g，桑寄生15g，阿胶10g，生地黄10g，石斛15g。15剂，水煎服。

【按】患者素体湿热质，面部痤疮为湿热熏蒸面部肌肤，纳呆便溏为湿热瘀阻中焦肠道，腰腹部胀痛为湿热瘀阻下焦之证。病机为湿热瘀阻证。方用三妙散合桃仁、三七、丹参等活血药，行清热利湿活血之功。五诊之后湿热宿瘀得消，两精合而成孕。

3. 肝郁血瘀证

【病案举例】

黄某，女，36岁。2008年1月13日初诊。主诉不孕4年。患者婚后4年未避孕而未孕。其丈夫精液分析正常。患者月经周期正常，但行经期延长，每次行经10～15天干净，经色暗，经量偏少，淋漓不尽，无明显痛经。HSG提示左侧输卵管通畅，右侧输卵管堵塞。B超发现右卵巢巧克力囊肿，大小为28 mm×25 mm×23 mm。性激素六项提示，PRL增高，T增高。末次月经为1月5日，至今未净，经量少，经色暗褐。患者平素情志不畅，喜叹息，嗳气，经前心烦易怒，乳房胀痛，纳欠佳，睡眠尚可，二便调；脉细弦，舌红，苔薄白。中医诊断为不孕症、经期延长、症瘕。症候为肝郁血瘀证。西医诊断为不孕症、卵巢巧克力囊肿、异常子宫出血。治则为补肾疏肝，调经促孕。处方：蒲黄炭10g，五灵脂10g，黄柏10g，续断10g，柴胡10g，白芍15g，当归5g，黄芪20g，杜仲10g，山茱萸10g，旱莲草10g，甘草10g。12剂，水煎服。

2008年2月11日二诊。患者末次月经为2月3日，行经5天，现经净3天；脉细弦，舌淡红，苔薄白。处方：山茱萸12g，女贞子10g，山药12g，茯苓10g，龟甲10g，知母10g，谷芽20g，川楝子10g，神曲10g，延胡索10g，白芍12g，甘草5g，柴胡10g。10剂，水煎服。

2008年3月10日三诊。患者末次月经为3月1日，经量中等，经色鲜红，经前乳胀缓解。复查PRL 37.02 ng/mL。脉细弦，舌淡红，苔薄白。处方：谷芽10g，神曲10g，当归10g，白芍20g，柴胡10g，橘核10g，茯苓10g，白术10g，甘草5g，薄荷10g，牡丹皮10g。12剂，水煎服。

2008年3月24日四诊。患者末次月经为3月1日，今乳房微胀痛，脉细弦，舌淡红，苔薄白。处方：谷芽10 g，白芍12 g，柴胡10 g，仙茅10 g，淫羊藿10 g，川楝子10 g，香附10 g，益母草12 g，白术10 g，茯苓10 g，艾叶10 g，丹参10 g。7剂，水煎服。

2008年4月7日五诊。患者停经36天，自测尿HCG阳性，血HCG 13452.4 ng/mL，P 31.28 ng/mL。食欲欠佳，乳房胀痛，脉细滑，舌暗红，少苔。处方：白术10 g，黄芩10 g，茯苓10 g，续断10 g，桑寄生12 g，杜仲10 g，白芍20 g，甘草5 g，菟丝子12 g，阿胶10 g（烊化），旱莲草15 g。12剂，水煎服。

2008年4月19日六诊。患者阴道无流血，自觉腰酸胀，中脘不适，厌食，无呕吐。脉细滑，舌红，苔薄白。处方：当归10 g，白芍12 g，白术10 g，茯苓10 g，续断10 g，桑寄生20 g，香附10 g，甘草5 g，菟丝子10 g。7剂，水煎服。

2008年4月28日七诊。患者孕59天，腰酸胀，无阴道流血，B超检查提示宫内早孕，孕囊大小为36 mm×24 mm，见胎心。脉细滑，舌红，苔薄白。处方：白术10 g，黄芩10 g，续断10 g，杜仲10 g，白芍12 g，菟丝子10 g，阿胶10 g（烊化），党参12 g，甘草10 g，桑寄生20 g。7剂，水煎服。

【按】患者长期情志不畅，肝气不舒。肝郁气滞则心烦抑郁，喜叹息；胃气随肝气上逆则嗳气。肝主疏泄，司胞宫之藏泄，肝郁则疏泄失度，经行延长。气滞则血瘀，瘀血阻滞胞宫胞脉，结为癥瘕。肝郁血瘀，冲任阻滞，不能摄精成孕故不孕。治疗予逍遥散加减疏肝理气活血。使气机调畅，瘀滞消散，气血调和，经调而成孕。

4.脾肾两虚·气滞血瘀证

【病案举例】

韦某，女，37岁。2017年8月9日初诊。主诉不孕5年，痛经10多年，体外受精-胚胎移植（IVF-ET）失败2次。患者孕1产0，药物流产1次，欲孕未孕5年多。月经28天周期，5～7天干净，经量少，经色暗，有血块，痛经10多年，末次月经为7月26日。经前乳房胀痛，腰酸。2009年发现左侧卵巢巧克力囊肿。曾行IVF-ET，取卵24个，配7个囊胚，移植2次均未着床。余4个囊胚待移植。刻诊症见面部晦暗有斑，下腹隐痛，腰酸，口干，怕冷，不思饮食，大便溏烂，小便黄。舌淡，苔厚腻、略黄，脉细滑。既往有盆腔结核史，已治愈。中医诊断为不孕症、痛经、症瘕。症候为脾肾两虚，气滞血瘀。西医诊断为不孕症、子宫内膜异位症。治法为活血化瘀，健脾补肾。处方：橘核10 g，荔枝核10 g，五灵脂10 g，蒲黄炭10 g，川楝子15 g，延胡索10 g，黄柏10 g，苍术10 g，薏苡仁15 g，三棱10 g，山药15 g。5剂，水煎服。

2017年9月1日二诊。患者末次月经为8月22日，经量中等，经色鲜红，有少量血块，下腹胀痛，腰酸，乳房胀痛，口干，纳寐可，偶有便溏，小便黄；舌红，苔白腻，边有齿痕，脉沉细。处方：沙参15 g，旱莲草15 g，山茱萸12 g，橘核10 g，荔枝核10 g，川楝子15 g，延胡索10 g，蒲黄炭10 g，五灵脂10 g，白芍20 g，甘草5 g，血竭5 g。10剂，水煎服。

2017年9月13日三诊。患者末次月经为8月22日，5天干净，腰酸，白带多，口干，纳可，寐差，小便黄，大便溏，舌质暗，苔白腻，边有齿痕。B超检查提示左侧卵巢巧克力囊肿大小为34 mm×19 mm。处方：黄芪20 g，血竭5 g，山茱萸10 g，何首乌10 g，橘核10 g，荔枝核10 g，川楝子10 g，延胡索10 g，五灵脂10 g，蒲黄炭10 g，九香虫10 g，赤芍15 g，小茴香5 g，石斛10 g。5剂，水煎服。

2017年9月30日四诊。患者末次月经为9月26日，量少，经前腰酸，痛经，无口干，仍寐差，易醒，夜尿2次，便溏。舌淡，苔白腻，脉沉细。处方：太子参15 g，麦冬10 g，五味子5 g，蒲黄炭10 g，川楝子10 g，延胡索10 g，橘核10 g，荔枝核10 g，桂枝10 g，九香虫10 g，血竭5 g，小茴香5 g，白芍20 g，钩藤10 g。15剂，水煎服。

以上治则以理气活血、温经化瘀为主，连续治疗4个月后，患者月经周期28～30日，经量增多，经色鲜红，无明显痛经。计划胚胎移植。

2018年2月2日十诊。患者白带如蛋清样，口干，头晕，纳欠佳，大便溏烂，末次月经为1月19日；舌淡红，苔白略腻，边有齿痕，脉沉细。处方：党参15 g，白术10 g，茯苓10 g，甘草5 g，黄芪20 g，淫羊藿10 g，巴戟天10 g，当归10 g，鹿角胶10 g（烊化），荔枝核10 g，橘核10 g，陈皮10 g。15剂，水煎服。

2018年3月2日十一诊。患者末次月经为2月19日，经量偏少，无明显痛经，睡眠易醒，大便溏烂。舌脉同前。处方：熟地黄15 g，黄柏10 g，知母15 g，龟甲15 g，山药10 g，芡实10 g，橘核10 g，荔枝核10 g，没药10 g，川楝子10 g，延胡索10 g，钩藤10 g。12剂，水煎服。

2018年4月14日十二诊。患者4月10日移植囊胚，腰酸胀，下腹隐痛。脉沉细，舌淡，苔薄白，舌边有齿痕。处方：续断15 g，菟丝子20 g，桑寄生10 g，阿胶10 g（烊化），当归10 g，白芍20 g，白术10 g，茯苓10 g，泽泻10 g，甘草5 g，延胡索10 g。10剂，水煎服。

2018年4月30日十三诊。B超检查提示患者宫内早孕，见胎心。

【按】患者不孕5年，因输卵管堵塞行IVF-ET，移植2次均失败，左侧巧克力囊肿，痛经，月经量少，有盆腔结核感染史。巧克力囊肿为"离经之血"蓄结留滞于胞宫胞脉，日久形成症瘕。现代医学认为结核的病理改变为子宫内膜的瘢痕、钙化的形成，从而影响子宫内膜的再生。陈慧侬认为中医的病机为血瘀。瘀血阻滞，胞宫胞脉失于气血的润泽濡养，子宫内膜如贫瘠坚硬干涸的土地，浇入足够的水分和肥料，土地也不能吸收并容留，更不能容纳种物。欲种其物，必先行松土，浇水施肥才能存留于土壤中，润泽并长养种子。根据这样一个朴素自然的道理，治疗的前期阶段以内异痛经灵加减进行活血化瘀为主要方法，并根据月经周期肾中阴阳消长的规律，舌脉辨证兼予清热利湿、益气健脾、补肾填精等治疗。3个月后痛经、经量减少等血瘀证改善，月经周期正常，"经调方能子嗣"，再施以健脾益气、补肾填精，从而提高了子宫内膜容受性，使植入的孕卵顺利着床而受孕。

5. 脾肾两虚证
【病案举例】

覃某，女，39岁。2018年7月27日初诊。主诉月经量少3年，不孕1年多。自诉孕4产1，月经量少3年，周期35天，2天干净，用卫生护垫即可，经色暗黑，无痛经。自2016年欲孕未孕，2017年1月胚胎停育行清宫术，末次月经为7月23日。刻诊症见夜寐欠佳，口干，腰酸，易心烦，气短，二便调；脉沉细，舌红，苔少，舌边有齿痕。既往有肺结核史，已治愈。性激素六项检查示FSH 6.62 IU/L，LH 4.32 IU/L，E2 100 pg/mL，P 0.99 ng/mL，T 20.0 ng/mL。中医诊断为月经过少、不孕症。症候为脾肾两虚。西医诊断为不孕症。治法为健脾补肾。处方：知母15 g，紫河车10 g，黄柏10 g，麦冬15 g，山茱萸10 g，生地黄15 g，熟地黄15 g，甘草5 g，山药15 g，龟甲15 g，沙参15 g，菟丝子15 g。15剂，水煎服。

2018年8月11日二诊。患者上证好转，夜寐可，口干，无腰酸，易困乏，二便调。脉沉细，舌红，苔少，舌边有齿痕。处方：白术10 g，半夏10 g，茯苓10 g，竹茹10 g，女贞子10 g，葛根15 g，白芍10 g，生姜10 g，紫河车10 g，陈皮10 g，旱莲草15 g，甘草5 g。15剂，水煎服。

2018年8月30日三诊。患者末次月经为8月28日，量较前增多，用卫生巾3片，现量已少，经色暗，无痛经。刻诊症见夜寐欠佳，难入睡，纳欠佳，易困乏，口不干，无腰酸，大便溏烂，小便黄。脉沉细，舌淡暗，苔薄白，舌边有齿痕。处方：山茱萸10 g，枸杞子10 g，干姜10 g，炙甘草10 g，炮附子10 g，山药15 g，党参10 g，半夏10 g，黄芪15 g，菟丝子15 g，茯苓10 g，陈皮10 g，白术10 g。15剂，水煎服。

2018年9月15日四诊。患者夜寐好转，纳可，腰酸，大便正常，小便黄；脉细滑，舌红，苔薄白。处方：山茱萸10 g，砂仁10 g，知母15 g，白术10 g，旱莲草15 g，山药15 g，熟地黄15 g，龟甲15 g，茯苓10 g，甘草5 g，菟丝子15 g，紫河车10 g，枸杞子10 g，陈皮10 g，黄柏10 g。15剂，水煎服。

2018年10月8日五诊。患者末次月经为10月2日，经量偏少，经色鲜红，易腹胀，口干不苦；脉细弦，舌红，苔薄黄。处方：黄柏10 g，山药15 g，知母15 g，生地黄15 g，川楝子10 g，龟甲15 g，紫河车10 g，枸杞子10 g，白术10 g，麦冬15 g，熟地黄15 g。15剂，水煎服。

2018年11月10日六诊。患者末次月经为11月7日，经量增多，3天干净，经色鲜，无痛经；脉细滑，舌红，苔少，舌边有齿痕。处方：麦冬15 g，五味子10 g，甘草5 g，黄柏15 g，山药15 g，太子参10 g，生地黄15 g，龟甲15 g，紫河车10 g，菟丝子15 g，知母15 g。15剂，水煎服。

2018年11月26日七诊。患者当月排卵正常。无明显不适；脉细滑，舌红，苔少。处方：当归10 g，川芎10 g，黄柏10 g，麦冬15 g，甘草5 g，阿胶10 g（烊化），菟丝子15 g，桑寄生15 g，续断15 g，泽泻10 g，茯苓10 g，白术10 g，白芍15 g。15剂，水煎服。

2018年12月21日八诊。停经44天，自觉夜寐欠佳，口干，厌食，腰酸，乳房胀痛，二便调。自测尿HCG阳性。B超检查提示宫内早孕，孕囊大小为20 mm×18 mm×13 mm，见胎芽胎心。脉弦滑，舌红，苔少，舌边有齿痕。处方：桑叶20 g，旱莲草15 g，女贞子10 g，人参10 g，麦冬15 g，五味子5 g，菟丝子15 g，桑寄生15 g，续断15 g，阿胶10 g（烊化）。10剂，水煎服。

【按】脾为气血生化之源；肾藏精，主生殖，化生经血，"经水出诸肾"。脾肾两虚则气血亏虚，血海不盈，冲任失养，故月经量少。夜寐不安、腰酸、舌红苔少为肾虚证，气短、舌边有齿痕为脾虚证。初诊时为经后期，此时血海空虚，肾阴不足，用大补阴丸合一贯煎滋肾养血，使肾精足，气血和，为卵子和子宫内膜的生长打好物质基础。脾肾相济，互为先后天。脾土健运方能伏藏上浮之相火。二诊、三诊时腰酸睡眠好转，脾虚、脾失健运之本证显露出来，出现纳差，腹胀，易困之，用温胆汤健脾化湿，用二至丸滋补肝肾。补肾健脾治疗4个月，肾精充，脾气盛，月经调，气血和，故能受孕。

参考文献

［1］陈慧侬.内异痛经灵汤［J］.广西中医药，1996，19（1）：31.

［2］陈慧侬.妇科疾病因湿致瘀之我见［J］.广西中医药，1996，19（2）：44.

［3］陈慧侬.妇科盆腔疼痛症的中医诊治［M］.南宁：广西民族出版社，2011.

［4］陈慧侬，李卫红.全国名老中医陈慧侬教授妇科医案集［M］.北京：化学工业出版社，2018.

［5］陈慧侬，李卫红.全国名老中医陈慧侬教授治疗不孕症经验集［M］.北京：化学工业出版社，2019.

［6］封艳琴.益肾疏肝方治疗抗精子抗体阳性不孕疗效及对氧化应激指标的影响［J］.现代中西医结合杂志，2018，27（29）：3230—3233.

［7］黄干.桂派名老中医·传记卷：陈慧侬［M］.北京：中国中医药出版社，2011.

［8］黄荷凤，王波，朱依敏.不孕症发生现状及趋势分析［J］.中国实用妇科与产科杂志，2013，29（9）：688—690.

［9］李莉.桂派名老中医·传记卷：班秀文［M］.北京：中国中医药出

版社，2007.

［10］李卫红，陈慧侬.陈慧侬运用补肾活血法治疗复发性流产经验
　　　［J］.中医杂志，2015，56（7）：554-556.

［11］李卫红，陈慧侬.陈慧侬教授运用补肾活血法治疗崩漏经验探析
　　　［J］.四川中医，2016，34（4）：7-9.

［12］李卫红，陈慧侬.陈慧侬诊治妇科盆腔疼痛症的特色［J］.广西中
　　　医药，2016，39（5）：48-49.

［13］李卫红，陈慧侬.陈慧侬教授治疗输卵管阻塞性不孕的经验［J］.
　　　广西中医药，2017，40（4）：60-61.

［14］李卫红，陈慧侬，李婧，等.陈慧侬治疗高泌乳素血症不孕经验
　　　［J］.湖南中医杂志，2019，35（6）：28-29.

［15］李卫红，李婧，余丽梅，等.陈慧侬治疗卵巢储备功能下降所致不
　　　孕经验介绍［J］.新中医，2019，51（10）：345-347.

［16］李卫红，余丽梅.陈慧侬教授从湿瘀辨治免疫性不孕的经验［J］.
　　　广西中医药，2018，41（4）：33-34.

［17］龙鸣.班秀文——右江边走出的国医大师［M］.北京：中国中医药
　　　出版社，2011.

［18］罗纳新.陈慧侬教授运用中药治疗不孕症的临床经验［J］.广西医
　　　学，2006（11）：1818-1819.

［19］罗纳新，韦丽君，黎敏.陈慧侬教授治疗高睾酮血症的经验总
　　　结——附49例临床观察［J］.广西中医药，2004，27（4）：27-
　　　28.

［20］韦丽君，罗纳新.陈慧侬辨治阴虚湿热证经验［J］.山东中医杂
　　　志，2004（10）：627-628.

［21］韦丽君，罗纳新.五桂温经片治疗子宫内膜异位症50例［J］.辽宁
　　　中医杂志，2005（8）：803-804.

［22］谢幸，苟文丽.妇产科学（第8版）［M］.北京：人民卫生出版
　　　社，2013.

［23］徐建阳. 陈慧侬治疗卵泡未破裂黄素化综合征经验总结［J］. 浙江中医杂志，2008（10）：573-574.

［24］杨雅琴，黄晓桃，何丹娟，等. 中西药联合针刺治疗ASAB阳性免疫性不孕的临床观察［J］. 中国计划生育学杂志，2018，26（7）：626-628.

［25］余丽梅. 陈慧侬教授治疗滑胎经验浅析［J］. 广西中医药，2016，39（6）：54-55.

［26］余丽梅. 陈慧侬教授治疗子宫瘢痕憩室经验总结［J］. 广西中医药，2020，43（6）：46-47.

［27］余丽梅. 陈慧侬教授从心论治月经失调经验总结［J］. 广西中医药，2021，44（4）：53-55.

［28］余丽梅，陈爱妮，陈慧侬. 自拟滋阴清热育卵方治疗卵巢储备功能下降44例［J］. 广西中医药，2013，36（2）：25-26.